"十二五"普通高等教育本科国家级规划教材配套教材

国家卫生和计划生育委员会"十三五"规划教材配套教材
全国高等学校配套教材
供医学影像学专业用

影像核医学与分子影像图谱

第2版

主　　编　王全师　黄　钢
副 主 编　刘建军　李亚明　陈　跃

编　　委（以姓氏笔画为序）

王全师（南方医科大学南方医院）　　　　　赵德善（山西医科大学第二医院）

刘建军（上海交通大学医学院附属仁济医院）　袁耿彪（重庆医科大学附属第二医院）

关晏星（南昌大学第一附属医院）　　　　　黄　钢（上海健康医学院）

李小东（天津医科大学第二医院）　　　　　韩星敏（郑州大学第一附属医院）

李亚明（中国医科大学附属第一医院）　　　程　旭（南京医科大学第一附属医院）

陈　跃（西南医科大学附属医院）　　　　　游金辉（川北医学院）

编写秘书

汤玲琳（上海交通大学医学院附属仁济医院）

人民卫生出版社

图书在版编目（CIP）数据

影像核医学与分子影像图谱/王全师,黄钢主编.
—2 版.—北京:人民卫生出版社,2017
本科医学影像学专业第四轮规划教材配套教材
ISBN 978-7-117-24783-2

Ⅰ.①影… Ⅱ.①王…②黄… Ⅲ.①影象诊断-核医
学-高等学校-教材②分子-影象-核医学-高等学校-教材
Ⅳ.①R81

中国版本图书馆 CIP 数据核字(2017)第 163597 号

| 人卫智网 | www.ipmph.com | 医学教育、学术、考试、健康,
购书智慧智能综合服务平台 |
| 人卫官网 | www.pmph.com | 人卫官方资讯发布平台 |

影像核医学与分子影像图谱
第 2 版

主　　编:王全师　黄　钢
出版发行:人民卫生出版社(中继线 010-59780011)
地　　址:北京市朝阳区潘家园南里 19 号
邮　　编:100021
E - mail:pmph @ pmph.com
购书热线:010-59787592　010-59787584　010-65264830
印　　刷:中国农业出版社印刷厂
经　　销:新华书店
开　　本:850×1168　　1/16　　印张:14
字　　数:414 千字
版　　次:2011 年 11 月第 1 版　　2017 年 8 月第 2 版
　　　　　2017 年 8 月第 2 版第 1 次印刷(总第 2 次印刷)
标准书号:ISBN 978-7-117-24783-2/R·24784
定　　价:66.00 元
打击盗版举报电话:010-59787491　E-mail:WQ @ pmph.com
(凡属印装质量问题请与本社市场营销中心联系退换)

分子影像（molecular imaging，MI）是在基因组学、蛋白质组学和现代医学影像学技术的基础上发展起来的新的影像学方法，其中影像核医学是目前最成熟的分子影像学技术。影像核医学与分子影像均是基于分子探针（molecular probe）的特异性靶向原理，在分子水平显示机体的生理、病理、代谢、受体、酶及基因表达等变化，发现疾病分子水平的差异，使精准医疗可视化，为疾病的诊断、治疗、预防及研究提供更多有价值的信息。近年来，随着医学生物学基础研究的飞速发展，PET/CT、SPECT/CT、PET/MRI 及用于小动物研究的分子影像设备的快速发展和应用，大大推动了影像核医学与分子影像学临床应用及研究的进展。

为适应 21 世纪影像医学的快速发展及专业技术人才知识结构的转变，"十二五"普通高等教育本科国家级规划教材、国家卫生和计划生育委员会"十三五"规划教材、全国高等学校教材，由原来第 2 版的《影像核医学》修订为现在第 3 版的《影像核医学与分子影像》。作为该教材的配套教材，也同步将上一版的《影像核医学典型病例精选图谱》修订为现在第 2 版的《影像核医学与分子影像图谱》，本配套教材选取的图谱直接来自各个系统临床常规进行影像核医学与分子影像检查的典型病例，给出病例的简要病史、实验室检查结果、其他相关的影像学检查结果、组织病理学及临床诊断等，凝练出典型图像示教分析要点及病例小结等临床诊断思路。配合《影像核医学与分子影像》理论教学，通过典型病例图谱，突出影像核医学与分子影像技术的特点，培养学生的临床思维模式，加深对影像核医学与分子影像课程的理解；促进学生理论与临床实践相结合，融会贯通，强化对本专业课程内容的学习，同时也可弥补理论课程教学中典型病例图片的不足。

参加本配套教材编写的所有专家学者都投入了大量的精力和时间，力求尽善尽美，使本书配合《影像核医学与分子影像》满足 21 世纪影像医学教学、临床及科研的要求。但是，由于编写过程中受到作者水平及时间的限制，在典型病例图片选择、分析等方面，难免存在一些问题与不足，恳请各位教师、学生及临床医师同仁批评指正，在此致以衷心的感谢。

王全师　黄钢
2017 年 5 月

一、正常人[18]F-FDG PET 图像

PET 是显像剂依赖的开放系统,使用不同的显像剂可提供不同的诊断信息。目前,[18]F-FDG(2-fluo-rine-18-fluoro-2-deoxy-D-glucose,2-氟-18-氟-2-脱氧-D-葡萄糖)是临床最常用的显像剂,[18]F-FDG 是葡萄糖的类似物,在体内的分布与葡萄糖在体内的摄取、分布、代谢及清除基本一致(图 1-1)。

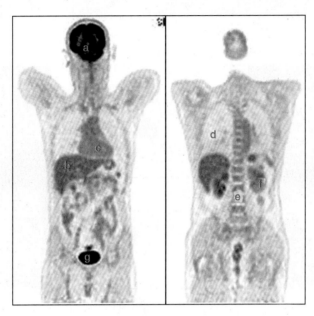

图 1-1 正常[18]F-FDG PET 图像
a. 颅脑;b. 肝脏;c. 纵隔;d. 肺;e. 骨髓;f. 肾脏;g. 膀胱

典型病例示教分析要点

葡萄糖是脑细胞能量的主要来源,大小脑皮质呈现为[18]F-FDG 高摄取;软腭和咽后壁可出现形态规整的对称性的生理性浓聚;双肺放射性分布低而均匀;[18]F-FDG 通过泌尿系统排泄,肾盂、肾盏、输尿管及膀胱内尿液积聚处可呈现放射性明显浓聚。肝脏、脾脏、骨髓及纵隔血池摄取可呈现均匀性分布的放射性轻中度增高;胃腔和肠腔内有时可出现生理性浓聚,常浓淡不均,形态规则,并随时间延长浓聚程度及形态发生改变;心肌的摄取变异大,心肌摄取与血糖水平等有关;全身其他部位轮廓及层次较清楚。

二、生理性浓聚

^{18}F-FDG PET 显像检查中,一些正常的机体组织、器官,在不同的条件下可以显示出不同的生理性浓聚。因此,了解组织、器官的生理性摄取,可以在检查前改变患者的条件,尽可能地减低生理性摄取。了解[18]F-FDG 生理性浓聚特点,有助于 PET/CT 影像图片的分析,避免一些不当的诊断结果。

典型病例示教分析要点

阅片时应注意排除一些生理性浓聚的影响,如视觉未封闭好,眼肌及大脑的视皮质会出现较高的[18]F-FDG 浓聚影;注射显影剂后说话较多,可出现喉部肌肉[18]F-FDG 摄取增高;颈部和其他部位肌肉紧张时可出

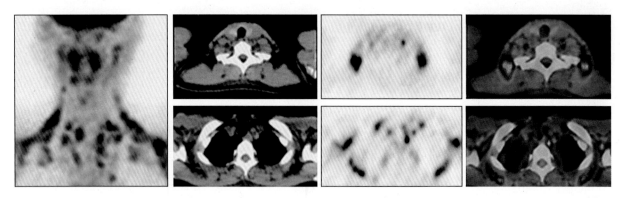

图 1-2　脂肪生理性摄取

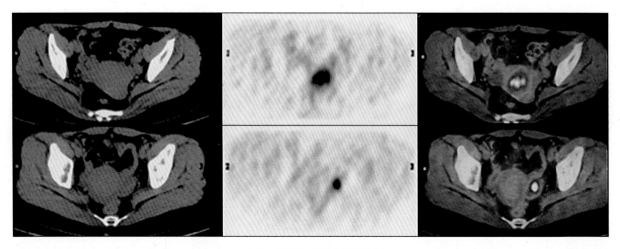

图 1-3　子宫及卵巢生理性摄取

现与肌肉走向一致的浓聚影;寒冷和紧张情况下可出现棕色脂肪[18]F-FDG 高摄取(图 1-2);有些受检者扁桃腺、颌下腺、甲状腺也可显影;女性受检者双侧乳头可出现对称性[18]F-FDG 轻度浓聚;卵巢常在排卵期和经期出现生理性浓聚,子宫腔内在经期可出现明显生理性浓聚(图 1-3);老年人有时在主动脉壁可见较高的放射性摄取;心肌是否显影,与血糖水平关系较大,血糖水平较高时,心肌多显影;部分男性受检者睾丸可出现不同程度浓聚。熟悉正常生理性改变,结合同机 CT 表现有助于显像结果的正确分析。

三、药物治疗后[18]F-FDG 摄取

一些临床用药会影响[18]F-FDG 的体内分布,干扰对图像的判断。因此,应注意采集病史,了解患者的药物治疗情况,并结合 PET/CT 的影像学改变加以鉴别。

典型病例示教分析要点

化疗后部分患者可出现全身骨髓及胸腺[18]F-FDG 摄取增高;放化疗患者治疗过程中白细胞过低,使用骨髓集落刺激因子等升白药物也可引起骨髓均匀性弥漫性[18]F-FDG 摄取增高(图 1-4)。

四、[18]F-FDG PET/CT 在恶性肿瘤诊断的适应证和局限性

^{18}F-FDG PET/CT 显像适应证:[18]F-FDG PET/CT 显像在大多数恶性肿瘤及急性炎症病灶的诊断中有非常重要的临床应用价值,尤其是恶性肿瘤,目前主要用于肿瘤良恶性的鉴别诊断、肿瘤的分期、肿瘤恶性程度的判断、疗效的评价、转移灶的寻找与复发的监测等方面,对于肿瘤标志物升高或发现转移灶

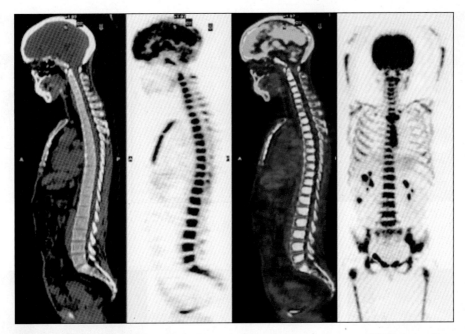

图1-4　显像3天前皮下注射升白药致全身骨髓放射性分布弥漫性、对称性、均匀性明显升高

而其他常规影像检查未发现原发灶更具有优势。

典型病例示教分析要点

虽然[18]F-FDG PET/CT显像在恶性肿瘤诊断中有较高的价值,但是也有一定的局限性。由于[18]F-FDG是葡萄糖的类似物,并非肿瘤的特异性显像剂,因此,急性炎症、活动性结核(图1-5)、炎性假瘤、肉芽肿及一些增殖活跃的良性病变(图1-6,图1-7)也可出现[18]F-FDG高摄取。相反高分化肝细胞癌、部分肾脏透明细胞癌、印戒细胞癌、黏液囊腺癌、肺泡癌及类癌等可出现假阴性。因此,应当结合临床综合分析,必要时可采用其他显像剂再次进行PET/CT显像加以鉴别。

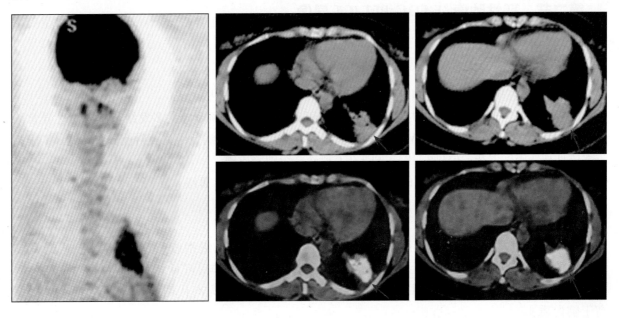

图1-5　左下肺活动性结核

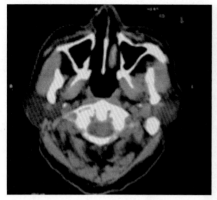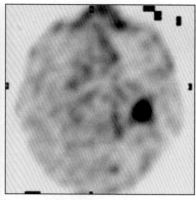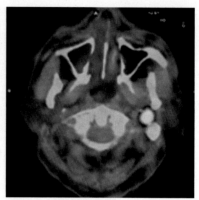

图 1-6　左侧腮腺混合瘤

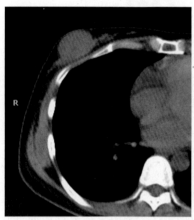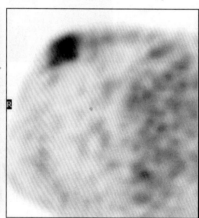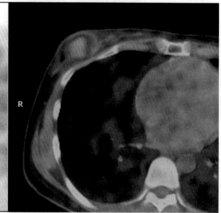

图 1-7　右侧乳腺纤维瘤

第二节　恶性肿瘤[18]F-FDG PET/CT 显像

病例 1　间变性星形细胞瘤

男,70 岁。左侧肢体乏力并加重 1 月余,头颅 CT 提示颅内多发占位。

PET/CT 征象:PET 显像于颅内左侧侧脑室、左侧丘脑及左侧额顶颞叶见多发结节状放射性异常浓聚影,最大者为 3.2cm×2.8cm,SUVmax 为 18.4,SUVave 为 5.7,部分病灶中央放射性分布降低,CT 于相应部位见高低密度混杂占位(图 1-8)。PET/CT 拟诊高级别胶质瘤。

病理诊断:间变性星形细胞瘤(anaplasia astrocytic glioma)(WHO Ⅲ级)

典型病例示教分析要点

胶质瘤是颅内最常见的恶性肿瘤,根据其恶性程度可分为低级别胶质瘤、交界性胶质瘤及高级别胶质瘤。高级别胶质瘤恶性程度高,常瘤灶较大,密度不均匀,可见坏死区,肿瘤占位征象明显,可见中线结构移位及水肿,对[18]F-FDG 有较高的摄取,常表现为高代谢病灶(肿瘤[18]F-FDG 摄取高于脑白质)。

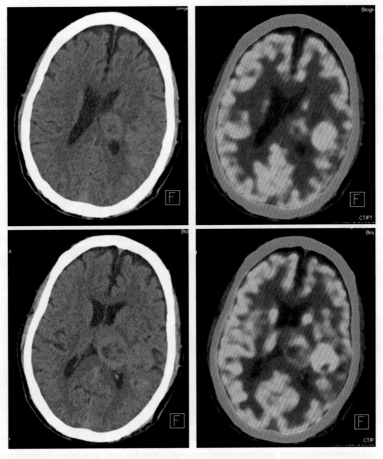

图 1-8　间变性星形细胞瘤

病例 2　胶质瘤术后复发

男,49 岁。胶质瘤术后 7 年余。患者 7 年前行左侧额颞叶肿瘤手术,术后病理为胶质瘤Ⅱ级,术后未行放疗。近日 MRI 示:左侧额叶及左侧颞叶见大片囊状混杂信号影,T_1WI 呈低信号,T_2WI 呈稍高信号,增强扫描无明显强化(图 1-9a),怀疑复发可能,建议随访或进一步检查。临床诊断:胶质瘤术后复发(recurrent glioma after operation)。

PET/CT 征象:[18]F-FDG PET/CT 显像于左侧额叶与左侧颞叶见大片状放射性分布减低影,减低影中见部分组织放射性摄取稍高,与大脑皮质相近。隔天行[11]C-MET 显像,于[18]F-FDG 显像减低影区见大块状明显放射性异常浓聚影,大小为 5.8cm×4.0cm×4.6cm,肿瘤病灶/灰质比值为 2.78,肿瘤病灶/白质比值为:4.25(图 1-9b)。PET/CT 拟诊为左侧额叶与左侧颞叶胶质瘤复发。

典型病例示教分析要点

MRI 显像是颅脑最常见的影像检查方法,利用不同的序列及不同方位的成像方法对颅脑病灶的检出及定性有较高的灵敏度及准确性,但是对于术后胶质瘤复发或瘢痕病灶的诊断缺乏特异性。[18]F-FDG PET 显像能够辨别肿瘤术后复发或瘢痕组织形成。但是由于[18]F-FDG 是葡萄糖类似物,正常大脑皮质摄取明显增高,会影响部分病灶的判断。而[11]C-MET 正常脑细胞摄取较低,因而肿瘤与非肿瘤组织的比值高,易检出肿瘤病灶。本例为胶质瘤术后患者,MRI 及[18]F-FDG 显像均未能明确显示病灶,而[11]C-MET PET 显像能清晰地显示病灶的大小、边界及周围情况,有助于病灶的定性及治疗计划的制订。

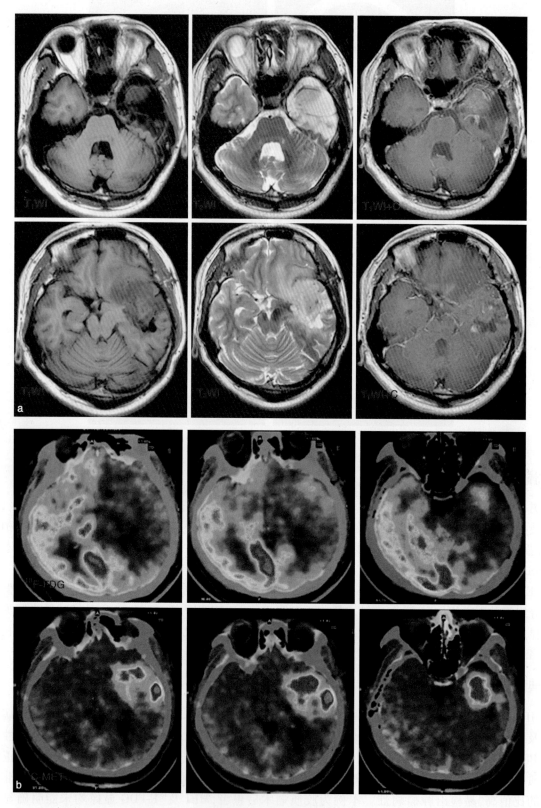

图 1-9 胶质瘤术后复发

a. MRI 显像;b. ^{18}F-FDG 及 ^{11}C-MET 显像

病例 3　颅内弥漫大 B 细胞淋巴瘤

男,58 岁。反复发热 2 个月,双下肢无力 1 周,加重 1 天;发热无规律,最高 39.8℃,无午后低热,面部潮红,盗汗等不适。查体:神志清楚,语言含糊,双侧瞳孔等大等圆,直径 3mm,对光反射灵敏,颅神经检查未见异常。双上肢肌力正常,左下肢肌力 2 级,右下肢肌力 4 级。颈项强直,颌胸距 3 横指,克氏征阴性。左侧病理征阳性,右侧病理征阴性。颅脑 MRI 示:左侧额叶、右侧基底节区及右侧中脑等 T_1WI、略长 T_2WI 信号,水抑制为高信号,增强扫描轻度强化,考虑多发性脑梗死(图 1-10a)。脑脊液蛋白 1.03g/L,脑脊液常规未见异常。

PET/CT 征象:[18]F-FDG PET/CT 显像于胼胝体、双侧尾状核头及其周围、双侧丘脑、右侧枕叶、中脑、小脑蚓部及左侧侧脑室后角见多发结节样及不规则形异常浓聚影,大小介于 0.5cm×0.6cm×0.8cm ~ 1.8cm×1.6cm×2.9cm,SUVave 介于 3.0 ~ 4.0 之间(图 1-10b)。PET/CT 拟诊为颅内恶性淋巴瘤。病理诊断:CT 引导下左额叶深部组织病理学活检结果示弥漫大 B 细胞淋巴瘤。

典型病例示教分析要点

原发性颅内恶性淋巴瘤(primary intracranial malignant lymphoma,PIML)是一种较少见的颅内

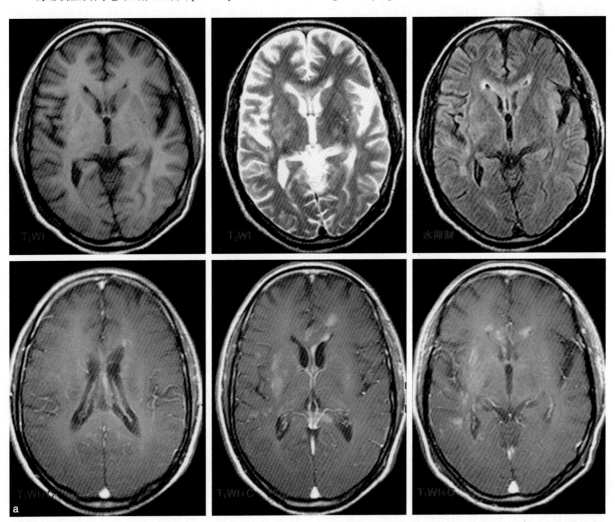

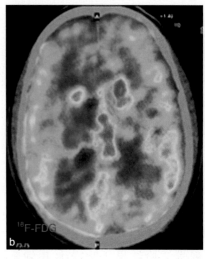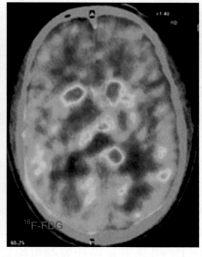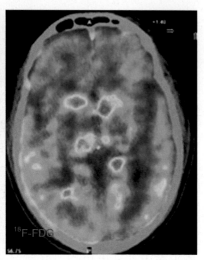

图 1-10　颅内弥漫大 B 细胞淋巴瘤
a：MRI 显像；b：^{18}F-FDG 显像

恶性肿瘤，占原发性颅内肿瘤约 1.5%。肿瘤单发多见，亦可多发。中枢神经系统恶性淋巴瘤多为 B 细胞型非霍奇金淋巴瘤，瘤细胞常聚集在血管周围呈袖套状排列。其影像具有以下特点：病灶多位于大脑中线结构周围（胼胝体、基底节区、丘脑及中脑），表现为多个结节状高代谢病灶，浓聚程度均明显高于脑皮质，边界一般清楚，病灶周围常无明显脑水肿，CT 表现为等密度或略高密度，很少有出血、坏死及钙化。但此病例略有不同，病灶形态多欠规则，界限模糊，且相互混杂并部分融合在一起。本病例提示对于颅内多发高代谢病灶具有以下特征者应考虑原发性颅内淋巴瘤的可能：①病灶浓聚程度明显高于脑皮质、周围无明显水肿；②分布集中于大脑中线周围；③全身其他部位未见明显异常。

病例 4　颅内转移瘤

男，58 岁，进行性头痛、头晕 1 个月；CT 提示颅内多发转移灶。

PET/CT 征象：^{18}F-FDG PET/CT 显像于大脑内见多个结节状异常浓聚影和 1 个结节状放射性减低影，CT 于相应部位见稍高密度结节影或低密度影，病灶边缘水肿明显。右上肺近肺门处见 1 个结节状异常浓聚影，大小为 1.4cm×1.4cm×2.0cm，SUVmax 为 10.1，SUVave 为 4.7，CT 在相应部位见小结节影（图 1-11）。另可见纵隔内及右侧肾上腺异常浓聚影（MIP 图所示）。PET/CT 拟诊为右肺癌伴纵隔淋巴结转移、右侧肾上腺及颅内多发转移。随访证实：右肺癌伴纵隔淋巴结转移、右侧肾上腺及颅内多发转移。

典型病例示教分析要点

颅内转移瘤（intracranial metastatic tumor）多发生于脑白质与脑灰质的交界处，占颅内肿瘤的 3%～30%，最常见的原发肿瘤为肺癌、乳腺癌、黑色素瘤、胃肠道肿瘤、前列腺癌等，有 10%～15% 的脑转移其原发部位不明。以中老年人多见，多发或单发，以多发为主，典型的影像表现为"小瘤大水肿"，病灶较大时可合并有出血、坏死。CT 表现：平扫表现为等密度、低密度或高密度，增强扫描呈中等程度至明显强化，多发病灶的强化程度比较均一，较大的病灶中间坏死而表现为环形强化。颅脑转移灶与其原发灶一样具有较强的 ^{18}F-FDG 摄取，可表现为高代谢灶，但由于正常脑皮质呈高摄取，因此当转移灶摄取高于脑皮质时易检出，当病灶摄取低于或等于正常脑皮质时，部分病灶可显示不清楚而出现假阴性，也有部分病灶可放射性缺损而易被诊断为良性病变。颅脑

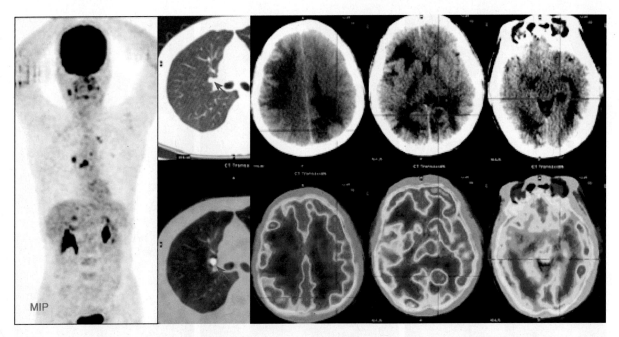

图 1-11　颅内多发转移灶

转移灶[18]F-FDG PET 显像不如颅脑 MRI 增强扫描清晰,但 PET 显像一次扫描便可完成全身显像,具有较明显的优势,有助于寻找原发灶并了解肿瘤全身分布情况。本例是肺癌全身多处转移病例,颅脑表现多种多样,大多数病灶呈现为高代谢灶,少数为低代谢灶,部分中间伴有坏死,病灶周围水肿明显,符合典型的"小瘤大水肿"的表现。同时全身显像发现右肺癌伴纵隔多发淋巴转移灶和右侧肾上腺转移等重要信息。

病例 5　鼻咽癌伴颈部淋巴结转移

男,47 岁,左耳闷塞感 1 月。PET/CT 征象:鼻咽左侧壁见 1 个结节状异常浓影,大小为 2.2cm×2.3cm×2.1cm,SUVmax 为 21.0,SUVave 为 9.0,CT 于相应部位见软组织肿块影,双侧颈部见多个结节状异常浓聚影,部分相融合,CT 于部分淋巴结内见液化坏死和小出血(图 1-12)。PET/CT 拟诊为鼻咽癌伴双侧颈部多发淋巴结转移。鼻咽部活检病理结果:非角化未分化型癌。

典型病例示教分析要点

鼻咽癌(nasopharyngeal carcinoma)是起源于鼻咽部黏膜上皮的一种常见恶性肿瘤,约占鼻咽部恶性肿瘤的 98%,好发于鼻咽顶壁及外侧壁。早期病灶多局限于咽隐窝,逐渐增大可向鼻咽对侧及咽腔生长,向前生长侵犯翼腭窝,向上生长侵犯颅底及中颅窝。鼻咽癌较小时便可引起颈部淋巴结转移,临床上部分患者以颈部扪及肿大淋巴结而就诊。本例主要表现为单侧性鼻咽部肿块及双侧颈部淋巴结肿大,而且部分淋巴结中央坏死及小出血,具有典型淋巴结转移的特征。

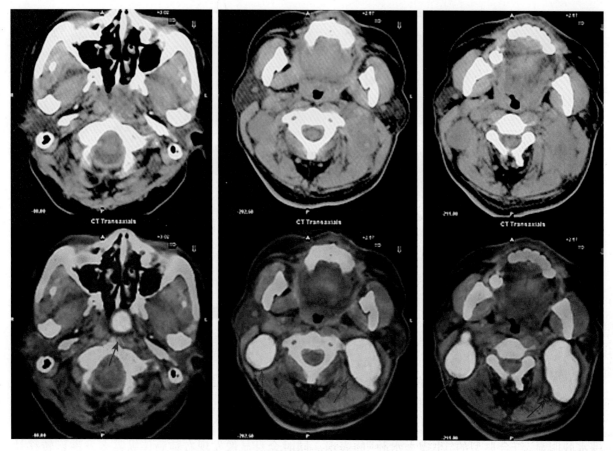

图 1-12　鼻咽癌伴颈部淋巴结转移

病例 6　鼻咽癌颅底及颅中窝侵犯

男,40 岁,左耳听力下降 9 个月,涕中带血、左面麻、左眼球活动障碍 10 余天,平扫 CT 提示鼻咽癌并侵犯颅底。PET/CT 征象:^{18}F-FDG 及 ^{11}C-胆碱两种 PET 显像均于鼻咽顶壁、后壁及右侧壁见大块状异常浓聚影,大小为 6.0cm×4.4cm×7.7cm,^{18}F-FDG SUVave 为 7.8,CT 于相应部位见软组织肿块影;两种显像均示该病灶侵犯蝶鞍及鞍旁、右侧颅中窝、右侧翼腭窝、枕骨斜坡、右侧蝶骨岩部、蝶窦、梨骨、右侧翼内外肌。^{11}C-胆碱显像正常脑组织无放射性摄取,能更清楚得显示病灶的边界,不同于 ^{18}F-FDG 显像,可受正常脑组织高摄取影响(图 1-13)。PET/CT 拟诊为鼻咽癌颅底及右侧中颅窝侵犯。病理诊断:鼻咽部非角化未分化型癌。

典型病例示教分析要点

放疗是鼻咽癌的首选治疗方法,而放疗最重要的是靶区的勾画,特别是三维适形调强的推广,对靶区勾画要求更加严格。鼻咽癌向上生长通过破裂孔、岩枕裂、斜坡、卵圆孔、棘孔及颈静脉孔扩散,引起这些孔管的骨质破坏,使空隙变大,还可侵犯海绵窦及颞叶底部。本例鼻咽癌病灶向上生长侵犯右侧颞叶底部,由于 ^{18}F-FDG 颞叶皮质摄取较高,与肿瘤病灶相近,使得肿瘤病灶与正常组织界限欠清晰,南方医院 PET 中心研究结果显示,此种情况下可用 ^{11}C-胆碱进行显像,由于 ^{11}C-胆碱 PET 显像颅脑不摄取,能够清晰显示病灶与正常组织的界限。本例特点使用两种显像剂,肿瘤的分期更清晰,有助于放疗靶区的精确勾画。

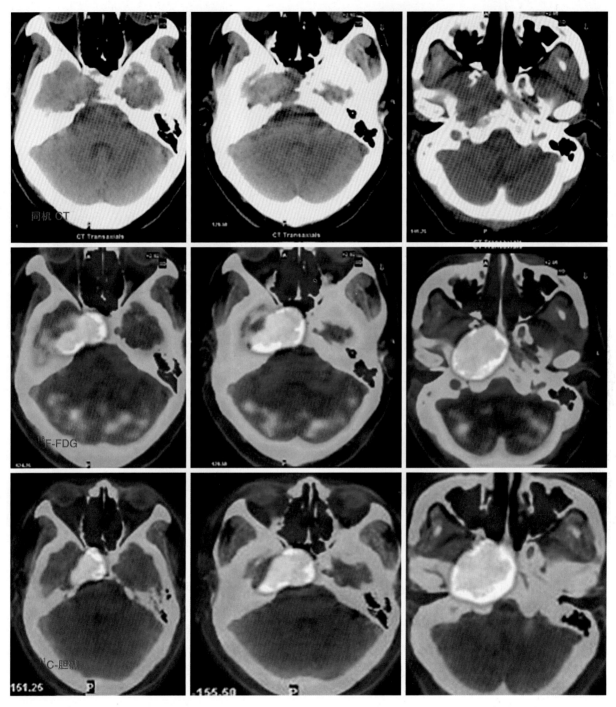

图 1-13　鼻咽癌颅底、颅中窝侵犯

病例 7　鼻咽部弥漫大 B 细胞淋巴瘤

女,49 岁,咳嗽 1 个月,咳血伴胸痛 3 天。PET/CT 征象:^{18}F-FDG PET 于鼻咽后壁及双侧壁见大块状异常浓聚影,大小为 2.4cm×4.7cm×3.5cm,SUVave 为 5.6,CT 见整个鼻咽部软组织肿块呈均匀性对称性增厚,边界清楚,与周围组织界限尚清晰,无坏死、囊变或钙化(图 1-14)。PET/CT 拟诊为:①鼻咽部淋巴瘤;②鼻咽癌。病理诊断:鼻咽部弥漫大 B 细胞淋巴瘤(diffuse large B cell lymphoma)。

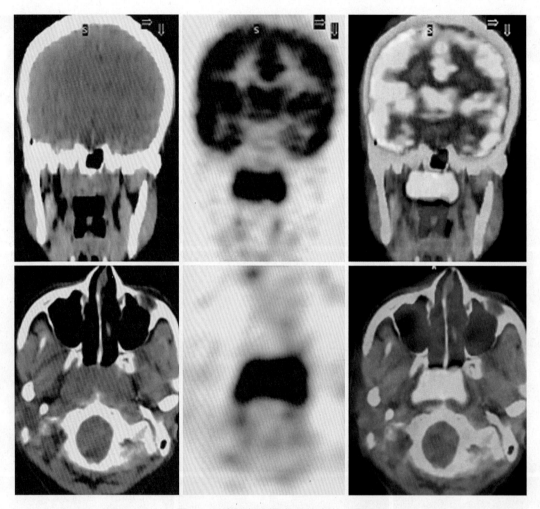

图1-14　鼻咽部弥漫大B细胞淋巴瘤

典型病例示教分析要点

　　鼻咽部淋巴瘤是起源于黏膜下层的淋巴组织,常可累及整个咽淋巴环,大多数表现为双侧对称性、均匀性发生;可呈弥漫性、对称性、均匀性浓聚,形态呈膨胀性、浸润性改变,因为非霍奇金淋巴瘤肿瘤细胞成分单一(组织细胞增生型则为组织细胞增生,淋巴细胞型则为淋巴细胞增生),很少有液化坏死,如合并有颈部淋巴结肿大,淋巴结的密度也常较均匀,这也是淋巴结淋巴瘤的一个特点。这与鼻咽癌略有不同,鼻咽癌常起源于鼻咽的一侧,故病灶多位于一侧,病灶较大时可向鼻咽对侧增长,但形态较少呈对称性改变。

病例8　脉络膜黑色素瘤

　　女,53岁,右眼视物不清2个月,MRI检查示右侧眼球内占位。PET/CT征象:右侧眼球内眼环内侧部见1个结节状放射性异常浓聚影,大小为1.2cm×1.1cm×1.3cm,SUVave为3.5,CT于相应部位见软组织增厚(图1-15)。PET/CT拟诊为右侧脉络膜黑色素瘤。病理诊断:脉络膜黑色素瘤。

典型病例示教分析要点

　　脉络膜黑色素瘤(melanoma of choroid)是成人眼球最常见的恶性肿瘤,位于脉络膜,可表现扁

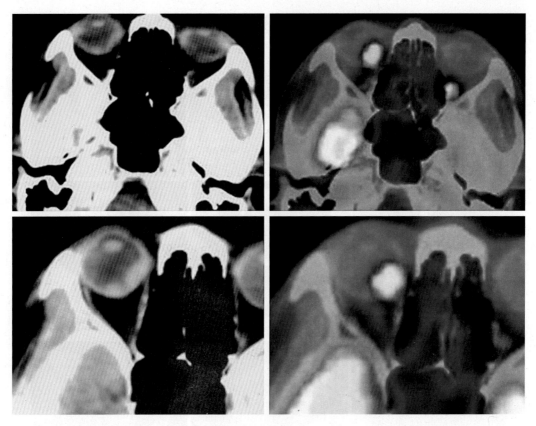

图 1-15　脉络膜黑色素瘤

平状局限性增厚,肿块较大时,可形成覃伞状或蘑菇云状肿块,但一般肿块先向眼球内生长,肿块巨大时才突破眼环向眼球外生长,15% 表现为球后肿块。老年人在无原发病时应首先考虑此病。黑色素瘤是一种恶性程度较高的肿瘤,[18]F-FDG PET 显像多数表现为高摄取,而且早期即可出现肿瘤全身转移。

病例 9　脉络膜黑色素瘤

女,52 岁。右眼视力下降、视物模糊半年余,眼部专科检查:右眼视力:0.05,角膜透明,晶体密度增高,眼底黄斑区可见放射性皱褶,中心凹反光消失,眼压:14mmHg,左眼视力:0.5,晶体密度增加,眼底未见异常,眼压:15mmHg。MRI 示:右侧眼球内眼环后部见一占位性病变,呈扁平状,大小约为 2.5cm×0.5cm,T_1WI 为高信号,T_2WI 为略低信号,增强扫描明显强化,考虑肿瘤可能性大(图 1-16)。PET/CT 征象:CT 于右眼球内眼环外侧部及后部见软组织增厚,[18]F-FDG PET 于相应部位见轻微放射性浓聚影,SUVmax 为 3.0,SUVave 为 2.0(图 1-16 PET/CT 显像)。PET/CT 拟诊为右侧脉络膜黑色素瘤可能性大。病理诊断:脉络膜黑色素瘤。

典型病例示教分析要点

本例病灶位于眼球内,呈扁平状,但与大多数黑色素瘤略有不同,大多数黑色素[18]F-FDG PET 表现为高代谢,而本例仅为轻微代谢增高,给定性诊断带来一定的难度,但结合 MRI 检查有助于诊断黑色素瘤。黑色素瘤分为两种,一种含有黑色素,另一种不含黑色素。含有黑色素的黑色素瘤 MRI 上有特征性的信号改变,即 T_1 为高信号,T_2 为低信号,增强扫描明显强化。

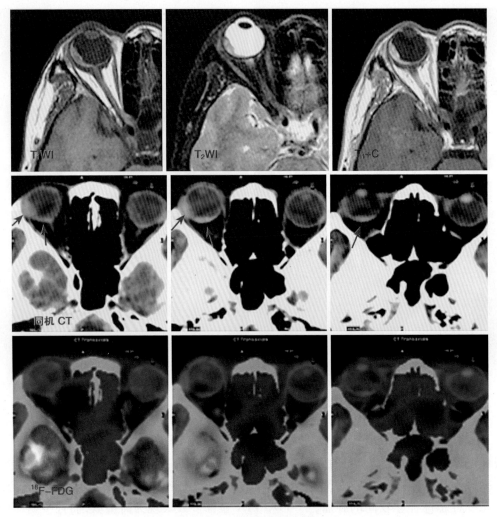

图 1-16　脉络膜黑色素瘤

自上而下分别为 MRI 图像、同机 CT 及 ^{18}F-FDG PET 显像图

病例 10　右侧扁桃腺高-中分化鳞状细胞癌

男,68 岁。发现右侧颈部肿物 1 月,手术切除病理提示高分化鳞状细胞转移癌,原发灶不明。PET/CT 征象:^{18}F-FDG PET 显像于右侧扁桃腺见结节状浓聚影,大小为 2.3cm×3.1cm×2.4cm,SUVmax 为 21.3,SUVave 为 8.2,CT 于相应部位见扁桃腺明显增大,密度尚均匀,与周围组织界限不清(图 1-17)。PET/CT 拟诊为右侧扁桃腺癌。病理诊断:扁桃腺高-中分化鳞状细胞癌。

典型病例示教分析要点

扁桃腺肿瘤较少见,以扁桃腺癌较多见,占 80%～85%,恶性淋巴瘤占 5%～10%,鳞癌多见于扁桃体上极,向腭弓和软腭浸润扩张,临床可有咽痛及吞咽困难,绝大多数发生于一侧扁桃腺,易发生同侧颈部淋巴结转移。这跟扁桃腺淋巴瘤略有不同,扁桃腺淋巴瘤多发生于双侧扁桃体,并累及整个咽淋巴环肿大。

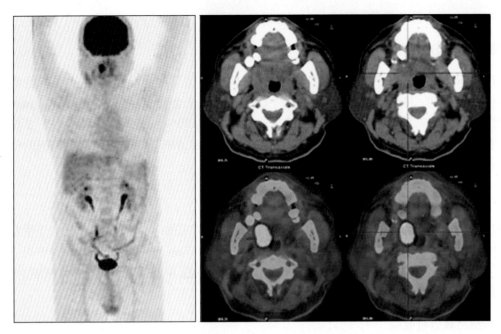

图 1-17 右侧扁桃腺高-中分化鳞状细胞癌

病例 11 声门上型喉癌

男,71 岁。声嘶数月,喉镜提示:会厌喉面的左侧声带新生物。PET/CT 征象:声门上区见 1 个块状异常浓聚影,大小为 3.3cm×2.8cm×3.4cm,SUVave 为 10.4,CT 于相应部位见软组织肿块,该病灶侵犯相邻会厌、左侧声带及联合部。左侧下颈部见 1 个结节状异常浓聚影,大小为 0.9cm×1.0cm×0.9cm,SUV 为 2.1,CT 于相应部位见淋巴结稍增大(图 1-18)。PET/CT 拟诊为声门上区喉癌伴左颈部淋巴结

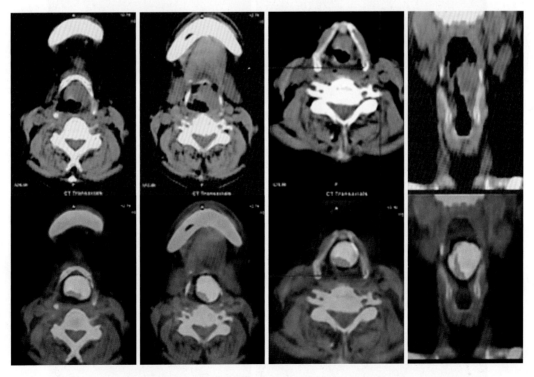

图 1-18 声门上型喉癌

15

转移。病理诊断:喉中分化鳞状细胞癌伴左颈部淋巴结转移。

典型病例示教分析要点

喉癌(larynx cancer)分为四型,声门上型、声门型、声门下型及混合型,声门上型是指肿瘤起自会厌及前庭延伸到假声带,起于会厌者多见。本例瘤体主要位于会厌区,故属声门上型(superior glottis type)。此型喉癌因局部淋巴丰富,颈部淋巴结转移率较高,为20%～86%。[18]F-FDG PET 显像对喉癌及其转移灶有较高的灵敏度,肿瘤显示为高代谢灶,同机 CT 能够清晰显示病灶对周围组织的侵犯情况及周围软骨是否有侵犯、破坏。

病例12　甲状腺左侧叶滤泡状腺癌

男,54 岁。有胃溃疡病史,此次检查为健康查体。PET/CT 征象:[18]F-FDG PET 显像于甲状腺左侧叶内见 1 个结节状放射性异常浓聚影,大小为 2.5cm×3.0cm×2.7cm,SUVave 为 4.3,CT 于相应部位见结节状低密度影,边缘可见小钙化灶(图 1-19a)。PET/CT 拟诊:①甲状腺腺瘤;②甲状腺癌。病理诊断:甲状腺左侧叶滤泡状腺癌。

典型病例示教分析要点

甲状腺腺癌是最常见的甲状腺恶性肿瘤,占全身恶性肿瘤的 1.5%,病理上分为乳头状腺癌、滤泡状腺癌、髓样癌及未分化癌。多见于老年女性,多无临床症状。甲状腺癌同其他恶性肿瘤一样[18]F-FDG PET 可表现为高摄取,但也存在假阴性及假阳性(功能活跃的甲状腺腺瘤易出现假阳性(图 1-19b),而分化型甲状腺癌易出现假阴性)。除非肿瘤向周围正常组织浸润或有颈部淋巴结转移,否则定性诊断比较困难。同机 CT 能够清楚显示肿块形态、大小及内部组织成分,特别是对钙化的显示有较大的优势。文献报道,甲状腺肿块伴有钙化者恶性的概率较高,要高度引起重视。该例患者无临床症状,PET

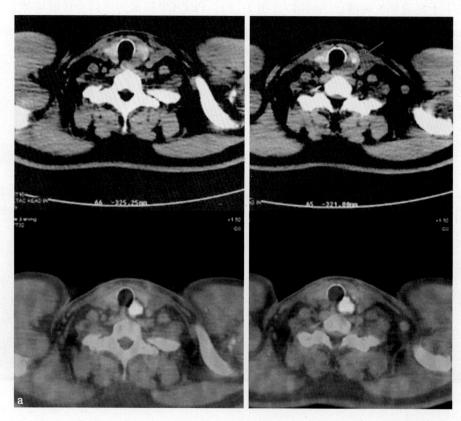

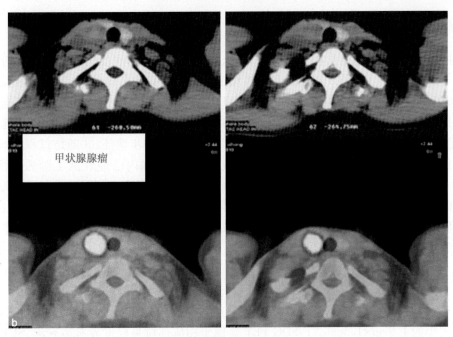

图 1-19 甲状腺肿瘤
a. 甲状腺左侧叶滤泡状腺癌;b. 甲状腺右侧叶腺瘤

及 CT 表现上无特异性,初诊误诊为甲状腺腺瘤,仔细分析同机 CT 可见小钙化灶(图 1-19a 红箭头所指),此种情况应不能排除甲状腺癌。

病例 13 肺腺癌

女,44 岁。反复咳嗽 1 月余,为阵发性干咳,无咳痰、咯血,无畏寒、发热,无胸闷、气促、呼吸困难。肺癌四项均阴性。PET/CT 征象:左下肺背段近肺门处见 1 个块状浓聚影,大小为 3.0cm×2.9cm×2.8cm,SUVmax 为 18.6,SUVave 为 6.6,CT 于相应部位见软组织密度影,境界清楚,可见空泡征及胸膜牵拉征(图 1-20)。PET/CT 拟诊为左肺癌。病理诊断:浸润性腺癌,腺泡为主型。

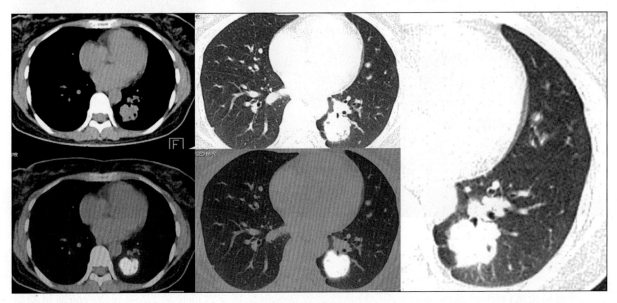

图 1-20 肺腺癌

典型病例示教分析要点

肺孤立性结节的诊断一直是影像学的一个难点,诊断型 CT 根据病灶的大小、形态、边缘、密度、钙化、增强扫描等进行鉴别。PET/CT 对于肺孤立性结节的诊断具有较高的价值,其敏感性及特异性分别达到 95% 和 80% 左右。目前最常用的显像剂是[18]F-FDG,PET 对病灶的定性诊断主要依据病灶的浓聚程度,研究结果显示以下几点有助于肺癌的诊断:①早期显像最大 SUV 值大于 2.5;②延迟显像最大SUV 值升高超过早期显像的 10%,这点争议较大,还需要临床进一步验证;③随访过程中 SUVmax 值升高;④使用其他显像剂显像为阳性,如目前正在研究的[18]F-FLT,国内已经开展了肺孤立性结节的[18]F-FDG、[18]F-FLT PET/CT 显像多中心研究,得出结论是这两种显像剂联合应用明显提高了肺孤立性结节诊断的灵敏度和特异性。当然,[18]F-FDG PET 也存在假阳性,例如活动性结核、炎性假瘤也可出现 SUVmax高于或明显高于 2.5,结合同机 CT,特别薄层 CT 可提高诊断准确性,应重视一些有助于鉴别诊断的细节,如肺结核球常有钙化,周围伴有卫星病灶等。

病例 14 肺腺癌(混杂密度结节)

女,66 岁。体检发现右肺结节。偶有咳嗽,咳白痰,无发热、胸痛等。PET/CT 征象:右肺上叶后段见 1 个结节,大小为 1.9cm×1.3cm,[18]F-FDG PET 显像于相应部位见轻度异常浓聚影,SUVmax 为 2.7,SUVave 为 2.4,薄层 CT 扫描示该结节为混合性,中间为实性,边缘呈磨玻璃样密度,内见细支气管影,边缘呈分叶状,周围可见胸膜牵拉征(图 1-21)。PET/CT 拟诊为右上肺癌。病理诊断:肺腺癌。

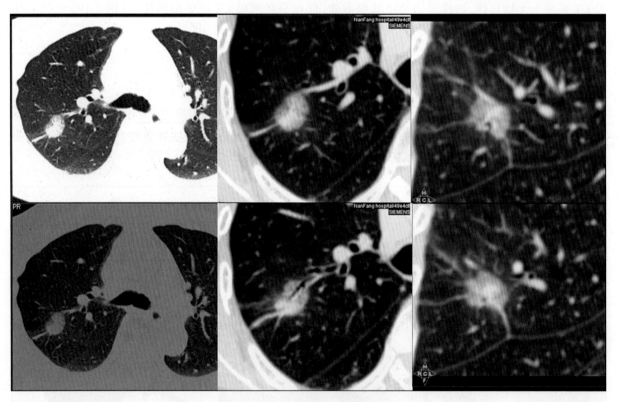

图 1-21 肺腺癌(混杂密度结节)

典型病例分析要点

磨玻璃密度(ground-glass opacity,GGO)是肺部较常见但非特异性的征象,是肺间质或肺泡早期损害的表现。根据 GGO 内是否含有实性成分,分为单纯性磨玻璃密度(pure ground-glass opacity,pGGO,无实性成分)和混杂性磨玻璃密度(mixed ground-glass opacity,mGGO;含实性成分)。多数研究认为 mGGO 中以恶性居多,而含有磨玻璃成分的结节一般不摄取或仅轻度摄取[18]F-FDG,因此正确认识并仔细分析其 CT 征象,对诊断与鉴别诊断及提高早期肺癌的诊断率具有十分重要的意义。薄层 CT 能够清晰显示病灶的微细结构,便于观察病灶形态,有无分叶,有无空泡征、血管集束征及胸膜牵拉征,对结节的定性提供重要的信息。因此,对于肺内结节,尤其是含有磨玻璃成分的结节进行诊断时,行病灶的薄层 CT 扫描能提高诊断的准确性。

病例 15　小细胞肺癌

男,65 岁。咳嗽 1 月余,无咳痰,伴左侧胸痛,放射至左侧头颈部、背部及左上肢,体重无明显变化。PET/CT 征象:左上肺近肺门处见 1 个块状放射性浓聚影,大小为 2.6cm×3.1cm×2.6cm,SUVmax 为 11.2,SUVave 为 6.9,CT 于相应部位见软组织肿块影。另于左肺门、纵隔内主动脉弓旁及左侧锁骨上窝见多个结节状及块状放射性浓聚影,CT 于相应部位见淋巴结增大。肝右叶见 2 个结节状放射性浓聚影,CT 于相应部位见低密度结节(图 1-22)。PET/CT 拟诊为左上肺癌伴左肺门、纵隔及左侧锁骨上窝多发淋巴结移,肝脏转移。病理诊断:小细胞肺癌。

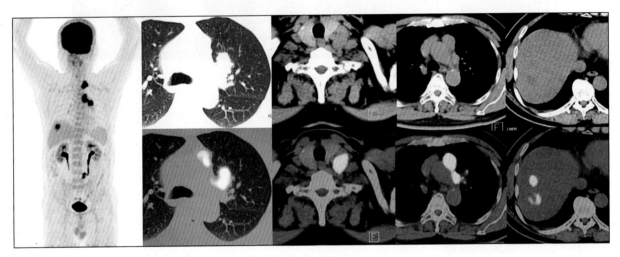

图 1-22　小细胞肺癌

典型病例示教分析要点

小细胞肺癌(small cell lung cancer)是肺癌中恶性程度较高的一种肿瘤,好发于较大的支气管,沿黏膜下生长,80% 在初诊时即有纵隔内淋巴结转移,血行转移也较早。即便肺内原发肿瘤较小,纵隔淋巴结肿大也可很明显。临床上有时因先发现脑转移灶而诊断小细胞肺癌。由于小细胞肺癌的恶性程度高,所以一般不提倡手术治疗,多采用化疗+全脑预防性放疗。现在也有人提出新的观点,对于局限期的小细胞肺癌也可以采取手术的方式,术后再辅以化疗及放疗。本例具有小细胞肺癌的特点:原发灶小,纵隔及锁骨上窝淋巴结肿大明显并出现血行转移。

病例 16　肺鳞癌伴空洞形成

男,63 岁。咳嗽、咳痰伴痰中带血 3 月。胸部 CT 示:左肺占位。PET/CT 征象:左上肺见 1 个大块状软组织肿块,大小为 8.5cm×8.2cm×8.6cm,内见空洞,空洞壁见异常浓聚影,SUVmax 为 20.1,SUVave 为 7.9(图 1-23)。PET/CT 拟诊为左肺癌。病理诊断:鳞癌。

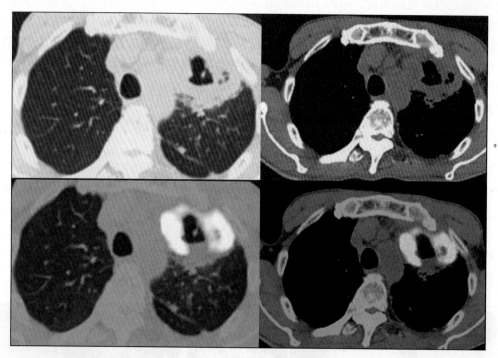

图 1-23　肺鳞癌伴空洞形成

典型病例示教分析要点

鳞状细胞癌(squamous cell carcinoma,SCC)多为中央型肺癌,好发于段以上支气管,靠近肺门处。据文献对 100 例肺癌患者进行统计,82 例为鳞癌,其次是腺癌和大细胞肺癌,小细胞肺癌较少见。本例诊断肺癌比较明确,诊断依据有以下几点:①病灶较大,伴癌性空洞形成,空洞壁较厚且放射性摄取明显增高;②左肺内同时有多发转移灶。

病例 17　右侧乳腺癌

女,66 岁。发现右侧乳腺占位 1 周,1 周前无意发现右侧乳房外下方有一大小约 2cm×2cm 的肿块,质稍硬,表面欠光滑,边界不清,活动度差,无明显压痛。局部皮肤无红肿,无它处放射痛,无骨痛,无乳头溢液。X 线钼靶提示乳腺恶性肿瘤。PET/CT 征象:右侧乳腺外下象限见 1 个结节状异常浓聚影,大小为 1.2cm×1.8cm×1.4cm,SUVave 为 5.8,CT 于相应部位见 1 个软组织密度影,病灶与周围组织界限欠清晰(图 1-24)。PET/CT 拟诊为右侧乳腺癌。病理诊断:右侧乳房浸润性导管癌。

典型病例示教分析要点

乳腺占位性病变伴有淋巴结或其他部位转移诊断乳腺癌(breast cancer)并不难,对于乳腺内的孤立性结节却是影像诊断的难点,超声、X 线钼靶、磁共振显像都可用于乳腺独立性结节的诊断研究。目前 X 线钼靶在临床的应用较广泛,[18]F-FDG PET/CT 显像在乳腺癌的定性诊断方面有较好的应用价值,除了考虑浓聚程度外,还重点分析病灶的形状、边缘、钙化、与周围组织的关系。少数的乳腺纤维瘤也可以出现明显的摄取。最终乳腺占位性病变的诊断要靠组织病理学诊断。

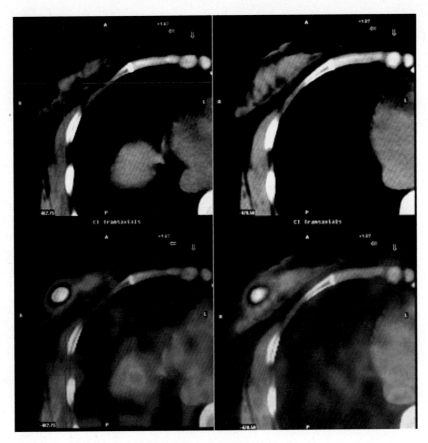

图 1-24　右侧乳腺癌

病例 18　食管癌

男,53 岁。进食后胸骨后闷痛 1 月,无恶心、呕吐、反酸等不适,查体:胸骨后轻压痛。胃镜检查倾向食管小细胞癌。PET/CT 征象:食管中段见 1 个条块状放射性浓聚影,大小为 4.5cm×2.4cm×5.9cm,SUVmax 为 15.6,SUVave 为 7.3,CT 于相应部位见食管壁明显增厚、管腔明显狭窄,病灶浸润管壁全层,并与气管后壁及降主动脉间脂肪间隙消失(图 1-25)。PET/CT 拟诊为食管中段癌。病理诊断:鳞状细胞癌。

典型病例示教分析要点

食管癌(carcinoma of esophagus)是原发于食管黏膜上皮或腺体的恶性肿瘤,发病年龄在 50 ~ 60 岁之间,男多于女,组织学可分为鳞状细胞、腺癌及未分化癌等,其中鳞癌最常见。根据食管癌的病理形态学特点可分为髓质型、蕈伞型、溃疡型及缩窄型四种类型,病理类型是影像显像的基础。[18]F-FDG PET/CT 显像除了可以对病灶进行定性外,还可以确定肿瘤在食管腔的侵犯范围、程度、与周围组织的关系、淋巴结转移和全身转移情况,为临床分期与治疗方案的确定提供了有力的证据。一般食管壁上常见的高代谢病灶,多数为恶性肿瘤,再结合 CT 的征象即可明确判断。正常食管壁在充分扩张时不超过 3mm,当厚度大于 5mm 为异常,如一侧管壁超过 3 ~ 5mm 时则提示有肿瘤侵犯。当管壁周围的脂肪间隙消失,提示局部病灶外侵。食管壁肿块与降主动脉接触大于 90°应高度怀疑降主动脉受侵犯。

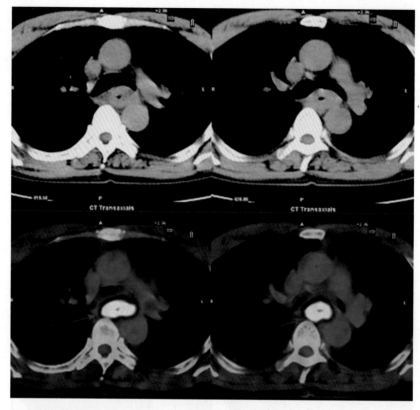

图 1-25　食管癌

病例 19　多起源食管癌

男,63 岁。进行性吞咽困难 2 月余,胃镜发现食管占位。PET/CT 征象:颈段食管见 1 个结节状异常浓聚影,大小为 1.1cm×0.8cm×2.4cm,SUVmax 为 7.2,SUVave 为 5.6,CT 于相应部位见管壁增厚;胸中段食管见 1 个短粗条状异常浓聚影,大小为 1.1cm×1.0cm×2.9cm,SUVmax 为 8.0,SUVave 为 5.1,CT 于相应部位见管壁增厚(图 1-26)。PET/CT 拟诊为多起源食管癌。病理诊断:(食管)高-中分化鳞状细胞癌。

典型病例示教分析要点

多起源食管癌(intraesophageal multiple cancer)是指在食管黏膜上皮存在互不相连的多个癌灶,其转移概率较高,因而手术难度相对较大,术后复发率较高,术前明确诊断对治疗方案的确定很有帮助。此病的术前检出率国内仅为 0~25% 。其原因可能为:①临床表现无特异性,主要病灶掩盖了其他癌灶的表现;②肿瘤引起近端食管管腔阻塞,使钡剂下行不畅或胃镜不易通过,从而影响对远端低位其他原发性肿瘤的发现和诊断。多中心起源食管癌的癌灶能摄取 FDG 而显影,在本病例中 PET/CT 清楚显示了颈段和胸中段的 2 个病灶,为临床制定合理的治疗方案提供重要信息。

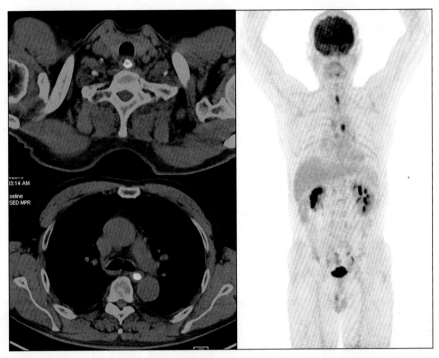

图 1-26　食管癌

病例 20　胃低分化腺癌

女,59 岁。上腹部持续性隐痛 8 月余,加重伴反胃 1 月余。胃镜检查示胃体浅溃疡。PET/CT 征象:胃壁明显增厚,最厚处约 1.8cm,PET 于相应部位见异常浓聚影,SUVmax 为 19.9,SUVave 为 7.3(图 1-27)。PET/CT 拟诊为胃癌。病理诊断:胃低分化腺癌。

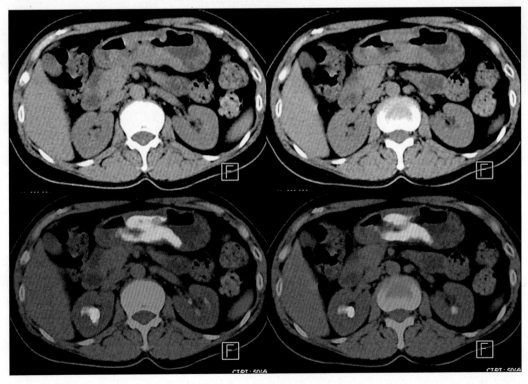

图 1-27　胃低分化腺癌

典型病例示教分析要点

胃癌是最常见的恶性肿瘤之一,可发生于任何年龄。好发于胃幽门区,其次为贲门部及胃体部。CT 上多表现为胃壁局限性增厚,常超过 1.0cm,胃壁的内缘凹凸不平,部分表现为肿块向腔内生长;胃癌的[18]F-FDG 摄取变异较大,并与肿瘤的恶性度不完全一致。大多数胃癌[18]F-FDG 显像为阳性,但印戒细胞癌常为阴性,部分低分化腺癌和部分高分化腺癌也可出现阴性;胃癌易发生淋巴结及远处转移,[18]F-FDG PET/CT 显像对其有较高的灵敏度,有助于鉴别诊断。

病例 21　胃恶性间质瘤

男,45 岁。CT 发现胃周占位 3 天,无明显自觉症状,1 年前因胃出血行胃镜检查发现息肉,已切除。PET/CT 征象:胃大弯侧胃壁见 1 个外生性软组织密度影,大小为 6.6cm×6.4cm×5.9cm,肿块密度不均匀,可见坏死区,[18]F-FDG PET 显像于部分组织处见异常浓聚影,SUVave 为 7.3(图 1-28)。PET/CT 拟诊为胃间质瘤。病理诊断:间质瘤,部分恶变。

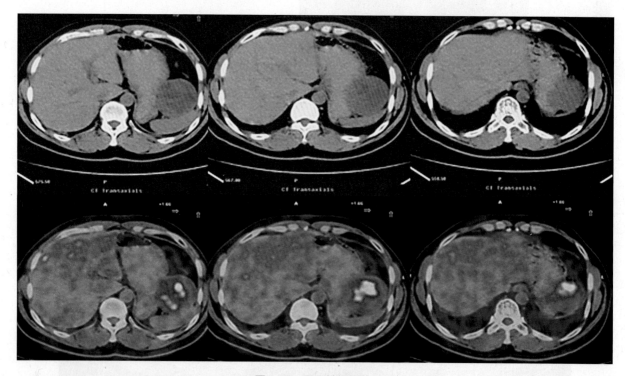

图 1-28　胃恶性间质瘤

典型病例示教分析要点

胃间质瘤属于消化道非上皮性肿瘤,独立起源于胃原始间叶组织,具有多向分化潜能。一般认为,胃间质瘤为良性,如果肿瘤大于 5cm 或肿瘤内出血、坏死等可以作为恶性肿瘤判断的依据。胃间质瘤多表现为圆形或类圆形软组织肿块,可向腔内或腔外生长,多数以腔外为主,恶性肿瘤者易出现坏死,肿块密度不均匀,可出现大小不等的坏死区及囊变区,少数伴有坏死,钙化少见,CT 增强扫描病灶强化明显。本例胃恶性间质瘤(malignant interstitialoma of stomach)向腔外生长,内有液化坏死,部分肿瘤组织代谢明显增高,提示肿瘤生长活跃。

病例 22　胃淋巴瘤（B 细胞型）

女,57 岁。因反复上腹部不适 3 月入院,经超声胃镜检查病理活检提示"淋巴瘤"。PET/CT 征象:胃弥漫性增大,胃黏膜弥漫性明显增厚,[18]F-FDG PET 表现为明显放射性摄取。脾脏稍增大、密度稍降低,放射性分布弥漫性、均匀性明显增高(图 1-29)。PET/CT 拟诊为淋巴瘤。病理诊断:胃淋巴瘤,B 细胞型。

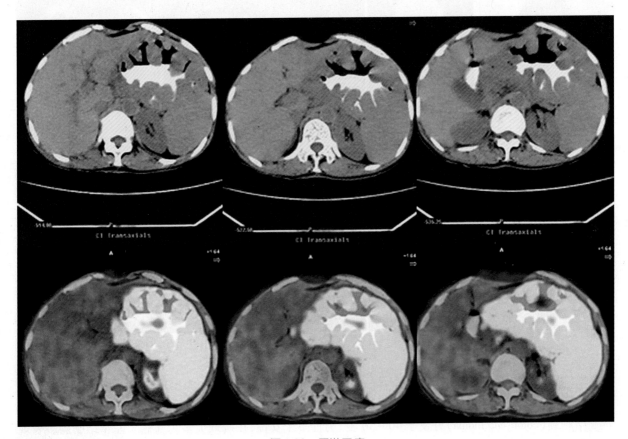

图 1-29　胃淋巴瘤

典型病例示教分析要点

胃肠道淋巴瘤仅占胃肠道肿瘤的 0.9%,胃占胃肠道淋巴瘤的 51%,好发于两个年龄阶段,10 岁以下和 50 岁以上。胃淋巴瘤(gastral lymphoma)多表现胃壁的弥漫性增厚,增厚的范围常超过胃周径的一半以上,胃淋巴瘤起源于黏膜下层,胃黏膜常不破坏。这跟胃癌不同,[18]F-FDG 摄取程度跟淋巴瘤的病理类型有关,侵袭性淋巴瘤(弥漫大 B 细胞淋巴瘤、非特异性 T 细胞瘤等)[18]F-FDG 摄取较高;而惰性淋巴瘤恶性程度较低,[18]F-FDG 摄取程度较低或无摄取。

病例 23　结肠癌

男,64 岁。因上腹部疼痛行 CT 检查,提示结肠肝区占位,肝弥漫性病变、腹膜后区占位。PET/CT 征象:结肠肝曲肠管壁明显增厚呈肿块状,病灶处管腔明显狭窄,[18]F-FDG PET 显像于相应部位见团块状异常浓聚影,大小为 7.4cm×4.7cm×7.5cm,SUVave 为 6.0。结直肠其他部位未见明显异常。心包右前缘、肝门部及上腹部腹膜后区见多个结节状异常浓聚影,大小介于 1.4cm×1.5cm×1.3cm ~ 3.9cm×

3.4cm×2.6cm 之间,SUVave 介于 3.7~4.1 之间,CT 于相应部位见多个淋巴结增大。于肝脏内见数量相当多异常浓聚影,分布较广泛,大小介于 1.1cm×1.2cm×1.2cm~2.6cm×4.1cm×5.8cm,SUV 介于 2.7~4.1 之间,CT 于相应部位见数量相当多的低密度结节影。右侧肩胛骨下角及相邻组织间见团块状异常浓聚影,大小为 2.6cm×4.1cm×5.8cm,SUVave 为 2.5(图 1-30)。PET/CT 拟诊为结肠癌伴全身多处淋巴结转移、肝脏弥漫性转移、右侧肩胛骨转移。病理诊断:结肠中-低分化腺癌。

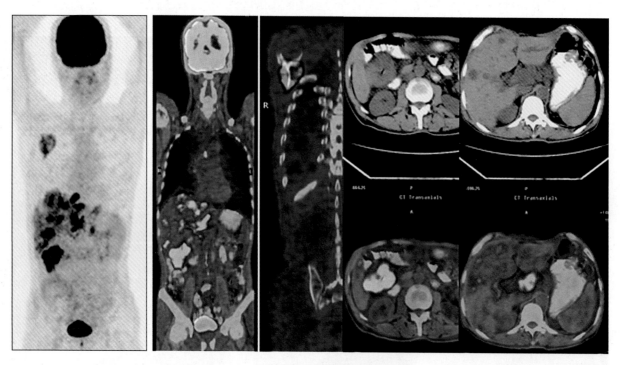

图 1-30　结肠癌

典型病例示教分析要点

结肠癌(colon carcinoma)好发于 40~50 岁,男性多于女性,在病理上多为腺癌。左半结肠癌多表现为癌肿沿肠壁浸润性生长,形成明显的肠壁增厚、肠腔狭窄、黏膜破坏。右半结肠癌多表现为病灶偏向肠腔一侧生长,肠壁增厚大于 2cm。结肠癌易发生淋巴结转移及血行转移,肝脏是血行转移的好发部位。除了部分黏液腺癌外,绝大多数结肠癌及其转移灶[18]F-FDG PET 表现为高代谢,易于检出病灶及诊断。本例是一例典型的结肠癌伴全身多处转移,原发病灶肠壁明显增厚伴肠腔狭窄,肝脏转移表现为弥漫性,且所有病灶均表现为高代谢。

病例 24　小肠淋巴瘤

男,61 岁。下腹疼痛 1 月余。CT 诊断肠癌。发病以来便秘,体重下降 10kg。PET/CT 征象:右下腹小肠壁见异常浓聚影,SUVmax 为 37.9,SUVave 为 13.0,CT 于相应部位见肠壁弥漫性增厚,肠腔明显扩张(图 1-31)。PET/CT 拟诊为小肠淋巴瘤。病理诊断:小肠弥漫性大 B 细胞淋巴瘤(ABC 型)。

典型病例示教分析要点

肠道原发淋巴瘤在临床并不多见,大体病理上根据其受累肠壁的不同而不同,起自黏膜层者表现为腔内的息肉样肿块,沿肠壁生长者表现为肠壁的弥漫性增厚,与周围组织的脂肪间隙比较清晰,后一种

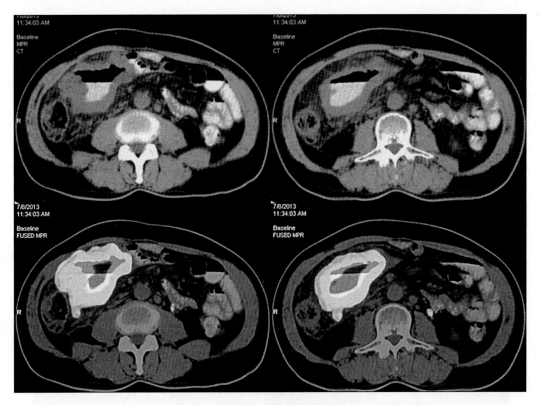

图 1-31　小肠淋巴瘤

情况较常见。小肠淋巴瘤(lymphoma of small intestine)主要与肠癌做鉴别,当肠壁有肿块时,鉴别诊断较困难。当表现为肠壁弥漫性增厚伴肠腔的瘤样扩张时是诊断本病的特异性表现。

病例 25　原发性肝细胞癌

男,46 岁。体检发现肝占位,患者无不适。CT 怀疑肝癌可能。甲胎蛋白(AFP)3000μg/L。PET/CT 征象:肝左外叶见 1 个结节状异常浓聚影,大小为 3.0cm×2.8cm×3.2cm,SUVmax 为 9.5,SUVave 为 6.4,CT 于相应部位见低密度影,病灶与正常组织界限尚清晰(图 1-32)。PET/CT 拟诊为原发性肝癌。病理诊断:低分化肝细胞癌。

典型病例示教分析要点

典型的原发性肝细胞癌(hepatocellular carcinoma)增强 CT 具有典型的"快进快出"征象。[18]F-FDG PET 对肝细胞癌的诊断灵敏度为 50% ~70%,部分分化较高的肝细胞内由于己糖激酶的水平较高,导致磷酸化后[18]F-FDG 去磷酸化而被转出肿瘤细胞内,所以部分肝细胞癌表现为[18]F-FDG 低摄取甚至无摄取。特别是高分化肝细胞癌,易出现假阴性。部分分化程度较低的肝细胞癌由于恶性程度较高而表现为高代谢病灶。本例是一例分化程度低的原发性肝癌,所以表现为[18]F-FDG 高摄取。

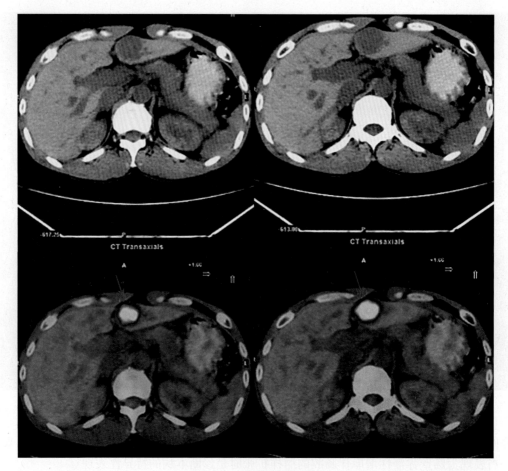

图 1-32　原发性肝细胞癌

病例26　肝细胞癌[11]C-胆碱显像

男,56 岁。慢性乙型肝炎病史 20 多年,反复腹胀 8 年,因 AFP 进行性增高而入院。入院后多次增强 CT 扫描提示肝硬化,但未见明显占位性病变(图 1-33 上排)。PET/CT 征象:[11]C-胆碱 PET 显像于肝尾状叶见 1 个结节状异常浓聚影,大小为 1.6cm×1.2cm,[18]F-FDG PET 显像于相应部位未见异常浓聚影,CT 似可见低密度小结节影。整个肝脏呈肝硬化改变(图 1-33 下排)。PET/CT 拟诊为高分化肝细胞癌。病理诊断:高分化肝细胞癌。

典型病例示教分析要点

本例病灶较隐蔽,位于肝尾状叶,而且病灶较小,直径约 1.5cm,诊断 CT 平扫及增强扫描因病灶无明显密度改变而漏诊,但患者 AFP 进行性增高,提示可能存在肿瘤的可能。肝细胞癌由于其特殊的生物学特性,[18]F-FDG PET 显像可出现假阴性。本例[18]F-FDG PET/CT 全身扫描未发现恶性肿瘤存在,继而再次用[11]C-胆碱 PET 显像,在尾状叶发现小高代谢灶,提示为高分化肝细胞癌。手术病理证实为高分化肝细胞癌。[11]C-胆碱显像可作为肝占位定性诊断的一种辅助方法,其临床应用价值需要进一步临床验证。

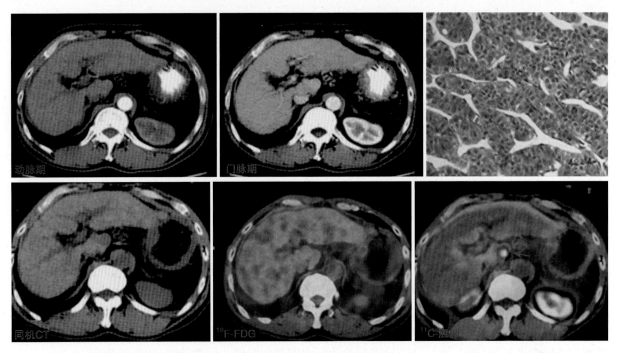

图 1-33 肝细胞癌胆碱显像

病例 27 肝癌并静脉癌栓形成

男,51 岁。乙肝 30 余年,上腹部胀痛 15 天。PET/CT 征象:肝右叶见 1 个大块状异常浓聚影,大小

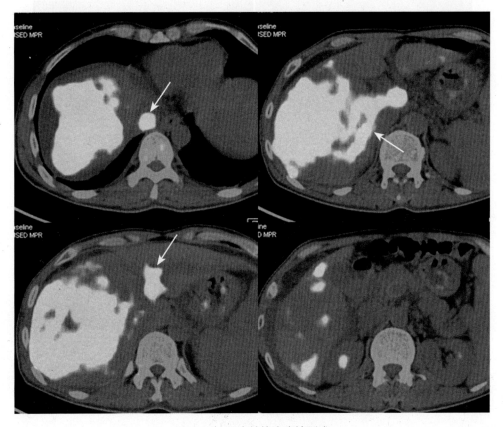

图 1-34 肝癌并静脉癌栓形成

为 14.3cm×9.4cm×14.1cm,SUVmax 为 13.9,SUVave 为 9.2,CT 于相应部位见大块状稍低密度影;肝右叶另见多个结节状异常浓聚影;下腔静脉、门脉主干及其左右分支内见条状异常浓聚影(图 1-34)。PET/CT 拟诊为肝癌并肝内多发转移,下腔静脉、门脉主干及其左右分支内癌栓形成。病理诊断:原发性肝癌并肝内转移,下腔静脉、门脉主干及其左右分支内癌栓形成。

典型病例示教分析要点

肝细胞癌容易侵犯门静脉和肝静脉而引起血管内癌栓,癌栓与血栓在增强 CT 上均表现为充盈缺损,鉴别比较困难。[18]F-FDG PET/CT 显像时,癌栓可以摄取 FDG 表现为高代谢,而血栓不能摄取 FDG 而代谢不高,因此可将二者区别开。本病例中,[18]F-FDG PET/CT 显像不仅显示了肝癌原发灶及肝内转移灶的情况,而且清晰直观地显示了下腔静脉、门静脉主干及其左右分支内癌栓的长度和范围。

病例 28 肝胆管细胞癌

女,72 岁。上腹部疼痛伴皮肤黄染 1 周,伴乏力、恶心、食欲缺乏,入院 MRI 提示肝门区占位性病变,考虑海绵状血管瘤,不除外不典型肝内胆管细胞癌可能。肿瘤标志物甲胎蛋白(AFP)正常,糖类抗原 CA199 4130U/ml。PET/CT 征象:肝门区(左右肝管汇合处)块状放射性浓聚影,大小为 3.0cm×2.5cm×2.5cm,SUVmax 为 12.8,SUVave 为 9.5,CT 于相应部位见稍低密度影;肝左叶轻度萎缩伴肝内胆管广泛轻中度扩张(图 1-35)。PET/CT 拟诊为肝内胆管细胞癌。病理诊断:胆管细胞癌。

典型病例示教分析要点

肝内胆管细胞癌(hepatocholangiocarcinoma)是肝脏的第二原发恶性肿瘤,仅次于原发性肝细胞癌,

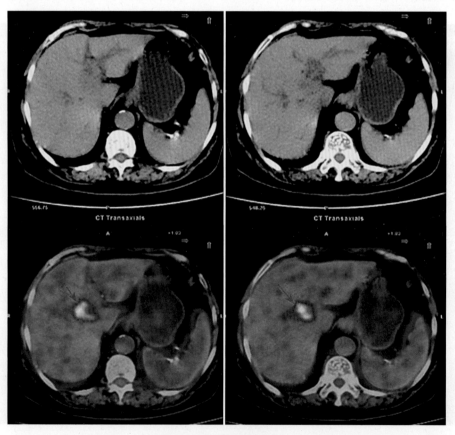

图 1-35 肝胆管细胞癌

好发于肝左叶,常伴有肝左叶的萎缩和肝内胆管的扩张。根据肿瘤的大体表现可分为三种类型:肿块型、管周浸润型和管内型,其中以肿块型最为常见。[18]F-FDG PET/CT 显像对于肿块型肝内胆管细胞癌有较高的诊断价值,多数表现为高代谢病灶。但临床上肝内胆管细胞癌发现往往较晚,常伴有远处的转移。常见的转移途径是沿着肝内胆管的播散以及腹膜转移。临床发现肝内胆管细胞癌患者 AFP 一般是正常的,而 CA199 往往明显升高,这也是肝细胞癌与肿块型肝内胆管细胞癌的一个鉴别要点。

病例 29　胰腺癌

女,59 岁。上腹痛 3 年,发现胃息肉 2 天,胰腺占位 1 天。胃镜结果提示胃窦息肉,超声胃镜发现胰腺占位性病变,胰腺囊腺瘤和胰腺癌不能鉴别。CEA:5.04ng/L,CA199:2838.74U/ml。PET/CT 征象:CT 于胰腺体尾部增大,内见稍低密度影,[18]F-FDG PET 于相应部位见小块状放射性异常浓聚影,大小为 3.8cm×3.3cm×3.2cm,SUVmax 为 9.9,SUVave 为 6.3(图 1-36)。PET/CT 拟诊为胰腺癌。病理诊断:(胰腺体尾部)高分化导管腺癌。

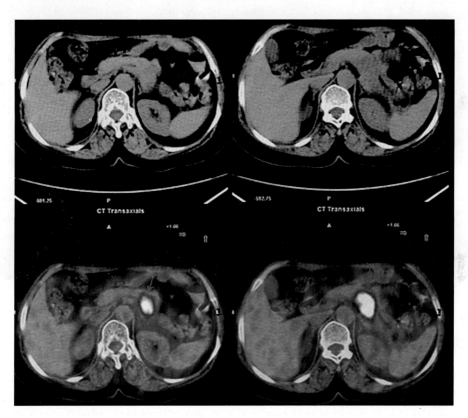

图 1-36　胰腺癌

典型病例示教分析要点

大多数胰腺癌(pancreatic carcinoma)肿块周围有炎症渗出,致使肿瘤边界多不清晰。平扫 CT 难以发现小癌灶,只有当病灶的大小足以改变胰腺的轮廓时才发现。老年人胰腺多有萎缩和脂肪变性,其密度不均匀,当发现胰腺内有均匀软组织肿块时也应怀疑有肿瘤存在。胰腺癌发生不同部位影像征象不同,发生在胰头易引起胰管、胆总管及肝内胆管扩张,可伴有胰腺体尾部萎缩,易发生胃幽门下或肠系膜上动脉附近淋巴结转移。而胰腺体、尾癌可转移至脾门或腹腔动脉淋巴结。当胰腺周围脂肪层消失时,代表癌瘤已侵及胰腺附近的脂肪组织,进一步还可侵及邻近结构。胰腺癌较大时可引起坏死、液化及囊变。[18]F-FDG PET 显像上胰腺癌实性部分表现为高代谢病灶,而坏死及囊变部位为无[18]F-FDG 摄取。

病例 30 宫颈癌

女,44 岁。体检宫颈刮片发现异常细胞,无月经不调或阴道不规则流血病史。阴道镜活检:鳞状细胞癌。PET/CT 征象:宫颈部见 1 个结节状浓聚影,大小为 2.2cm×2.1cm×3.2cm,SUVmax 为 16.6,SUVave 为 7.0,CT 于相应部位见低密度结节影(图 1-37)。PET/CT 拟诊为宫颈癌。病理诊断:鳞状细胞癌。

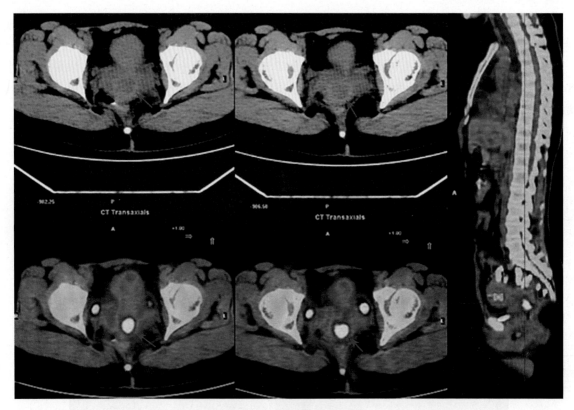

图 1-37　宫颈癌

典型病例示教分析要点

宫颈癌(cancer of the cervix)大多为鳞癌,小部分为腺癌,[18]F-FDG PET 显像上表现为高代谢病灶,诊断准确性较高。宫颈癌易发生淋巴结转移,虽然在肿瘤分期上不如 MRI 精确,但是[18]F-FDG PET/CT 显像可以更加灵敏地显示远处淋巴结转移灶和小于 1.0cm 的淋巴结转移灶,特别是锁骨上窝淋巴结,有助于治疗前制订精确的治疗计划。

病例 31 子宫弥漫大 B 细胞淋巴瘤

女,73 岁。绝经 30 年,不规则阴道流血 4 月余入院。无乏力、腹痛、发热等不适,体重无明显下降。妇科超声示子宫多发占位,宫颈前唇占位,考虑宫颈癌可能。PET/CT 征象:子宫明显增大,呈巨大块状,子宫壁弥漫性明显增厚,PET 于相应部位见放射性浓聚影,大小为 14.1cm×11.3cm×14.4cm,SUVmax 为 29.2,SUVave 为 12.6(图 1-38)。PET/CT 拟诊为子宫淋巴瘤。病理诊断:弥漫大 B 细胞淋巴瘤。

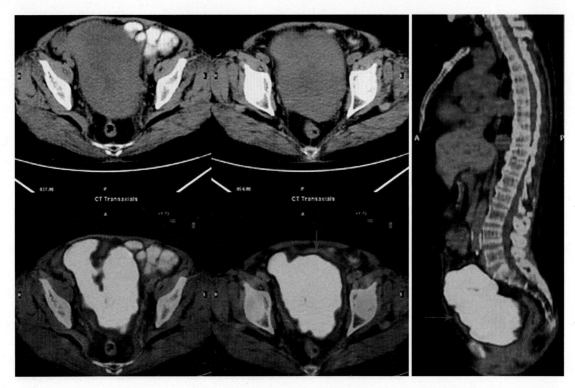

图 1-38　子宫弥漫大 B 细胞淋巴瘤

典型病例示教分析要点

原发于子宫的淋巴瘤非常罕见,本例是一例比较典型的淋巴瘤影像,表现为病灶沿着子宫壁弥漫性生长引起子宫壁的弥漫性增厚,而子宫内膜癌多起源于子宫内膜的某个位置,再向周围组织结构侵犯生长,所以多表现为块状的软组织影。

病例 32　卵巢癌

女,74 岁。腹胀、食欲缺乏 2 月余,夜间偶有发热,体重下降约 5kg 左右。MRI 提示右膈肌下、中下腹网膜上可见多发小结节影,呈中度强化。CA125:448U/ml,CA199:443U/ml;AFP:531μg/L。PET/CT 征象:右侧附件区及其周围见不规则形状异常浓聚影,大小为 2.4cm×4.4cm×2.7cm,SUVave 为 4.4,CT 于相应部位见软组织肿块影(红箭头所指)。腹腔内腹膜广泛性增厚,放射性摄取明显增高(图 1-39)。PET/CT 拟诊为右侧卵巢癌伴腹膜广泛性转移。临床诊断:卵巢癌伴腹膜广泛性转移。

典型病例示教分析要点

卵巢癌(ovarian cancer)的早期症状并不明显,一旦有症状时多数到了晚期,因此也叫女性的静默杀手(silent killer)。临床多以腹水原因或 CA125 升高而行 PET/CT 检查。PET/CT 多表现为附件区的高代谢病灶和腹膜的广泛性转移,再结合临床上肿瘤标志物 CA125 升高诊断并不难。但是有部分卵巢黏液腺癌[18]F-FDG 摄取不高,因此要仔细分析 CT 征象。

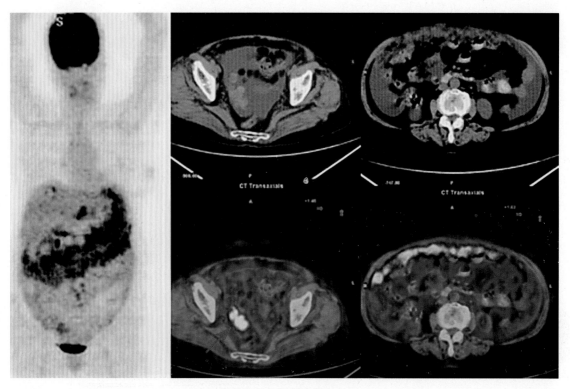

图 1-39　卵巢癌

病例 33　前列腺癌

男,73 岁,排尿困难伴尿频、尿急、尿痛 3 个月。总前列腺特异抗原(TPSA):82.17ng/ml,游离前列腺特异抗原(CPSA):67.63ng/ml。PET/CT 征象:前列腺内(右侧为主)见块状浓聚影,大小为 4.0cm×4.7cm×4.5cm,SUVmax14.8,SUVave 为 7.0,CT 于相应部位见稍低密度影(图 1-40)。PET/CT 拟诊为前列腺癌。病理诊断:低分化前列腺癌。

典型病例示教分析要点

前列腺癌(carcinoma of prostate)是男性第三常见的恶性肿瘤,好发于前列腺的外侧叶,易发生淋巴及血行转移,主要转移至骨、肝脏、肺部等。由于前列腺体积较小,所以影像学检查手段对前列腺癌的检出率并不理想,临床上很多都是靠 PSA 筛查发现阳性结果而进一步检查确定的。由于[18]F-FDG 在分化较好的前列腺癌的摄取较低,而且受膀胱放射性伪影影响,[18]F-FDG PET 显像在评价前列腺癌原发灶的灵敏度和特异性并不高。本例为低分化前列腺癌,[18]F-FDG PET/CT 表现为[18]F-FDG 明显摄取,同时肿瘤标志物 PSA 明显增高,结合两者可以明确诊断前列腺癌。对于高分化的前列腺癌,目前采用新的 PET 显像剂[11]C-胆碱,在前列腺癌的诊断应用有较高的价值,而且能够较灵敏的显示转移灶。

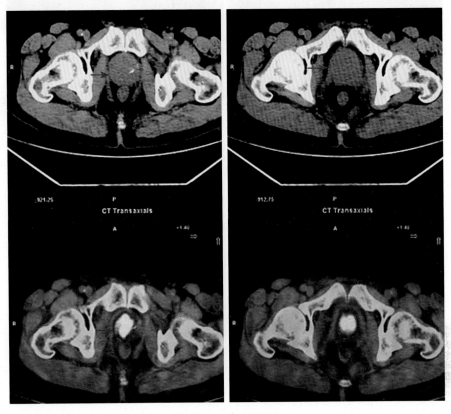

图 1-40　前列腺癌

病例 34　膀胱癌

男,59 岁。尿频、排尿困难 2 月余,超声检查及膀胱镜检查提示膀胱肿瘤。PET/CT 征象:呋塞米促排膀胱延迟显像于膀胱右后侧见 1 个结节状异常浓聚影,大小为 3.1cm×2.4cm×3.0cm,SUVmax 为 50.1,SUVave 为 15.0,CT 于相应部位见软组织密度影,其内见多个高密度钙化影(图 1-41)。PET/CT 拟诊为膀胱癌。病理诊断:(膀胱)浸润性尿路上皮癌。

典型病例示教分析要点

膀胱癌(carcinoma of bladder)是泌尿系统第二常见的恶性肿瘤,最常见的病理类型是移行上皮细胞癌。Harney 等在动物实验中证实,膀胱癌对[18]F-FDG 有很高的摄取。由于[18]F-FDG 通过泌尿系统排泄,正常膀胱表现为放射性聚集影,影响膀胱癌病灶的显示,南方医院 PET 中心通过口服或者注射呋塞米等利尿剂,清除膀胱中的尿液后再进行延迟显像,可以清晰显示病灶。本例使用口服呋塞米片 2 小时后进行延迟显像,膀胱内尿液的放射性基本清除后,膀胱癌病灶显示清晰。膀胱镜检查有直视膀胱内病灶并进行活检的优势,所以[18]F-FDG PET/CT 在膀胱癌的诊断价值主要还是用于肿瘤分期。

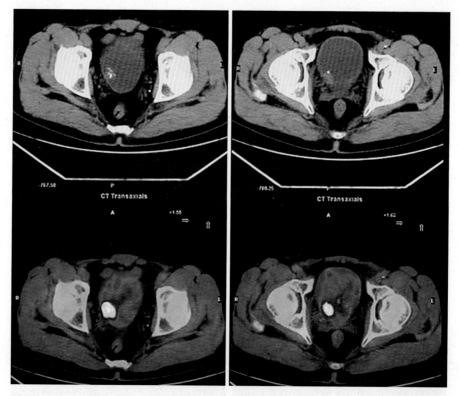

图 1-41　膀胱癌

病例 35　多发性骨髓瘤

男,67 岁。2 年前无明显诱因出现腰痛,双手、双下肢皮肤先后出现麻木,体重稍有减轻。MRI 提示腰椎多个椎间盘膨出,腰 2 椎体压缩性骨折,胸 10、腰 4 椎体局限性异常信号。PET/CT 征象:CT 见颅骨、双侧多根肋骨、胸椎体及附件、双侧髂骨、双侧坐骨、耻骨、双侧股骨颈骨髓腔扩大,骨髓明显破坏,呈虫蚀样、穿凿样改变,部分破坏区内见软组织密度影。[18]F-FDG PET 显像于少数病灶处见轻度浓聚影,最浓处 SUVmax 为 4.9,SUVave 为 2.6,大部分病灶未见放射性分布(图 1-42)。PET/CT 拟诊为多发性骨

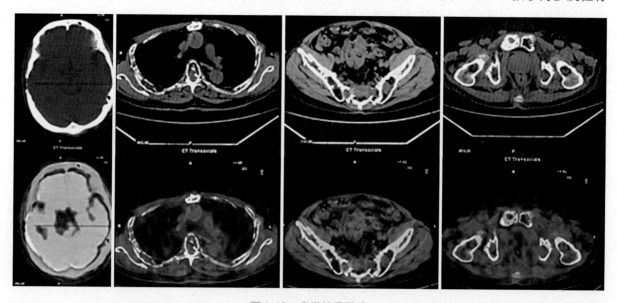

图 1-42　多发性骨髓瘤

髓瘤。病理诊断:多发性骨髓瘤。

典型病例示教分析要点

多发性骨髓瘤(multiple myeloma)是一种溶骨性的破坏,[18]F-FDG PET 显像可表现为无放射性异常浓聚、轻度浓聚和明显浓聚等多种代谢改变。当病灶无[18]F-FDG 摄取时,其诊断主要靠分析 CT 所见的一些特征性影像改变。如:①全身多个椎体发生多发性类圆形或不规则的溶骨性破坏,有时可呈膨胀性;②典型的溶骨性破坏表现为穿凿样或虫蚀样改变,破坏的髓腔内有时可见软组织形成;③椎体附件常受累;④椎间盘一般保持完整。

病例 36　多原发恶性肿瘤

女,54 岁。右侧胸痛 1 月余,患者无咳嗽、咳痰等不适。CT 检查发现右肺外侧带胸膜下占位性病变,抗感染治疗 1 个月后复查 CT 病灶无明显变化。PET/CT 征象:CT 见全身骨髓腔内多发溶骨性骨质破坏,部分呈穿凿样改变,以骶骨及双侧髂骨较明显,PET 于部分病灶处见轻度浓聚影,最浓处 SUVave 为 2.6,SUVmax 为 4.3。右上肺外侧带见 1 个结节状异常浓聚影,大小为 2.3cm×2.5cm×2.3cm,SUVave 为 5.0,SUVmax 为 9.6,CT 于相应部位见软组织影,病灶内见空泡征(图 1-43)。PET/CT 拟诊:①多发性骨髓瘤;②右肺病灶考虑为骨髓瘤侵犯。病理诊断:①多发性骨髓瘤;②右肺细支气管肺泡癌。

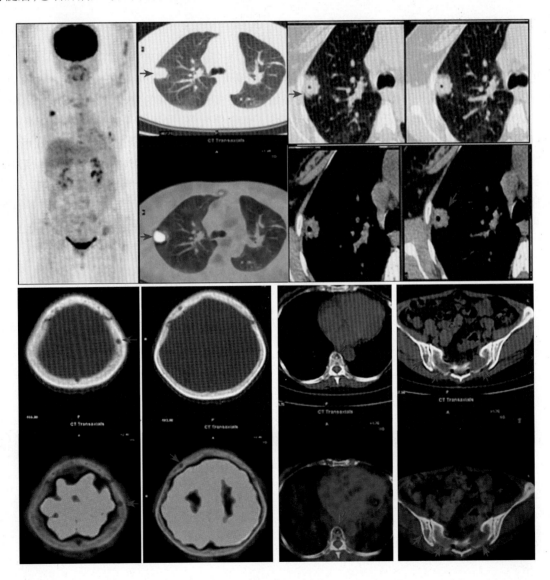

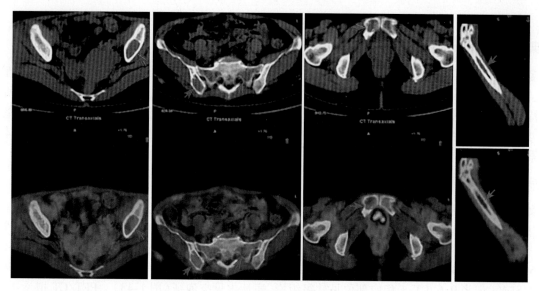

图1-43　多原发恶性肿瘤（细支气管肺泡癌+多发性骨髓瘤）

典型病例示教分析要点

多原发恶性肿瘤（multiple primary malignant neoplasm）是指同一个患者同时或异时发生两种或两种以上互不相连的原发恶性肿瘤，可以发生在同一个器官也可以发生在不同器官，6个月之内的为同时性，6个月之后为异时性，PET/CT全身显像的优势给同时性多原发肿瘤的发现带来了便利。本例诊断的难点是对骨髓及肺内病灶的定性诊断有三个诊断：①肺癌伴骨骼、骨髓转移；②多发性骨髓瘤侵犯肺内；③多原发恶性肿瘤。从一元论来看多倾向于前面两种诊断，但是仔细分析这些部位的病灶可以发现全身骨髓病灶的代谢程度与肺内病灶的代谢程度明显不同，肺内病灶摄取较高，而骨髓病灶为无摄取或仅轻度摄取。一般来说转移灶与原发灶的代谢程度应该基本一致，再仔细分析这些病灶的征象，骨髓的病灶遍及全身各处，多为穿凿样改变，符合多发性骨髓瘤的表现（见病例35），而肺部的高代谢病灶CT上可见空泡征，比较支持肺泡癌（见病例13）。综合以上两点更倾向于第三个诊断。

（周文兰　王全师）

第一节　心肌灌注显像

病例1　可逆性心肌灌注缺损

男,61 岁。主诉为"发作性胸闷 5 日,加重并伴胸痛 1 日"。胸闷、胸痛与劳累或情绪激动有关,无气喘及呼吸困难,无肩背部放射痛,舌下含服硝酸甘油可缓解。患者有高血压病史 20 余年,无糖尿病(diabetes mellitus,DM)病史;有吸烟史,无饮酒史,无冠心病(coronary artery disease,CAD)家族史。体格检查:血压 140/85mmHg,心率 70 次/分(bpm);心脏各瓣膜区未闻及病理性杂音,双肺呼吸音清,无特殊阳性体征。辅助检查:心电图(EKG):窦性心律,左室高电压。超声心动图(UCG):未见明显异常。初步诊断为:高血压病 2 期,冠状动脉粥样硬化性心脏病,初发型劳力性心绞痛。

影像表现:行两日法锝-99m(⁹⁹ᵐTc)标记甲氧基异丁基异腈(methoxyisobutylisonitrile,⁹⁹ᵐTc-MIBI)心电图门控(ECG-gated)负荷-静息心肌灌注显像(myocardial perfusion imaging,MPI),负荷方式采用运动平板负荷,改良 Bruce 方案,运动达 2 级,峰值心率 130bpm,运动试验结果:阳性。心肌显像图像分析:血流灌注断层图(图 2-1)和靶心图(图 2-2)示负荷左室前壁、心尖和室间隔心肌放射性分布缺损,静息图

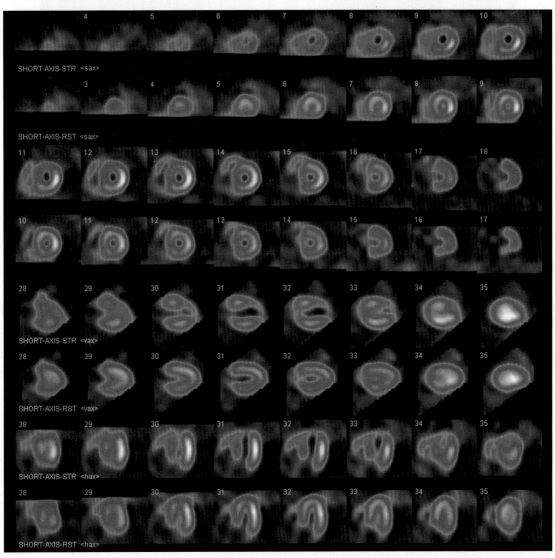

图 2-1　⁹⁹ᵐTc-MIBI 负荷-静息血流灌注断层图像

自上而下分别为短轴、垂直长轴和水平长轴图像,单数排为负荷图像,双数排为静息图像

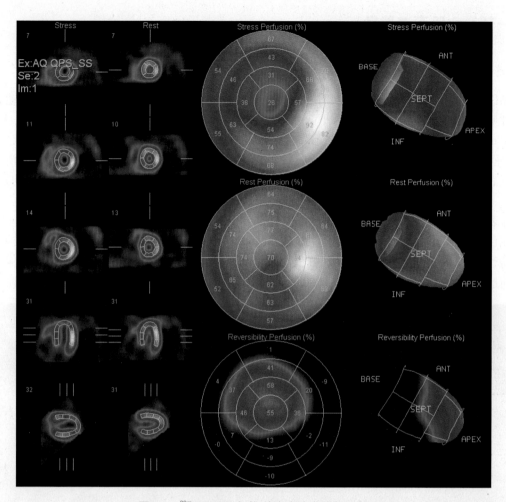

图 2-2　^{99m}Tc-MIBI 负荷-静息血流灌注靶心图

像示上述部位放射性分布缺损出现明显填充至正常放射性分布。左室心腔正常,未见右心显影。负荷和静息状态下门控分析结果:左室前壁、心尖和室间隔增厚率(wall thickening,WT)明显减低,负荷状态(图 2-3)下左室舒张末期容积(left ventricular end-diastolic volume,LVEDV)= 112ml,左室收缩末期容积(left ventricular end systolic volume,LVESV)= 45ml,左室射血分数(left ventricular ejection fraction,LVEF)= 59%,静息状态下(图 2-4)LVEDV = 89ml,LVESV = 25ml,LVEF = 72%。诊断为左室前壁、心尖和室间隔放射性分布为可逆性缺损,提示该部位心肌缺血,冠心病可能性大(LAD 病变所致可能)。冠脉造影(coronary angiography,CAG)结果:左前降支(left anterior descending artery,LAD)近段 90% 狭窄,左主干(left main,LM)、左回旋支(left circumflex,LCX)和右冠状动脉(right coronary artery,RCA)均未见明显异常(图 2-5)。

典型病例示教分析要点

可逆性缺损(reversible defect)是指负荷心肌血流灌注图像上出现放射性分布缺损,静息或延迟图像该缺损部位放射性分布恢复到正常心肌水平(即最大计数的 80% 以上)。主要见于可逆性心肌缺血,亦可见于缺血后功能损伤的心肌,各种原因(如药物、病毒和糖尿病等)所致心肌或微循环功能损伤,以及兴奋传导(如 LBBB)和代谢异常所致的心肌功能异常。

MPI 作为一种无创性检测心肌缺血的影像学方法,具有准确性高和效/价比好等优点,可以早期、准确检测心肌缺血,优化冠心病的诊疗策略。MPI 最适用于冠脉造影以及其他因素(包括年龄、性别、症状

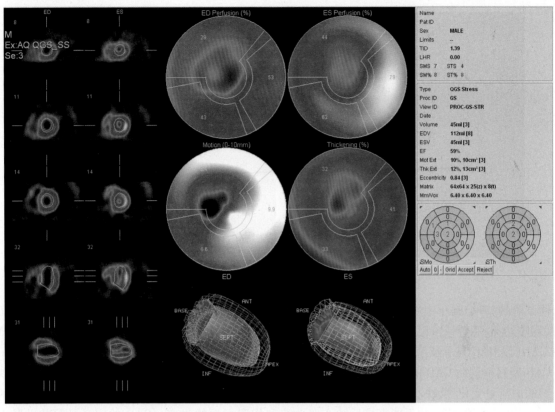

图2-3 负荷心电图门控分析结果

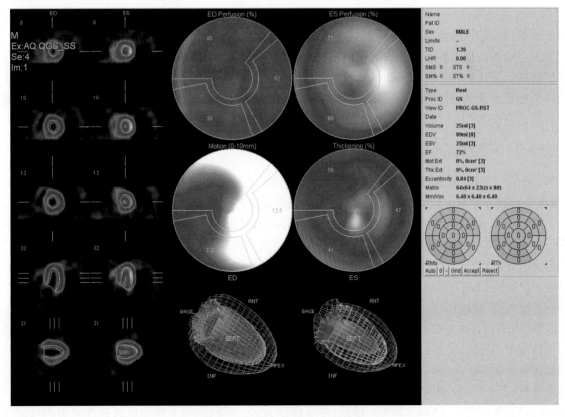

图2-4 静息心电图门控分析结果

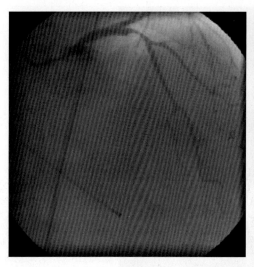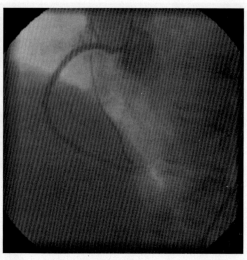

图 2-5　冠状动脉造影（CAG）结果

和负荷试验的结果）提示中度冠心病可能的患者。采用不同的负荷方式（运动或药物）以及不同的负荷药物（双嘧达莫、腺苷或多巴酚丁胺）时，MPI 诊断 CAD 的准确性无明显差别，运动负荷和药物负荷 MPI 检测 CAD（以 CAG 显示狭窄>50% 为标准）的敏感性分别为 87% 和 89%，特异性分别为 73% 和 75%。

　　CAG 是目前诊断 CAD 的"金标准"，但这两种方法所反映的意义并不相同。核素 MPI 主要反映心肌组织的血流量变化、反映心肌组织的功能代谢情况；而冠脉造影主要显示冠状动脉有无解剖学上的异常、有无形态学上的改变，并不能直接反映心肌血流和代谢方面的改变。CAD 的定义是冠状动脉血管发生动脉粥样硬化病变而引起血管腔狭窄或阻塞，造成心肌缺血、缺氧或坏死而导致的心脏病。因此，CAG 和 MPI 是分别反映了冠心病的两个方面，前者能直观的评价冠脉的狭窄情况，后者能准确反映心肌缺血情况，故两者在冠心病的评价上具有很强的互补性。

　　采用心电图门控采集可以获得心室的室壁运动、室壁增厚率和心室容积等参数，有助于读片者区分软组织衰减所造成的伪影以及真正的血流灌注异常，与非门控相比，结合门控采集所获信息时，MPI 诊断的特异性更有优势，并能提高阅片者的自信心，减少"模棱两可"的检查结论。此外，通过门控图像采集所获得的左室 EF 和左室容积等参数在对患者进行危险度分层和预后判断方面也有重要价值。

病例 2　可逆性心肌灌注缺损

　　男，50 岁。主诉：阵发性胸闷、胸痛 1 月余。患者胸闷、胸痛症状与劳累或情绪激动有关，位于心前区，每次持续数分钟至十余分钟，休息或舌下含服硝酸甘油可缓解。患者有高血压病史，无 DM 病史，无吸烟、饮酒及冠心病家族史。体格检查无明显阳性体征。辅助检查：EKG：窦性心律，左室高电压，部分导联（V_4、V_5、V_6）T 波低平、倒置。初步诊断为：高血压病 2 期，冠状动脉粥样硬化性心脏病。

　　影像表现：行两日法^{99m}Tc-MIBI 心电图门控负荷-静息心肌灌注显像，负荷方式采用运动平板负荷，改良 Bruce 方案，运动到 4 级时达到靶心率 141bpm，运动高峰时静脉注射^{99m}Tc-MIBI 并继续运动 1 分钟，1 小时后进行心电图门控图像采集，运动试验结果：阳性。心肌显像图像分析：心肌血流灌注断层图像（图 2-6）和靶心图（图 2-7）显示左室前壁、心尖、室间隔和下壁心肌放射性分布为可逆性缺损，其余各壁未见明显异常放射性分布，左室心腔大小正常，未见右心显影，半定量分析总负荷评分（summed stress score，SSS）= 17，总静息评分（summed rest score，SRS）= 1，负荷静息评分差值（summed difference score，SDS）= 16。负荷心电图门控分析（图 2-8）：左室前壁、心尖和室间隔室壁运动（wall motion，WM）、室壁增厚率（WT）减低，LVEDV =118mL，LVESV=49mL，LVEF=58%。诊断：左室前壁、心尖、室间隔和下壁心肌放射性分布为可逆性缺损，提示上述部位心肌缺血，冠心病可能性大（LAD 和 RCA 病变所致可能）。

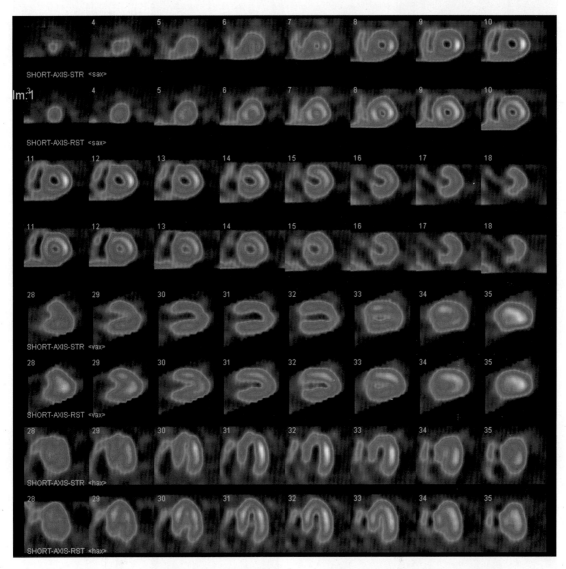

图 2-6　^{99m}Tc-MIBI 负荷-静息血流灌注断层图像

自上而下分别为短轴、垂直长轴和水平长轴图像,单数排为负荷图像,双数排为静息图像

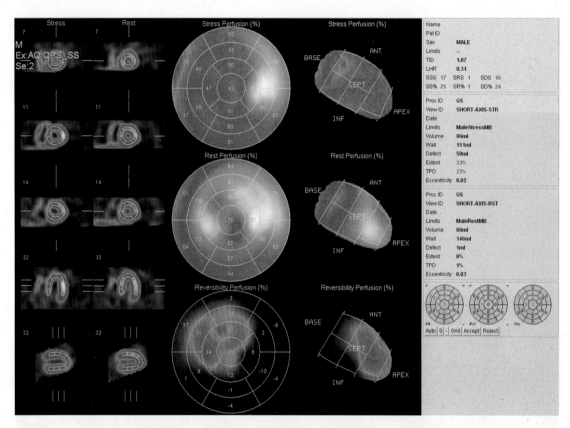

图 2-7　^{99m}Tc-MIBI 负荷-静息血流灌注靶心图及半定量分析结果

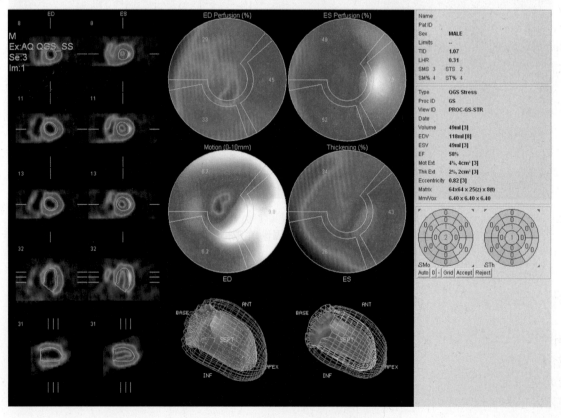

图 2-8　负荷心电图门控分析结果

CAG:LAD 中段 90% 狭窄,LAD 开口及近段 50% 狭窄,中段 80% 狭窄,RCA 中段 75% 狭窄。左冠状动脉主干(LM)及左回旋支(LCX)均未见明显异常狭窄。

典型病例示教分析要点

MPI 对冠心病心肌缺血的诊断效能受到狭窄冠状动脉的支数、狭窄的部位和程度、运动负荷的情况以及局部室壁运动异常程度等因素的影响。研究显示,铊-201(²⁰¹Tl)MPI 诊断冠脉单支病变的敏感性为 83%、诊断双支病变的敏感性为 93%、诊断三支病变敏感性为 95%;使用⁹⁹ᵐTc-MIBI MPI 诊断冠脉单支病变的敏感性为 90%、诊断三支病变敏感性为 98%。

心肌灌注显像时的负荷试验首选运动负荷试验,运动负荷试验一般采用平板试验(treadmill test)或踏车试验(bicycle test),在运动达到预计心率(最大心率的 85%)时或出现中止指标时,静脉注射显像剂并继续运动 1 分钟后择期进行显像,用以评价有无负荷下心肌缺血,结合静息显像来判断缺血是否可逆。

运动负荷心肌显像的适应证为冠心病、不明原因的胸痛、心肌缺血和心肌梗死的诊断及需要了解心脏储备功能者。禁忌证包括心脏功能严重受损、心衰、近期心梗(48 小时内)、不稳定性心绞痛(unstable angina,UA)、严重高血压(收缩压>24/23kPa)、低血压(收缩压<12kPa)、严重心律失常、严重肥胖以及存在下肢运动障碍等。终止运动试验的指标包括达到预计心率、心电图 ST 段明显压低(≥1mV)、出现心绞痛、血压明显升高(收缩压≥28kPa)或降低幅度≥1.3kPa、出现严重的心律失常和劳累无法坚持。

运动负荷时运动室需配备必要的抢救药品和抢救设备,如硝酸甘油、毛花苷丙、氧气、心电除颤器等;运动量要达到标准,否则容易造成假阴性。有左束支传导阻滞或植入起搏器的患者不宜采用运动负荷,应使用药物负荷。

病例 3 固定性心肌灌注缺损

男,42 岁。主诉:反复胸闷、胸痛、心悸二十余年。胸闷胸痛多于劳累后发,胸痛呈针刺样,无放射痛,休息后可缓解。患者有高血压病史十余年,无糖尿病史,无风湿病史。体格检查:血压 125/90mmHg,心率 60bpm,心律齐,各瓣膜区未闻及病理性杂音,余无特殊阳性体征。辅助检查:ECG:陈旧性前壁心梗、室性早搏。心肌酶谱:正常。

影像表现:行两日法⁹⁹ᵐTc-MIBI 心电图门控毛花苷丙负荷-静息核素心肌血流灌注显像。心肌显像图像分析:心肌血流灌注断层图像(图 2-9)和靶心图(图 2-10)显示负荷状态下左室前壁、前上间隔和心尖部放射性分布缺损,静息图像示上述缺损区放射性未见填充,余未见明显放射性分布异常,左室心腔扩大,未见右心显影。负荷心电图门控分析(图 2-11):左室前壁、前上间隔和心尖部室壁运动和室壁增厚率明显减低,LVEDV=166ml,LVESV=95ml,LVEF=43%。诊断:左室前壁、心尖和室间隔放射性分布为固定性缺损,左室心腔扩大,前壁、心尖、室间隔室壁运动和室壁增厚率明显减低,考虑心肌梗死。

CAG:LAD 完全闭塞,LM、LCX 及 RCA 未见明显异常狭窄。

典型病例示教分析要点

固定性缺损(fixed defect)是指负荷图像出现放射性分布缺损,静息或延迟图像该缺损部位仍无放射性分布,多见于心梗、心肌瘢痕或部分严重缺血的心肌。

心肌梗死可分为急性、亚急性和慢性三期,临床症状主要出现在急性期中。发病多有劳累、情绪激动等诱因。疼痛是最先出现的症状,部位和性质与心绞痛相同,但常发生于安静或睡眠时,持续时间长,休息或含服硝酸甘油多不能缓解。梗死灶分为三型:①透壁性心肌梗死:梗死累及心室壁全层或大部分,病灶较大,最常见。心电图上多出现异常 Q 波,可称为 Q 波性心肌梗死。②非透壁性心肌梗死(心内膜下心肌梗死):心肌坏死累及心内膜下和(或)中层心肌,但未波及整个心肌壁扩展到外膜,心电图上一般无异常 Q 波,又称"非 Q 波性心肌梗死"。③灶性心肌梗死:梗死范围较小,呈灶性分布于心室壁的一处或多处。

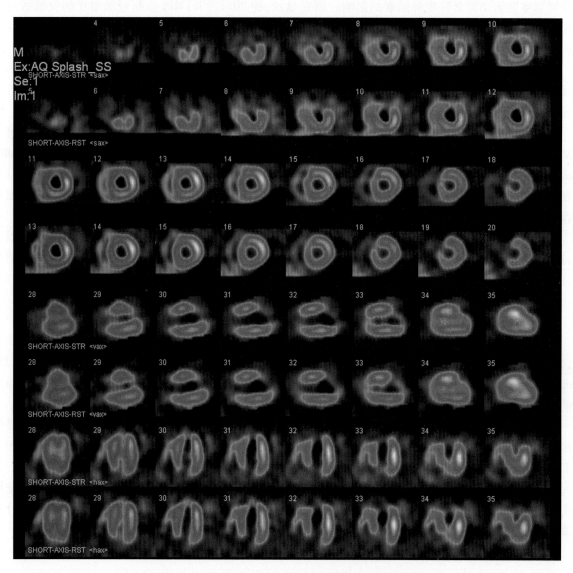

图2-9　　^{99m}Tc-MIBI 负荷-静息血流灌注断层图像

自上而下分别为短轴、垂直长轴和水平长轴图像,单数排为负荷图像,双数排为静息图像

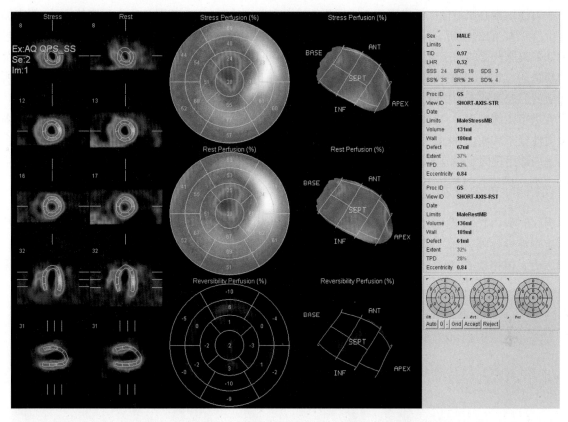

图 2-10 ^{99m}Tc-MIBI 负荷-静息血流灌注靶心图及半定量分析结果

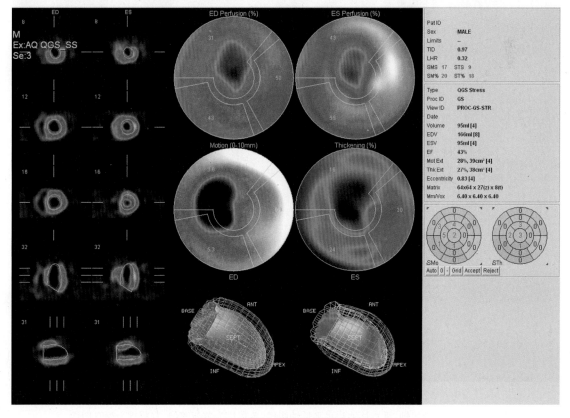

图 2-11 负荷心电图门控分析结果

放射性核素心肌显像广泛应用于心肌梗死的诊断和鉴别诊断、病变范围和病变程度的评价、侧支循环的评价、存活心肌的判断、指导溶栓治疗和血运重建术、预后评价等。心肌梗死后易发生室壁瘤,可通过门控图像采集所获得的动态电影、室壁运动、室壁增厚率等门控信息加以诊断。急性心肌梗死患者为负荷试验的禁忌证。此外,当梗死病灶过大,则门控分析软件在自动或手动勾画左室边界时出现困难,据此所获得相应的门控参数准确性降低,可利用核素心血池显像进行左室功能和容积测定,获得较准确的结果。

在进行图像判读时,应注意和各种图像伪影相鉴别。如左束支传导阻滞的患者会出现室间隔的固定性放射性分布减低,下壁由于"横膈衰减"会出现固定性放射性分布减低,女性由于乳房等软组织衰减会导致前壁局部出现固定性放射性分布减低等,阅片者应结合患者的一般情况和门控参数指标等加以鉴别。

病例4　部分可逆性心肌灌注缺损

男,45岁。主诉:发作性胸闷10余天。患者10余天前运动后出现胸闷气喘,胸骨下端至下颌及肩背部有牵涉性疼痛,持续约3分钟,休息后缓解。患者有高血压病史,无糖尿病史,有吸烟史,无饮酒史,无家族史。体格检查:血压160/90mmHg,心率74bpm,律齐,各瓣膜区未闻及病理性杂音,余无特殊阳

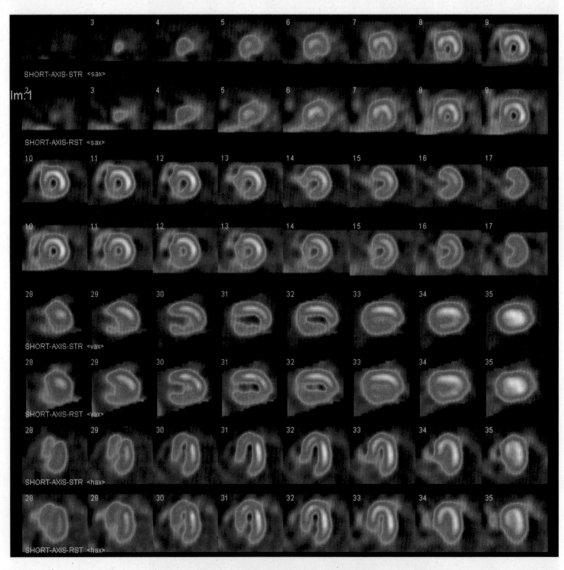

图2-12　负荷-静息血流灌注断层图像
自上而下分别为短轴、垂直长轴和水平长轴图像,单数排为负荷图像,双数排为静息图像

性体征。辅助检查:ECG:窦性心律,ST 段(Ⅱ、Ⅲ、aVF)下移 0.5 ~ 1.0mm,T 波倒置(Ⅱ、Ⅲ、aVF)。UCG:符合冠心病改变,主动脉瓣、二尖瓣轻度反流,LVEF = 52%。

影像表现:行两日法^{99m}Tc-MIBI 心电图门控腺苷负荷-静息核素心肌灌注显像。心肌显像图像分析:负荷血流灌注图像(图 2-12)示左室下壁和室间隔放射性分布缺损,静息图像示上述部位放射性摄取有所增加。负荷血流灌注靶心图(图 2-13)示左室下壁和室间隔出现变黑区,静息血流灌注靶心图示上述变黑区减小,半定量分析 SSS = 21,SRS = 16,SDS = 1。负荷门控分析(图 2-14):左室下壁和室间隔室壁运动和室壁增厚减低,LVEDV = 103ml,LVESV = 47ml,LVEF = 55%。诊断:左室下壁和室间隔部分可逆性缺损,提示上述部位严重心肌缺血,RCA 和 LAD 病变所致可能。

CAG:LAD 中段 85%,RCA 中段 95% 狭窄,远端 90% 狭窄,LM 及 LCX 未见明显异常。

典型病例示教分析要点

部分可逆性缺损(mixed defect)又称为混合性缺损,指负荷图像出现放射性分布缺损,静息或再分布图像示缺损区域明显缩小或显像剂摄取有增加,但未达到正常水平,提示存在部分心肌可逆性缺血,或心肌梗死并伴有缺血。

MPI 不仅可以对冠心病心肌缺血进行诊断,更可以通过评价心肌缺血的程度和范围、反映血流代谢和功能的异常来评估 CAD 患者的危险程度,预测患者发生心脏不良事件的可能性。对临床确诊或可疑的 CAD 患者进行预后判断时,最重要的是评估患者发生"严重心脏事件"(hard cardiac events,包括心脏性死亡和非致死性心肌梗死)的风险。MPI 的优势在于积累了充足的循证医学证据,根据 MPI 可以有效地将临床可疑或确诊的 CAD 患者进行危险度分层,分为低危(年心脏病死亡率<1%)、中危(年心脏病死亡率介于 1% ~ 3%)和高危(年心脏病死亡率>3%)。循证资料证实,如果负荷 MPI 结果正常,则受检者在未来至少 1 年的时间内发生严重心脏事件的概率极低(<1%)。

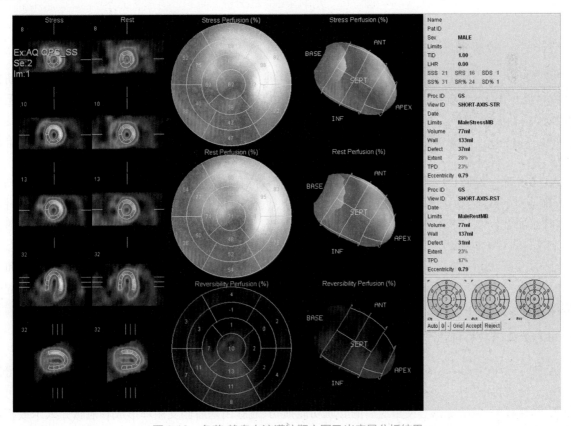

图 2-13 负荷-静息血流灌注靶心图及半定量分析结果

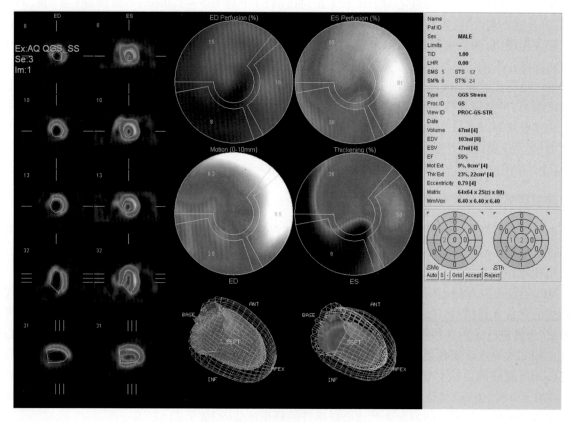

图2-14 负荷心电图门控分析结果

病例5 心肌灌注显像为反向再分布

男,58岁。主诉:PCI术后3个月,再发胸闷2周。患者3个月前因"下壁心梗"曾行冠状动脉造影术,显示RCA近端95%狭窄,并与狭窄处植入支架一枚。2周前患者出现阵发性胸闷,无明显胸痛,休息后可缓解。患者既往有高血压病史,无糖尿病病史,无吸烟和饮酒史。体格检查:血压:140/75mmHg,心率:68次/分,心律齐,心肺等未见明显阳性体征。辅助检查:运动平板试验结果为阴性。

影像表现:行两日法^{99m}Tc-MIBI心电图门控负荷-静息血流灌注断层显像,负荷采用平板运动,改良Bruce方案,运动达3级,峰值心率142次/分,负荷过程中无不适主诉。心肌显像图像分析:负荷血流灌注断层图像(图2-15)和血流灌注靶心图(图2-16)示左室下壁放射性缺损,静息图像示上述缺损区明显填充,余左室各壁未见明显异常放射性分布,左室心腔大小正常,未见右心显影。负荷门控分析(图2-17):LVEDV=85ml,LVESV=33ml,LVEF=61%,左室各壁室壁增厚和室壁运动未见明显异常。诊断:左室下壁反向再分布,其余各壁未见明显异常放射性分布。左室收缩功能正常。

典型病例示教分析要点

反向再分布(reverse redistribution):负荷血流灌注影像正常而静息影像显示放射性稀疏区。可见于^{201}Tl延迟或再注射后,或^{99m}Tc-MIBI负荷-静息显像以及静息^{99m}Tc-MIBI早期-延迟显像。该现象可能与以下因素有关,包括急性心梗再通后的心肌功能损伤、冠脉闭塞后侧支循环形成和冠脉介入术或搭桥术后心肌处于功能恢复时期等。

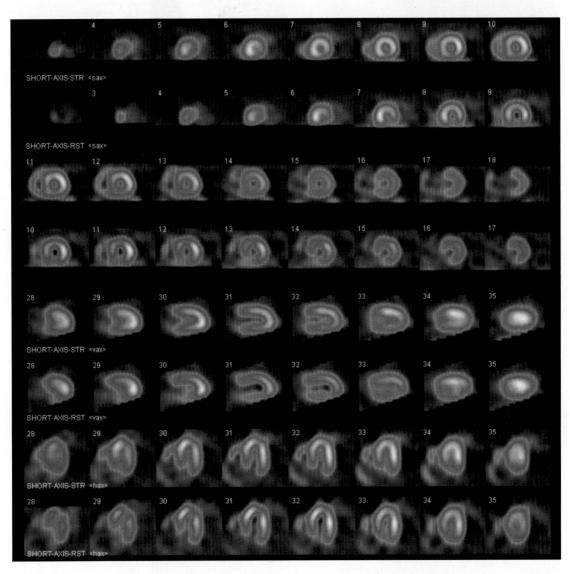

图2-15 负荷-静息血流灌注断层图像

自上而下分别为短轴、垂直长轴和水平长轴图像,单数排为负荷图像,双数排为静息图像

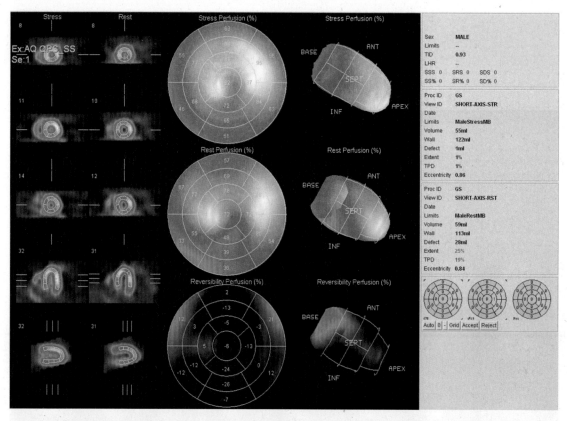

图 2-16　负荷-静息血流灌注靶心图及半定量分析结果

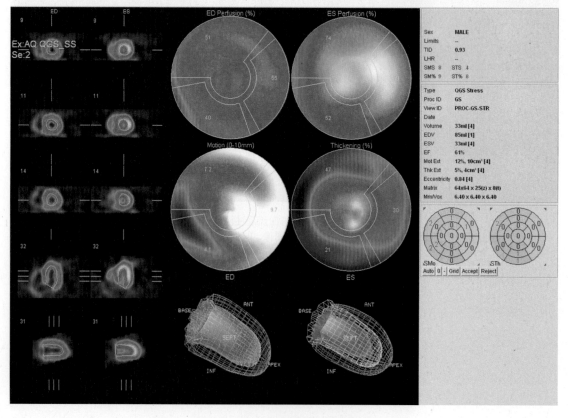

图 2-17　负荷心电图门控分析结果

病例6 心肌灌注显像评价三支血管病变及左室一过性扩大

女,75岁。主诉:发作性胸闷、胸痛3个月。疼痛部位为心前区,性质为绞痛,持续数秒,放射至颈颌部,发生与情绪激动有关,服用速效救心丸数分钟后好转。有高血压病史,无糖尿病史、无烟酒史、无家族史。体格检查:血压:145/70mmHg,心率65次/分,未闻及病理性杂音,余无特殊阳性体征。辅助检查:EKG:窦性心律,轻度ST-T改变。UCG:左室舒张功能减退,轻度二尖瓣和三尖瓣关闭不全。

影像表现:行两日法99mTc-MIBI心电图门控腺苷负荷/静息心肌灌注显像。腺苷用量16.8ml,负荷过程中出现气促。心肌显像图像分析:负荷血流灌注断层图像(图2-18)及靶心图(图2-19)示左室前壁、心尖、室间隔、侧壁和下壁局部均可见放射性分布稀疏及缺损影,静息血流灌注图像示上述缺损明显填充。负荷状态下左室心腔较静息状态下扩大,TID=1.28。负荷门控分析(图2-20)显示LVEDV=124ml,LVESV=65ml,LVEF=48%;静息门控分析显示LVEDV=96ml,LVESV=37ml,LVEF=62%。腺苷负荷过程心电图未见明显异常(图2-21)。诊断:左室前壁、心尖、室间隔、侧壁和下壁局部可逆性缺损,提示上述部位心肌缺血,冠心病(三支病变)可能性大。

CAG(图2-22):左主干:末端狭窄20%~30%,累及LAD开口。前降支:开口狭窄90%,自第一对角支发出后完全闭塞。对角支:D1近段狭窄90%。回旋支:近段狭窄30%,远段狭窄70%,OM2开口及近段狭窄70%~80%。右冠脉:近段狭窄70%,中段狭窄90%,远段狭窄20%,PDA中段狭窄90%。

典型病例示教分析要点

冠心病三支病变的患者如病变血管血流呈均衡性下降,则在心肌血流灌注图像上可能表现为基本

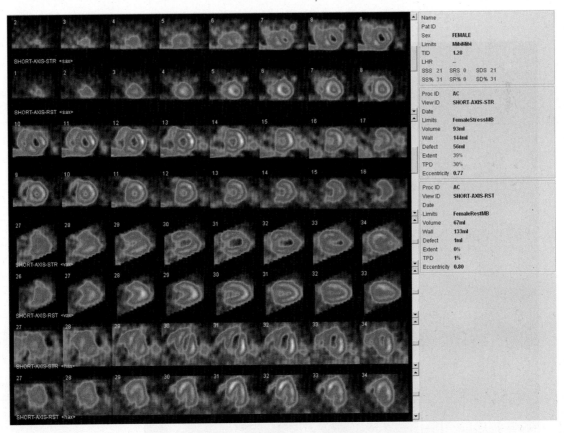

图2-18 负荷-静息血流灌注断层图像
自上而下分别为短轴、垂直长轴和水平长轴图像,单数排为负荷图像,双数排为静息图像

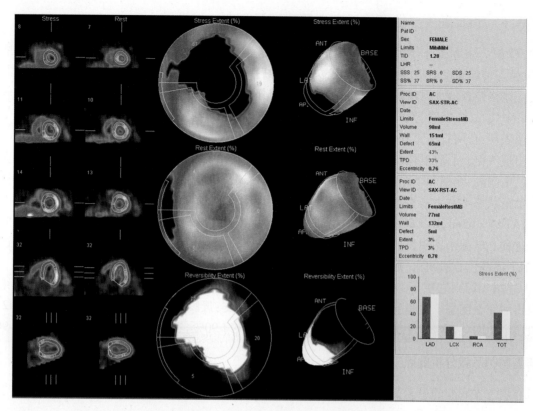

图 2-19　负荷-静息血流灌注靶心图及半定量分析结果

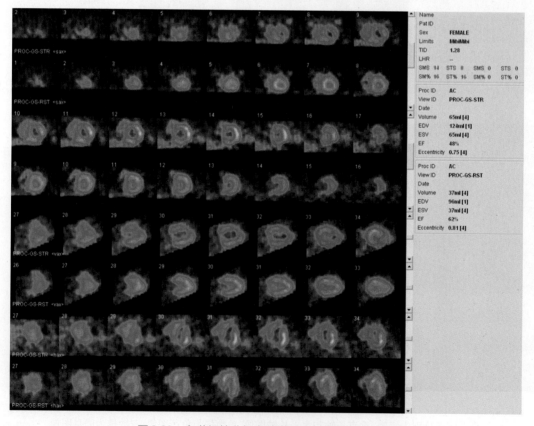

图 2-20　负荷门控分析室壁增厚图和门控分析结果

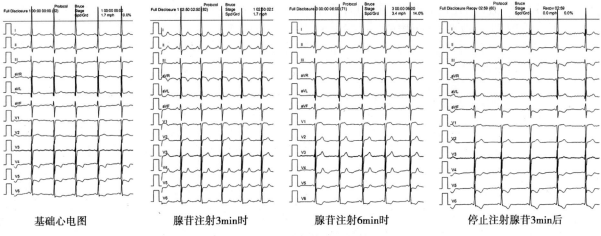

基础心电图　　　　　腺苷注射3min时　　　　　腺苷注射6min时　　　　　停止注射腺苷3min后

图 2-21　腺苷负荷过程心电图

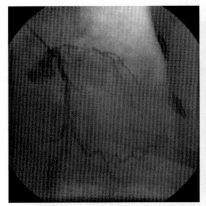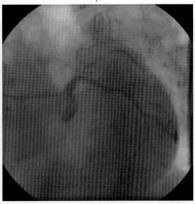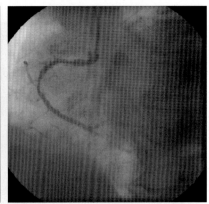

图 2-22　冠状动脉造影结果

正常或仅有轻度的血流灌注异常,可能造成假阴性或低估病变的严重程度,可通过观察门控信息如室壁运动和室壁增厚率情况、有无负荷后左室一过性扩张、负荷后 LVEF 是否高于静息状态时 LVEF 左室射血分数(5% 以上)等方面加以鉴别。

本次检查采用腺苷药物负荷的方式,腺苷可以直接扩张动脉起到负荷的作用,支气管哮喘和慢支活动期为腺苷负荷的禁忌证,此外,腺苷能抑制窦房结或房室结的传导,故有病窦综合征或房室传导阻滞的患者不宜行腺苷负荷。腺苷的副作用包括面部潮红、胸痛和呼吸急促等,由于腺苷的代谢很快,因此副作用持续的时间也很短(多小于 1 分钟),多数情况下可通过减慢静脉输注速率和(或)缩短输注时间来加以控制。

不仅 MPI 所示的血流灌注异常的范围/程度可用于危险度分层和预后判断,其他一些 MPI 所获得的其他信息也有助于预测未来心脏事件发生的可能性。包括:①左室一过性缺血性扩大(TID),TID 是指负荷状态下左室容积大于静息图像,原因可能是由于心内膜下弥漫性心肌缺血所致。TID 通常提示存在严重和大范围的心肌缺血,在判断心肌主要供血冠脉有无严重狭窄(管腔狭窄>90%)方面具有极高的特异性。TID 同样是一个可用于危险度评价的指标,如果存在 TID,即使对于低危人群仍应给予更多的关注,在临床上采用更积极的诊疗方式。②肺摄取显像剂增加,研究显示运动负荷后肺摄取 ^{201}Tl 增加与单纯的心肌血流灌注异常相比能提供增量的预后信息。该现象与 TID 之间并无特别的相关性存在,故在对患者进行危险度分层时两种信息可以互补。③门控采集所得参数,包括 LVEDV、LVESV 和 LVEF 等,预测心脏性死亡时,负荷后 LVEF 和 LVESV 与灌注缺损的严重程度和范围(以 SSS 表示)相比能提供更多的有价值信息。负荷后 LVEF 和负荷诱发的缺血的范围(以 SDS 表示)能提供更多有价值的预后信息,LVEF 是预测死亡率最强的预测因子,而 SDS 则是预测心肌梗死(MI)最强的预测因子。④药物负荷时心电图 ST 段改变,在药物负荷过程中 ST 段改变与预后之间存在一定的关系。例如,腺苷药物负荷时 ST 段压低可作为判断受检者不良预后的单变量或多变量预测因素,能够比单纯的血流灌注信息提供增量的预后价值。

病例7   心肌灌注显像评价扩张型心肌病

男,53 岁。主诉:劳累后胸闷、气促半个月,伴多汗、不能平卧,无明显胸痛,可自行缓解。患者无风湿病史,有高血压病史,有吸烟、饮酒史,有冠心病家族史。体格检查:血压 140/80mmHg,心率 72 次/分,律齐,各瓣膜区未闻及病理性杂音。双肺呼吸音清,未闻及干、湿性啰音。肝大、达右肋下 2cm。EKG:Q-T 间期延长,部分导联(V_5 和 V_6)ST-T 段水平压低 0.05 ~ 0.1mV;部分导联(Ⅰ、Ⅱ、avL、V_4 ~ V_6)T 波倒置。UCG:全心扩大(LVDd = 71,Aod = 37,IVS = 11,LAD = 63),轻度二尖瓣、三尖瓣关闭不全,左室壁收缩活动弥漫减弱,LVEF 明显减低(LVEF = 19%)。

影像表现:行两日法^{99m}Tc-MIBI 心电图门控双嘧达莫负荷-静息心肌血流灌注显像。心肌显像图像

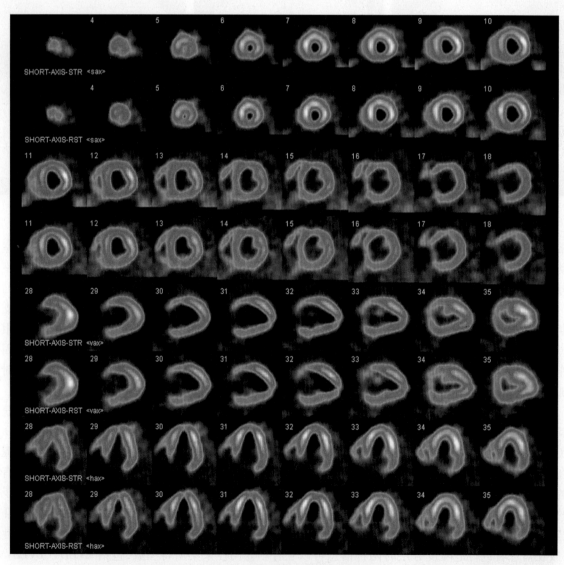

图 2-23   负荷-静息血流灌注断层图像
自上而下分别为短轴、垂直长轴和水平长轴图像,单数排为负荷图像,双数排为静息图像

分析:综合负荷/静息血流灌注断层图像(图2-23)和靶心图(图2-24),左室心腔明显扩张、增大,心室壁变薄,各断层心肌放射性核素分布不均匀,左室节段性、局灶性异常放射性核素分布减低和缺损区,呈"花斑样"改变;右室心肌显影。负荷门控分析(图2-25):左室壁运动弥漫性减低,室壁运动(WM)和室壁增厚率(WT)均明显减低,LVEDV=289ml,LVESV=225ml,每搏输出量(SV)为52ml,LVEF=22%。诊断:心肌血流灌注不均匀,未见明显可逆性放射性分布,左室心腔增大,左室收缩功能弥漫性减低,考虑扩张型心肌病伴右室负荷增加。

CAG:LM、LAD、LCX 和 RCA 均未见明显异常狭窄。

典型病例示教分析要点

心肌灌注显像的"花斑"样改变表现为节段性分布、多处小范围、严重程度不一致的放射性稀疏或缺损,与冠脉供血分布不一致,可见于心肌炎或心肌病等。

心肌病是指并非由于心脏瓣膜病变、冠状动脉硬化、体循环或肺循环高压或先天性心脏病等引起的一组非均质性心肌病变。根据病理生理学可分为扩张型心肌病、肥厚型心肌病、限制型心肌病、致心律失常型右心室心肌病和未定型心肌病五种类型,其中以扩张型心肌病(dilated cardiomyopathy,DCM)最常见,约占整个心肌病的70%～80%,DCM 以左和(或)右心室扩大为主要特征,心室收缩功能减退,常发生充血性心力衰竭并伴发室性或室上性心律失常、血栓栓塞,甚至猝死等并发症,为心力衰竭的第3位原因,死亡可发生于疾病的任何阶段。DCM 的胸部 X 线表现为心脏普遍增大,如伴有心包积液,心影可呈烧瓶状。EKG 检查多有异常表现而无特异性,包括 T 波改变和心动过速等。UCG 的典型表现为左右心房、心室均扩大,收缩期和舒张期心室容积增加,室壁运动普遍减低,室间隔和心室游离壁的厚度接近正常,二尖瓣和(或)三尖瓣反流,心室舒缩功能均可出现异常,射血分数减低。

双嘧达莫负荷是心肌灌注显像常用的药物负荷方式之一,双嘧达莫通过阻止细胞摄取内生性腺苷,

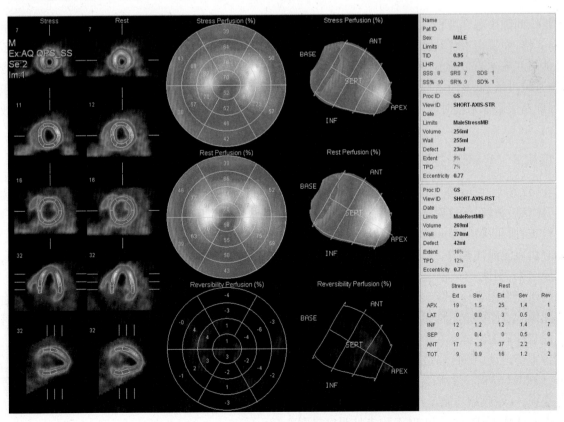

图2-24　负荷-静息血流灌注靶心图及半定量分析结果

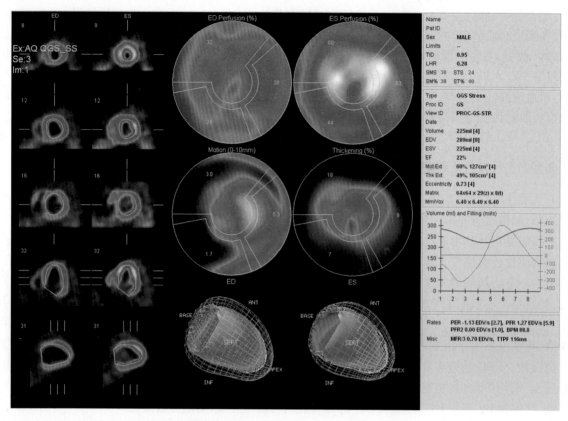

图 2-25　负荷心电图门控分析结果

引起组织间隙中腺苷堆积,后者通过作用于冠状小动脉平滑肌上 A_2 受体,使小动脉扩张,心肌血流量增加 3～5 倍,而狭窄冠状动脉处无法同样扩张,致使正常与狭窄冠状动脉间的血流差增加,从而达到负荷之目的。双嘧达莫负荷前 48 小时应停用氨茶碱类药物,忌饮含咖啡因类的饮料;禁忌证包括支气管哮喘、氨茶碱过敏、低血压者以及Ⅱ度Ⅱ型以上的房室传导阻滞等。扩张型心肌病患者由于心脏体积增大,因此断层影像采集时应注意选择合适的放大倍数,以确认心脏在各断层采集时位于探头的有效视野内。

病例 8　心肌灌注显像评价肥厚型心肌病

女,47 岁。主诉:阵发性胸痛 2 天。患者近 2 天无明显诱因出现阵发性胸痛,位于心前区,持续数分钟,休息后缓解,无放射痛。有高血压病史,无糖尿病史,无吸烟、饮酒史,无冠心病家族史,已停经。体格检查:血压:140/75mmHg,心率 65 次/分,心律齐,无特殊阳性体征。行 ^{99m}Tc-MIBI 心电图门控负荷-静息心肌血流灌注显像。负荷采用运动平板,达 4 级,峰值心率 160 次/分,负荷过程中无明显不适,运动试验结果:阴性。

心肌显像图像分析:综合负荷-静息血流灌注断层图像(图 2-26)和靶心图(图 2-27)所示,负荷血流灌注图像示室间隔放射性摄取异常浓聚,静息图像上述浓聚未见明显变化,其余左室各壁未见明显可逆性或固定性放射性分布稀疏缺损区。左室心腔大小正常,未见右心显影。负荷门控分析(图 2-28):左心室各室壁运动(WM)和室壁增厚率(WT)均减低,LVEDV = 94ml,LVESV = 35ml,每搏输出量(SV) = 59ml,LVEF = 63%。诊断:左室室间隔放射性异常浓聚,左室各壁未见明显可逆性和固定性放射性分布稀疏缺损,左室收缩功能正常,考虑肥厚型心肌病。

CAG:LM、LAD、LCX 和 RCA 均未见明显异常狭窄。

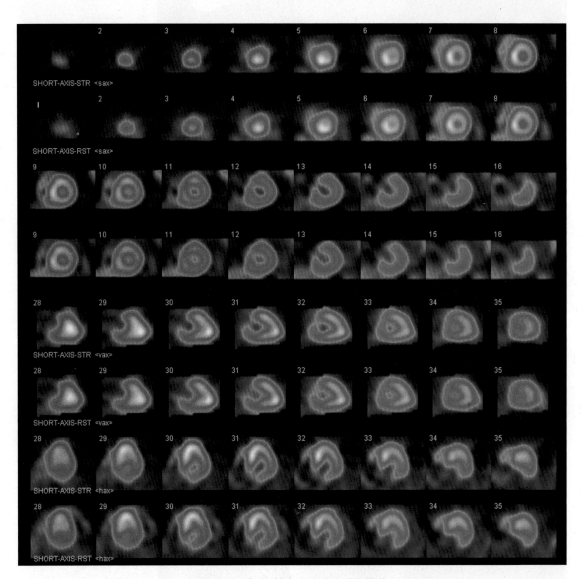

图 2-26　负荷-静息血流灌注断层图像
自上而下分别为短轴、垂直长轴和水平长轴图像，单数排为负荷图像，双数排为静息图像

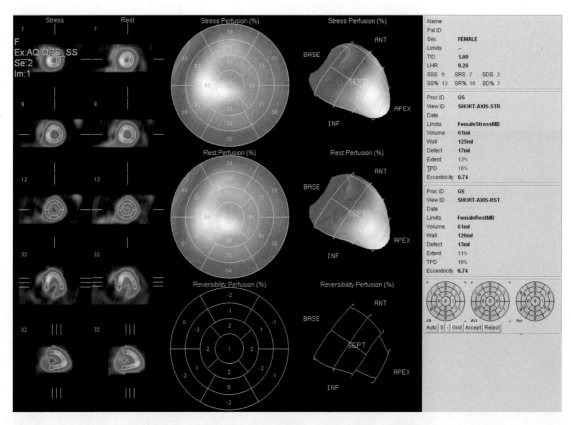

图 2-27　负荷-静息血流灌注靶心图及半定量分析结果

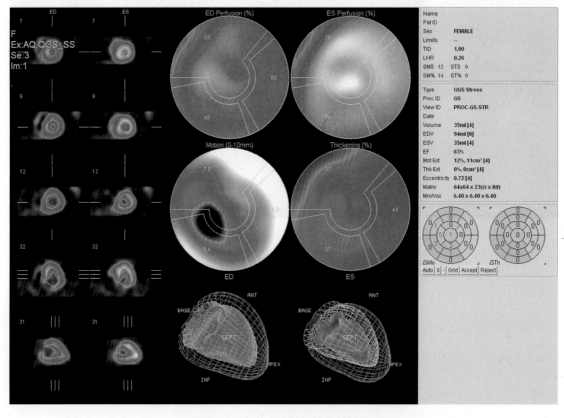

图 2-28　负荷心电图门控分析结果

典型病例示教分析要点

肥厚型心肌病(hypertrophic cardiomyopathy,HCM)是以不能解释的、无心室腔扩张的左心室肥厚为特点,且排除其他心脏疾病或系统性疾病所导致的心室肥厚,根据左心室流出道梗阻与否,可将肥厚型心肌病分为梗阻性和非梗阻性。病理上 HCM 表现为心脏外观增大,心肌肥厚,左右心室游离壁和室间隔都可增厚,室间隔肥厚最显著,乳头肌肥大充塞左心室腔。心室顺应性降低导致心室舒张充盈受限,心肌纤维排列紊乱导致心室各部收缩和舒张不均匀。

HCM 的主要临床表现包括气促、心绞痛、乏力、头晕、心悸、心力衰竭以及猝死等。X 线胸片表现是心影左缘明显突出,EKG 表现常为心肌损害、左心室肥大伴劳损。UCG 表现为左心室室壁肥厚,以室间隔增厚明显,左心室舒张功能障碍和二尖瓣反流等。放射性核素心肌灌注显像可以对扩张型心肌病和肥厚型心肌病进行鉴别诊断,门控心肌断层显像可以同时测定左心室的收缩功能。

病例9 心肌灌注显像评价肥厚型心肌病(扩张期)

男,58 岁。主诉:3 天内晕厥 1 次。3 天前午饭时出现胸闷、心悸,伴头晕、全身冷汗、四肢乏力,无胸痛,经适当休息后仍未好转,约 5 分钟后出现晕厥,唤之不醒,约 15 分钟后自行好转,醒后全身大汗。体格检查:血压 118/78mmHg,心率 70 次/分,心尖区可闻及 2/6 级收缩期吹风样杂音,余无特殊阳性体征。有"脂肪肝"和"眼底动脉硬化"病史,无"高血压病、糖尿病"等病史。有吸烟和饮酒史,有高血压家族史。辅助检查:头颅 CT 平扫:未见明显异常。EKG:窦性心律,电轴右偏,肢体导联低电压。颈动脉彩超:未见明显异常。UCG:LAD=39mm,LVDd=59mm,LVD=49mm,IVS=10mm,EF=34.9%;左房左室增大,室壁搏动弥漫性减弱,以后壁为著。动态心电图:窦性心律,频发室性期前收缩伴成对出现(总数 1139 次),偶发房早(3 次)。直立倾斜试验:阳性。

影像表现:行两日法 ^{99m}Tc-MIBI 心电图门控负荷/静息心肌血流灌注显像,负荷为运动平板负荷,改良 Bruce 方案,达 4 级,峰值心率 146 次/分,无不适症状,心电图运动试验结果:阴性。心肌显像图像分析:心肌血流灌注图像(图 2-29)呈"花斑"样改变,室间隔放射性分布明显浓聚,未见明显可逆性放射性分布稀疏和缺损区,左室心腔明显扩大,未见右心显影。门控分析:LVEDV=144ml,LVESV=97ml,LVEF=33%。左室各壁室壁运动和室壁增厚率均明显减低。负荷过程心电图见图 2-30。诊断:心肌血流灌注呈"花斑"样改变,室间隔放射性分布明显浓聚,左室心腔扩大,心功能下降,考虑肥厚型心肌病(扩张期)。

CAG(图 2-31):LM、LAD、LCX 和 RCA 未见明显异常狭窄。

典型病例示教分析要点

约 10% 的 HCM 患者可移行为酷似扩张型心肌病,称为扩张期 HCM,其主要诊断依据包括患者随病程的发展逐步出现室壁变薄、心腔扩大,左室收缩和舒张功能均明显降低,临床表现为 DCM 的典型征象。扩张期 HCM 的病理仍符合 HCM 的特点,心肌灌注显像也表现为心室腔明显扩大,形态失常,可呈"花斑"样改变,类似 DCM 的图像表现,但其室间隔部位仍有放射性分布的异常浓聚,应注意与 DCM 进行鉴别。此外,尽可能结合患者的临床表现,UCG、磁共振等也有助于更准确地进行疾病诊断和鉴别。

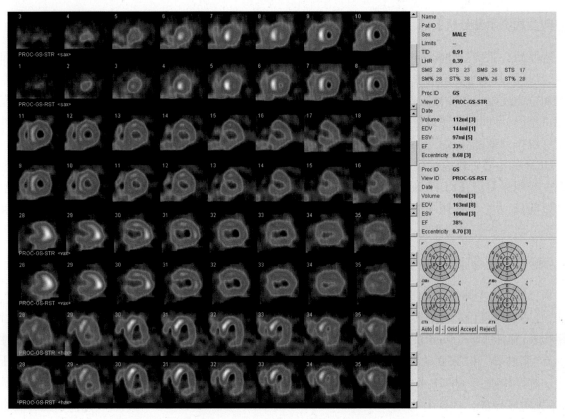

图2-29 负荷-静息血流灌注断层图像
自上而下分别为短轴、垂直长轴和水平长轴图像，单数排为负荷图像，双数排为静息图像

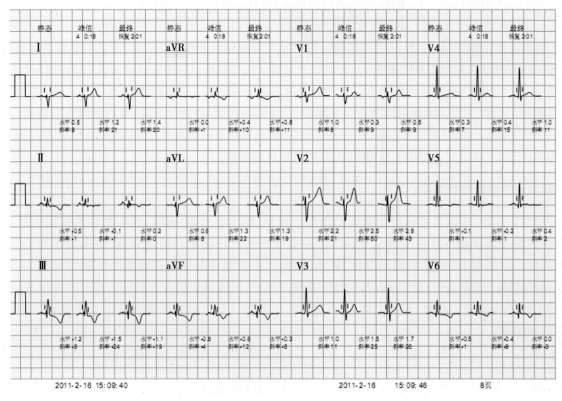

图2-30 心电图运动试验结果，分别为各导联静态、峰值和休息后心电图。 结果：阴性

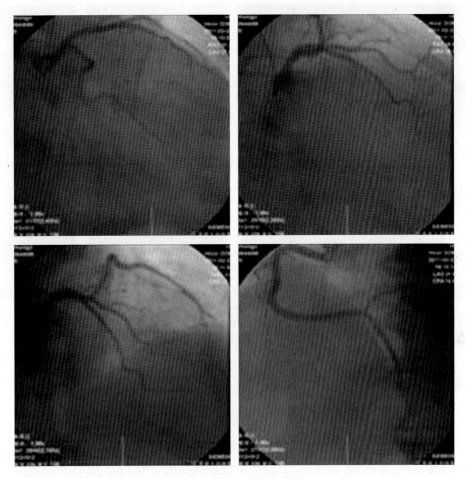

图2-31 冠状动脉造影结果

病例10 心肌灌注显像评价冠脉内支架植入术疗效

男,49岁。主诉:阵发性胸痛1个月。胸痛位于心前区,无明显诱因,每次发作持续数分钟至十余分钟,无放射痛,可自行缓解。无高血压和糖尿病史,有吸烟史,无饮酒史,无冠心病家族史。体格检查:血压135/75mmHg,心律72次/分,心律齐,无特殊阳性体征。行冠状动脉造影见LAD中段和RCA近端各见明显狭窄,上述部位分别植入支架一枚,于支架植入前3天和支架植入后1个月分别行^{99m}Tc-MIBI运动负荷/静息血流灌注显像。

心肌显像图像分析:支架植入前负荷图像示左室前壁近心尖、心尖、室间隔和下壁放射性分布缺损及稀疏,植入后上述缺损及稀疏区恢复正常或明显改善(图2-32)。诊断:支架植入后原缺血部位心肌血流灌注明显改善,提示治疗有效。

典型病例示教分析要点

心肌血流灌注显像是评价冠心病疗效的首选影像学方法之一,广泛应用于冠脉支架植入术、经皮冠状动脉球囊扩张术(percutaneous transluminal coronary angioplasty, PTCA)、冠状动脉搭桥术(coronary artery bypass graft, CABG)和药物治疗前后心肌血流量和缺血心肌的变化情况,近年来结合相位分析技术还可用于心衰等患者的再同步化治疗的筛选和评价。MPI可用于协助病例的选择,监测CABG患者在围手术期有无心肌梗死,评价治疗后冠脉狭窄解除与否和心肌血供的恢复情况,以及确定是否需要再

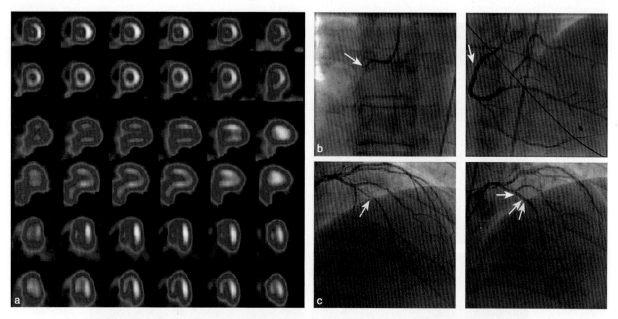

图 2-32　^{99m}Tc-MIBI 心肌血流灌注显像评价 PCI 疗效

a. 支架植入前后负荷血流灌注图像(第 1、3、5 排为植入前,第 2、4、6 排为植入后);b. RCA 近端植入支架前后造影图;
c. LAD 中段植入支架前后造影图

次手术治疗或选用其他治疗方式。

病例 11　心机灌注显像评价冠脉内支架植入术后血管再狭窄

男,54 岁。主诉:冠脉支架术后 2 月余,阵发性胸痛一月余。患者 2 月前因突发心前区疼痛,大汗,含服硝酸甘油不能缓解,诊断为"急性非 ST 段抬高型心肌梗死",于 LAD 和 LCX 分别植入支架 1 枚。术后患者出现阵发性胸痛,劳累后症状加重。病程中,患者偶有头痛,无头晕,无视物旋转及黑矇,无咳嗽、咳痰,无畏寒、发热,无端坐呼吸等。有高血压病史,药物控制血压,无糖尿病史,有吸烟和饮酒史,有高血压家族史。

行^{99m}Tc-MIBI 心电图门控负荷-静息心肌灌注显像。心肌显像图像分析:负荷血流灌注断层图像(图 2-33)和负荷血流灌注靶心图(图 2-34)示左室前壁、侧壁放射性分布缺损,静息图像上述缺损区明显填充,静息靶心图示变黑区明显缩小,为可逆性缺损改变。半定量分析显示 SSS = 14,SRS = 8,SDS = 4。负荷门控分析(图 2-35):LVEDV = 101ml,LVESV = 46ml,SV = 55ml,LVEF = 54%。左室前壁和侧壁室壁增厚和室壁运动减低。诊断:左室前壁和侧壁可逆性缺损,提示局部心肌缺血,结合病史,考虑支架后再狭窄。CAG:LAD 和 LCX 支架内 70% 狭窄,RCA 及 LM 未见明显异常。

典型病例示教分析要点

接受 PTCA 和冠脉内支架植入术的患者,由于治疗部位血管发生不同程度的弹性回缩、内膜增殖以及血管重塑等,术后均可能出现血管/支架内再狭窄,其中支架内再狭窄的比例约 15% ~ 25%。血运重建术后,患者的症状(例如胸痛)和体征并不是判断血管再狭窄的可靠指标,血运重建术后 30 天内复发胸痛的患者中只有约 30% 经冠脉造影证实出现再狭窄;25% 的无症状的患者经心电图运动试验(EET)证实存在心肌缺血,ETT 检测再狭窄的敏感性远低于 MPI,故 MPI 经常用来评价提示发生再狭窄的有症状患者,运动负荷心肌显像结果阴性能很可靠的排除再狭窄,但结果阳性则需要进一步评价。例如,在介入术后 4 周内,由于局部血管收缩、心肌顿抑或冬眠心肌等,功能性试验在检测血管再狭窄时可能出现较多的假阳性,因此,MPI 等功能试验往往延迟至介入治疗 4 ~ 6 周之后。

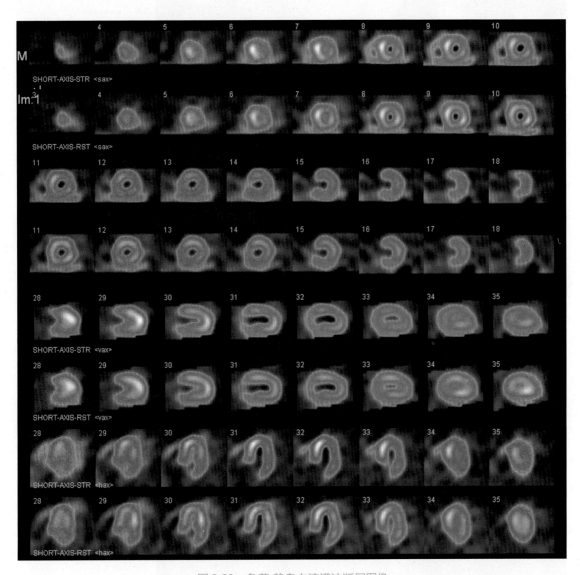

图 2-33　负荷-静息血流灌注断层图像
自上而下分别为短轴、垂直长轴和水平长轴图像，单数排为负荷图像，双数排为静息图像

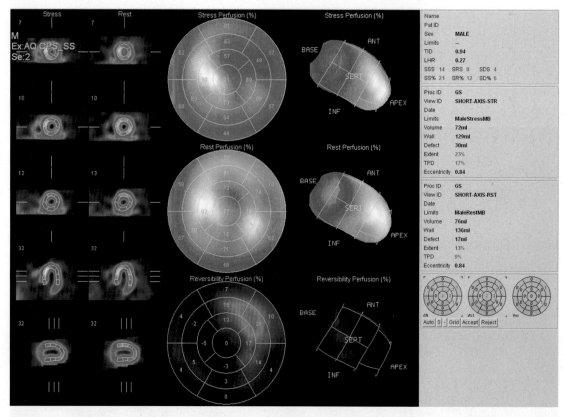

图 2-34　负荷-静息血流灌注靶心图

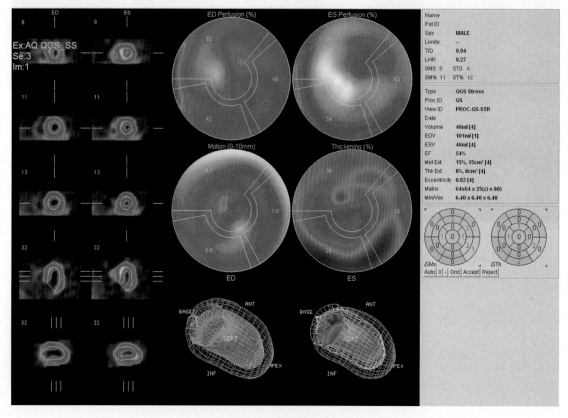

图 2-35　负荷门控分析结果

对于冠状动脉搭桥术(coronary artery bypass grafting,CABG)后的患者,有无心肌缺血、缺血的部位、范围和程度等的评价主要依据 MPI。研究显示,运动负荷 MPI 的结果是预测 CABG 术后患者不良事件发生的最重要的预测因素,MPI 血流灌注缺损的范围是和预后相关的唯一指标;有灌注缺损的患者危险度较高 MPI 能明显增加对心脏性死亡的预测能力。

病例 12 心肌灌注显像评价冠状动脉临界病变

男,58 岁。主诉:阵发性胸痛 5 年,加重 10 天。胸痛位于心前区,为压榨性痛,无明显诱因,持续数分钟至数小时不等,向后背部放射,可自行缓解。无高血压和糖尿病史,有吸烟史,无饮酒史,无冠心病家族史。体格检查:血压 100/70mmHg,心率 70 次/分,律齐,未闻及病理性杂音。余无特殊阳性体征。

行两日法^{99m}Tc-MIBI 负荷门控-静息心肌血流灌注断层显像。负荷采用平板运动,改良 Bruce 方案,达 4 级,峰值心率 159 次/分,运动试验结果:阳性。心肌显像图像分析:综合负荷静息血流灌注断层图像(图 2-36)所见,左室各壁血流灌注未见明显可逆性或固定性灌注稀疏及缺损区,左室心腔大小正常,未见右心显影。负荷门控分析(图 2-37):LVEDV＝51ml,LVESV＝11ml,LVEF＝78%;静息门控分析(图 2-38):LVEDV＝67ml,LVESV＝16ml,LVEF＝76%;负荷和静息状态下左室各壁室壁运动及室壁增厚未见明显异常。诊断:血流灌注显像未见明显异常,提示冠脉临界病变未引起心肌缺血。

CAG:LAD 近段 30% 狭窄,第一对角支 70% 狭窄,LCX 中段 50% 狭窄,RCA 近段 40% 狭窄。

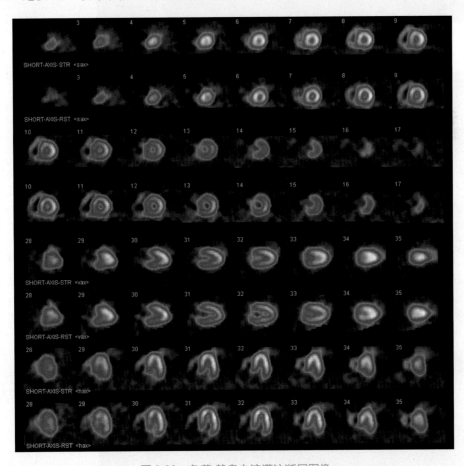

图 2-36　负荷-静息血流灌注断层图像

自上而下分别为短轴、垂直长轴和水平长轴图像,单数排为负荷图像,双数排为静息图像

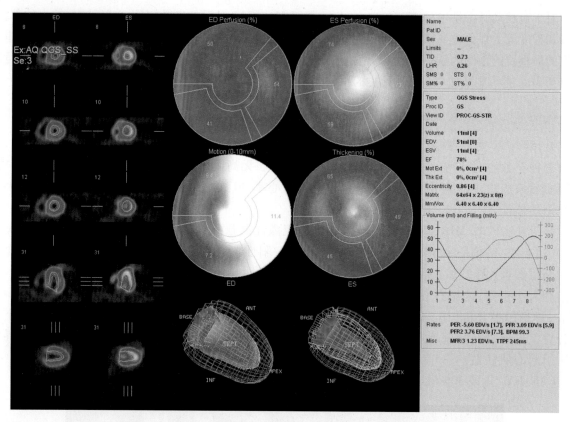

图 2-37　负荷门控分析结果

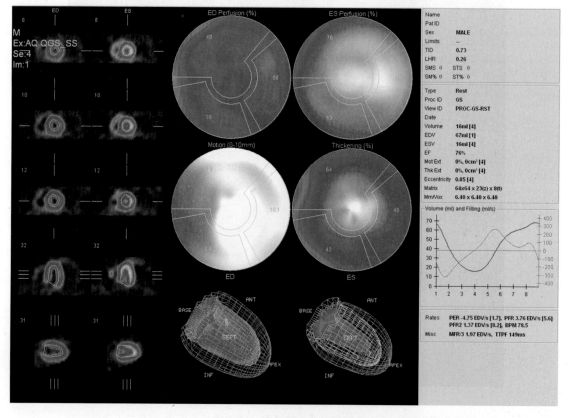

图 2-38　静息门控分析结果

典型病例示教分析要点

临界病变是指冠脉造影显示冠脉直径狭窄介于 25% ~ 75% 之间,对于临界病变,采用何种治疗策略(再血管化或药物治疗)临床上需要更多的决策依据。对 CAG 所显示的冠脉狭窄程度以及冠脉的血流储备能力进行视觉评价会受到检查者人为因素等的影响,当 CAG 后仍不能确定采用何种治疗方案时,则可以利用 MPI 对临界病变进行危险度分层、指导治疗策略的制定。如果心肌显像未见明显的心肌缺血,则该类患者发生心脏事件的危险度相对较低。即使是冠脉造影显示病变为左主干或三支病变的患者,如果核素显像结果提示为低度危险,则该类患者更适合强化药物治疗,而且采用药物治疗方案并不会增加其心脏事件的发生率。研究结果显示,MPI 能够明显减少有症状心绞痛患者的血运重建术(冠脉支架植入或冠脉搭桥术)的使用比例,并且根据 MPI 结果所确定的治疗方案并不会不利于患者的预后。

病例 13 CTA 和 MPI 评价冠状动脉狭窄和心肌缺血

男,68 岁。主诉:阵发性胸闷伴胸痛 2 个月,位于心前区,为压榨样痛,无明显诱因,持续约 5 分钟,无放射痛,可自行缓解。患者无高血压病史,有 2 型糖尿病史,无吸烟史,无饮酒史,无冠心病家族史。体格检查:血压 150/85mmHg,心率 67 次/分,律齐,无特殊阳性体征。辅助检查:EKG:窦性心律,部分导联(V$_3$ ~ V$_6$)T 波倒置。行 CT 血管造影(CTA),所得图像经曲面重建(curved plannar reconstruction,

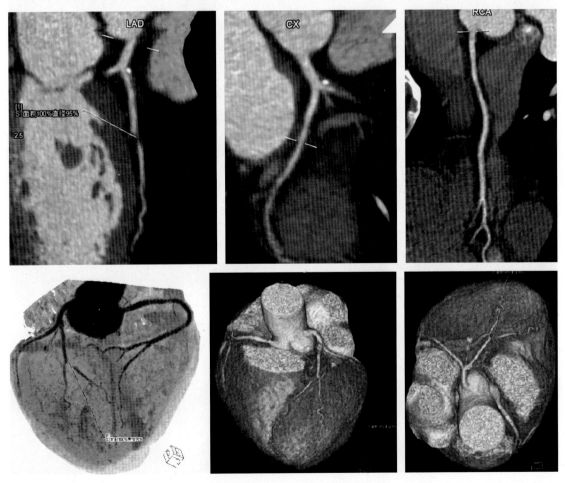

图 2-39 CTA 诊断冠状动脉狭窄
上排为 CPR 图像,下左为 MIP 图像,下中和下右为 VR 图像

CPR）、最大密度投影（maximal intensity projection，MIP）和容积重建（volume rendering，VR）。

行两日法^{99m}Tc-MIBI 心电图门控负荷-静息心肌血流灌注显像，负荷采用运动平板，改良 Bruce 方案，运动达 2 级，峰值心率 116 次/分，因乏力气喘不能坚持而终止。图像分析：CTA（图 2-39）：LAD 中段 95% 狭窄，LCX 和 RCA 未见明显异常。核素心肌血流灌注断层图像（图 2-40）和靶心图（图 2-41）：左室前壁、心尖和前上间隔固定性血流灌注缺损，提示局部严重心肌缺血（LAD 病变所致可能），负荷门控分析（图 2-42）：LVEDV = 111ml，LVESV = 64ml，LVEF = 42%。

典型病例示教分析要点

随着 CT 设备的快速发展，冠脉 CTA 是目前发展最快的心脏大血管影像学检查技术之一，优秀的图像质量、多样化的图像重建技术促使 CTA 的临床应用越来越广泛。在判断冠脉狭窄和斑块分析方面，CTA 不仅能评估血管腔的大小，同时能显示管腔外及管壁情况。此外，CTA 还能够显示有侧支循环的狭窄闭塞的血管远端，而数字血管造影（DSA）仅能显示闭塞血管的近端，无法评估远端的情况。早期带

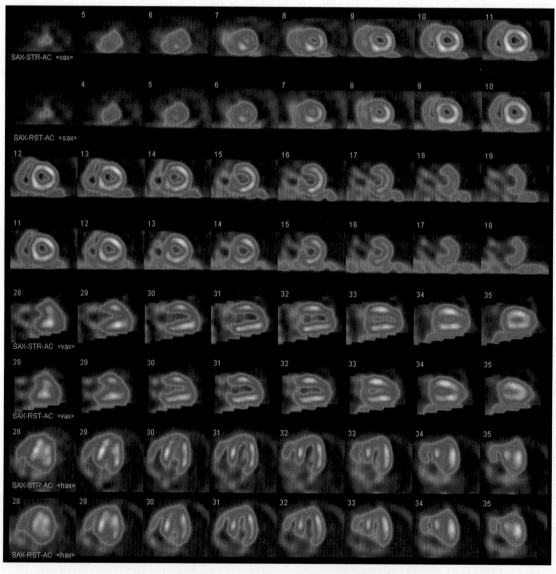

图 2-40　负荷-静息血流灌注断层图像
自上而下分别为断轴、垂直长轴和水平长轴图像，单数排为负荷图像，双数排为静息图像

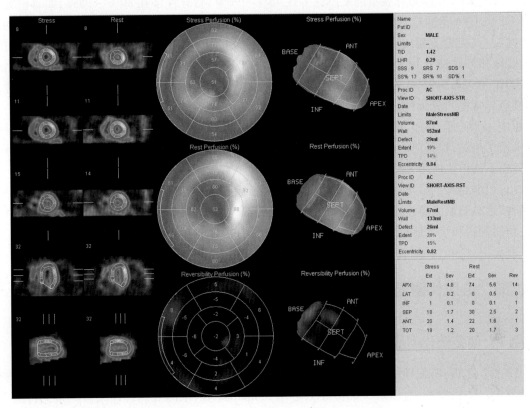

图 2-41　负荷-静息血流灌注靶心图

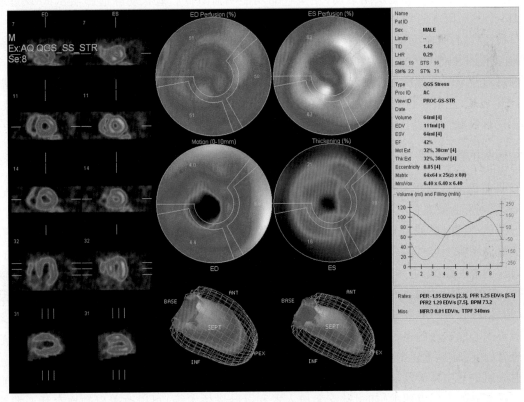

图 2-42　负荷门控分析结果

4 排螺旋 CT 的 CTA 诊断冠脉狭窄的敏感性多在 75% ~ 90% ,特异性多在 80% ~ 95% ,而有研究显示,带 64 排 CT 的 CTA 诊断冠脉狭窄的敏感性和特异性可达到 99% 和 95% 。对于冠脉支架术后的患者,带 16 排螺旋 CT 判断支架内再狭窄的敏感性和特异性分别为 67% ~ 92% 和 66% ~ 100% ,带 64 排螺旋 CT 的敏感性和特异性分别为 67% ~ 100% 和 74% ~ 100% ,双源 CT 的诊断敏感性和特异性分别为 84% ~ 100% 和 92% ~ 95% 。对于冠状动脉旁路术后的评估、冠状动脉变异(冠状动脉开口异常,行程异常和终点异常等)、先天性心脏病、胸主动脉及肺动脉病变等,CTA 也有较好的临床应用价值。此外,CTA 还可应用于心肌、瓣膜、心包及心脏肿瘤性病变等。但应注意的是,冠脉 CTA 的图像优劣与检查流程和技术密切相关,检查前的准备、扫描的参数选择和患者的配合等均可能明显影响图像质量,同样的仪器设备在不同单位应用,所得结果却可能大相径庭。

CTA 可以非常好的显示冠状动脉解剖结构,在判断冠脉狭窄、斑块等解剖结构异常方面具有突出的优势。而核素心肌血流灌注显像可以明确心肌缺血的部位和程度,特别是核素显像可用于冠心病危险度分层、预后判断和疗效评价等。所以上述两种检查具有很好的互补性。

第二节 心肌代谢显像及心肌活力评估

病例 1 葡萄糖代谢显像评价缺血存活心肌

男,52 岁。主诉:阵发性胸闷半年,加重伴胸痛 1 天。患者无高血压病史,有高血脂和 2 型糖尿病史,有吸烟史。体格检查:血压 135/85mmHg,心率 55bpm,律齐,未闻及病理性杂音。余无特殊阳性体征。辅助检查:ECG:窦性心动过缓,部分导联($V_1 \sim V_4$)ST 段弓背上抬 0.05 ~ 0.2mV,T 波倒置(V_4)。UCG:左室明显扩大,心尖部见反向运动,左室收缩功能明显减低。冠状动脉造影显示 LAD 近端全闭(D1 和 D2 全闭),RCA 近段 90% 狭窄,LCX 弥漫性狭窄。

行负荷-静息心肌血流灌注显像及 ^{18}F-FDG PET 心肌代谢显像。核素图像分析(图 2-43):综合负荷-静息血流灌注图像见左室心尖和侧壁放射性分布呈固定性缺损,前壁、室间隔和下壁呈部分可逆性缺损。静息血流灌注图像所示前壁、侧壁和下壁放射性缺损在代谢图像上出现明显填充,符合灌注-代谢"不匹配"表现,左室心腔明显增大,未见右心显影。诊断:左室前壁、侧壁和下壁灌注代谢显像"不匹配",提示局部有缺血存活心肌。

典型病例示教分析要点

在心肌血流灌注减低或缺损的心肌节段,^{18}F-FDG 的摄取增加和正常,为灌注/代谢不匹配(mismatch),表明局部为缺血存活心肌。

常规的运动/静息(或再分布)心肌血流灌注显像会明显低估了心肌细胞的活性,一些缺血存活心肌在血流灌注图像上也可能表现为固定性缺损。^{18}F-FDG 心肌代谢显像是检测存活心肌的可靠方法,结合心肌血流的灌注情况,可判断心肌的存活状态。在心肌血流灌注减低或缺损的心肌节段,代谢显像时 ^{18}F-FDG 摄取增加,为灌注/代谢不匹配,表明局部为缺血存活心肌;反之,在血流灌注减低或缺损的节段,代谢显像时 ^{18}F-FDG 摄取仍为减低或缺损,为灌注/代谢匹配,为心肌梗死改变,提示局部无存活心肌。冠心病心肌缺血的患者在有存活心肌的状态下能够得益于血运重建术,而对于没有存活心肌的冠心病患者,接受血运重建术或内科治疗的心脏事件发生率并无明显差别。

缺血心肌的活力是涉及缺血性心脏病诊断、治疗和预后评价的一项重要指标。临床上对缺血性心脏病所广泛开展的血运重建术(如冠脉支架植入术和冠脉搭桥术等)可以改善以缺血存活心肌为主的血流灌注、室壁运动和心脏功能,却不可能改善不可逆性损伤心肌的血流和功能。因此,有效、准确地评

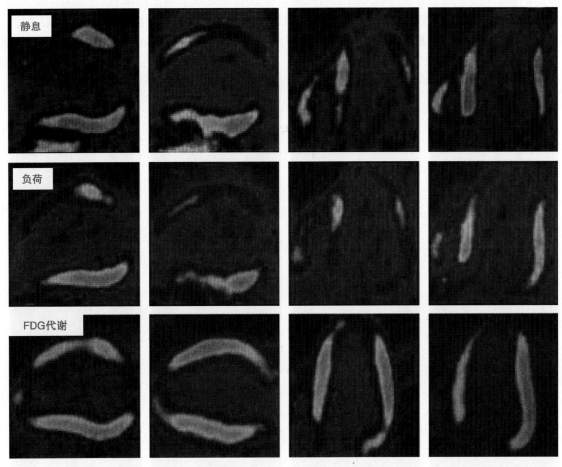

图 2-43　心肌血流灌注显像和[18]F-FDG 心肌代谢显像

上排为静息心肌血流灌注图像,中排为负荷心肌血流灌注断层图像,下排为[18]F-FDG 心肌代谢图像

价心肌活力对于指导治疗和评价预后等至关重要。

心肌发生严重缺血后,根据缺血发生的速度、范围和程度等的不同,心肌细胞的损害可能出现三种情况:一是坏死心肌(necrosis myocardium),即不可逆性的心肌损害,即使冠脉血流恢复,受损心肌和心功能也不会得到有效改善。二是冬眠心肌(hibernating myocardium),发生于慢性持续性心肌缺血时,心肌细胞通过代偿,降低耗氧量及代谢速度,使心肌细胞保持存活状态,但此时会部分和全部地丧失局部心肌收缩功能;当病变冠脉血流恢复后,改善和消除了心肌缺血,这类心肌的功能可部分或全部恢复正常。三是顿抑心肌(stunned myocardium),发生于短时间(急性)心肌缺血后,心肌细胞发生一系列生理、生化和代谢改变,虽然心肌细胞尚未坏死,但结构和代谢改变,尤其是收缩功能的障碍可能在血流再灌注后的数小时至数周才恢复;缺血时间越长,则心功能恢复时间也越长。以上的冬眠心肌和顿抑心肌即为缺血存活心肌。

病例 2　葡萄糖代谢显像判断梗死心肌

男,65 岁。主诉:阵发性胸闷、胸痛 10 余天。胸闷、胸痛无明显诱因,休息后可缓解,伴气促。患者 8 年前曾因冠心病心肌梗死行冠状动脉搭桥术,既往有高血压、糖尿病(2 型)病史。体格检查:血压 130/60mmHg,心率 90 次/分,律齐,各瓣膜区未闻及病理性杂音。辅助检查:UCG 示左室扩大,心尖、室间隔和下壁有反向运动,心功能减低。

行负荷-静息心肌血流灌注显像及[18]F-FDG PET 心肌代谢显像。核素图像分析(图 2-44):综合负荷-静息血流灌注图像见左室前壁、心尖、室间隔和下壁放射性分布呈固定性缺损,上述缺损区在 FDG 代谢图像上未见明显放射性填充,符合灌注-代谢"匹配"表现,左室心腔明显增大,未见右心显影。诊断:左室前壁、心尖、室间隔和下壁灌注代谢显像"不匹配",提示局部无存活心肌。

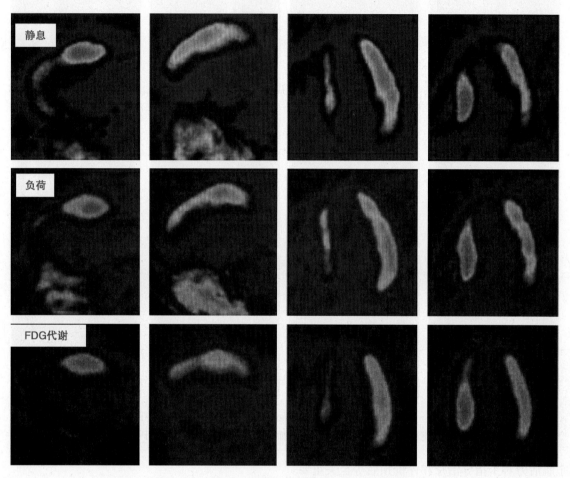

图 2-44　心肌血流灌注显像和¹⁸F-FDG 心肌代谢显像

图 2-44　心肌血流灌注显像和[18]F-FDG 心肌代谢显像

上排为静息心肌血流灌注图像,中排为负荷心肌血流灌注断层图像,下排为[18]F-FDG 心肌代谢图像

典型病例示教分析要点

灌注/代谢匹配是指在心肌血流灌注显像表现为放射性缺损或减低的心肌节段,代谢图像上[18]F-FDG 摄取仍为缺损或减低,为心肌梗死改变,提示局部无存活心肌。

在正常生理状态下,脂肪酸通过脂肪酸氧化是心肌代谢的主要能量来源,葡萄糖并非心肌代谢的主要能量来源,因此心肌摄取[18]F-FDG 较少,显影不清,而利用脂肪酸进行代谢显像时则图像较清,特别是在空腹或血糖浓度较低时,心肌所需能量几乎全部来自于脂肪酸氧化。在葡萄糖负荷状态下,心肌细胞转为利用葡萄糖作为主要能源来源物质,葡萄糖代谢显像的显像剂摄取增加、图像清晰。[18]F-氟代脱氧葡萄糖(^{18}F-2-fluoro-2-deoxy-D-glucose,[18]F-FDG)通过心肌细胞膜上的葡萄糖转运体经主动转运进入心肌细胞,在己糖激酶(hexokinase,HK)的作用下,生成 6-磷酸葡萄糖,但不能像普通葡萄糖一样继续进行下一步代谢而陷落在细胞内,从而实现正电子显像。因此,在葡萄糖负荷下,缺血、缺氧心肌的脂肪酸代谢绝对减少,葡萄糖代谢相对增加,通过[18]F-FDG 的摄取情况反映心肌细胞的活力状态,再结合静息状态下心肌的血流灌注情况,则可对缺血存活心肌的活力进行判断。

随着冠脉血运重建术的广泛应用,缺血存活心肌的存活状态直接影响治疗方案的选择、治疗效果的预测和评价以及患者长期预后,心肌活力的判断至关重要。核素显像技术在评价心肌活力方面,方法手段多样并积累了大量的循证医学证据,尽管其他影像学技术(包括磁共振成像、超声等)近年来也取得了越来越多的发展和应用,[18]F-FDG PET 显像目前仍然是临床判断存活心肌的"金标准"。

病例3 [201]Tl 心肌显像评价存活心肌

男,65 岁。主诉:阵发性胸闷、胸痛 1 月。患者既往曾有心肌梗死病史,10 年前曾行冠状动脉搭桥术(CABG),无高血压和糖尿病史,无吸烟饮酒史,有冠心病家族史。体格检查:血压:130/70mmHg,心率 72 次/分,律齐,未闻及病理性杂音,余无特殊阳性体征。辅助检查:ECG:部分导联($V_1 \sim V_3$)ST-T 段改变。

行双嘧达莫负荷-静息(再分布)-延迟[201]Tl 显像,在双嘧达莫负荷过程中患者出现胸痛,予硝酸甘油后缓解。双嘧达莫负荷达到高峰时静脉注射[201]Tl 148MBq(4mCi),分别于注射后 10 分钟、4 小时和 24 小时行负荷、静息(再分布)和 24 小时延迟心脏血流灌注断层显像。心肌显像图像分析(图 2-45):负荷图像见左室前壁、心尖、下壁、下侧壁放射性分布缺损,静息(再分布)图像示前壁、心尖、下壁局部可见部分放射性填充,延迟图像示前壁近心尖、心尖、下壁局部放射性摄取较静息状态时改善;左室心腔正常,未见右心显影。诊断:[201]Tl 负荷/再分布图像见左室前壁、心尖、下壁、下侧壁呈部分可逆性放射性分布缺损,提示上述部位心肌缺血;延迟图像示前壁近心尖、心尖、下壁局部摄取放射性摄取[201]Tl 较静息时增加,提示上述部位存在缺血存活心肌。

CAG:LAD、LCX 和 RCA 三支冠脉可见多处严重狭窄病变。

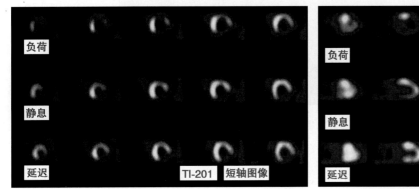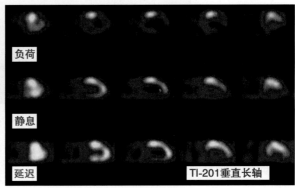

图 2-45 [201]Tl 潘生丁负荷-静息-延迟血流灌注断层图像
自上向下依次为负荷、静息和延迟图像,左为短轴图像,右为垂直长轴图像

典型病例示教分析要点

[201]Tl 是最早在临床广泛应用的心肌血流灌注显像剂,该显像剂不仅可用于心肌缺血的诊断,也可应用于缺血存活心肌检查和评价,[201]Tl 为钾离子的类似物,能够被心肌细胞非特异性摄取,其摄取量取决于局部血流量和心肌细胞膜 Na^+-K^+-ATP 酶的活力。[201]Tl 评价缺血存活心肌的检查方法较多,主要包括有[201]Tl 负荷再分布法、[201]Tl 延迟再分布法、[201]Tl 再注射法、硝酸甘油介入[201]Tl 显像法和 GIK(葡萄糖-胰岛素-钾)介入[201]Tl 显像法等。

利用[201]Tl、[99m]Tc-MIBI 等进行负荷/静息血流灌注显像时,不可逆性缺损可能会低估缺血存活心肌的存在,例如,常规 3~4 小时后[201]Tl"再分布"图像表现为"不可逆性"缺损节段中有约 50% 左右会在恢复冠脉血供后恢复对[201]Tl 的摄取,并且局部心肌功能改善。通过延迟 24 小时进行[201]Tl 心肌显像的再填充现象可以改善对缺血存活心肌的判断,其原因主要与冠状动脉狭窄程度有密切关系,在严重狭窄的冠脉支配区心肌,局部血供明显减低,运动时更加重了局部缺血,经过 3 ~ 4 小时的^{201}Tl 再分布后,局部心肌虽然可缓慢摄取脏器间与正常心肌中洗脱而来的^{201}Tl,但因时间短,摄取量也较少,图像上可能难以显示,随着时间的延长,缺血心肌的^{201}Tl 摄取不断增加,最终出现^{201}Tl 的再填充现象,显示出局部心肌为缺血存活状态。

第三节　心血池显像和心功能评价

病例 1　首次通过法心血池显像

男,3 岁。主诉:阵发性面部青紫 2 周。患儿无明显诱因出现阵发性面部青紫,常伴气促、多汗。体检发现胸骨左缘第 2 肋间可听到喷射性收缩期杂音。UCG 检查示房间隔缺损。

行^{99m}Tc-DTPA 首次通过法心血池显像。图像分析(图 2-46):大血管显影后可见肺影持续显示,呈肺"脏污"现象。诊断:肺影持续显示,符合房间隔缺损表现。

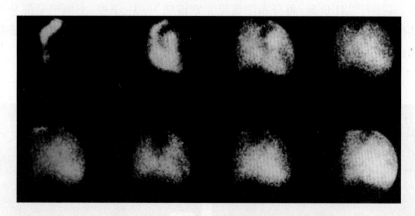

图 2-46　^{99m}Tc-DTPA 首次通过法心血池显像

典型病例示教分析要点

首次通过法心血池显像(first pass radionuclide angiocardiography,FPRNA)是以"弹丸"(bolus)式静脉注射放射性核素或其标记物,随即启动 γ 照相机记录放射性核素依次通过上腔静脉→右房→右心室→肺动脉→肺→左心房→左心室和主动脉的全过程。对靶区进行 ROI 勾画,得到时间-放射性曲线,获得左室射血分数(LVEF)和右室射血分数(RVEF)等参数。由于 FPRNA 采集的心动周期较少、时间较短,采集的总计数偏少,故所得 LVEF 和 RVEF 值的准确性不如平衡法。

FPRNA 的优点是图像采集所需时间短,能够勾画"ROI"区分左、右心室,获得的各项功能参数和指标,包括心室总体和局部的室壁运动情况和射血分数等,可用于冠心病、先天性心脏病、瓣膜性心脏病和慢性阻塞性肺疾病等的诊断、鉴别诊断、预后判断和辅助治疗决策制定等。

病例 2　平衡法心血池显像评价扩张型心肌病

男,36 岁。主诉:活动后心悸、气短近一年,加重一周。患者近一年来常于活动后出现心悸、气短,休息后可缓解,近一周来心悸、气短明显加重。查体无特殊。辅助检查:EKG,心律不齐,频发房早。UCG:心脏明显扩大,以左心室为著,LVEF = 33%,考虑扩张型心肌病。

行^{99m}Tc 标记红细胞(^{99m}Tc-RBCs)平衡法心血池显像。图像分析(图 2-47):所得图像及分析结果所见心动周期影像显示欠清,时间-容积曲线低平,左室明显扩大,LVEDV = 193ml,LVESV = 158ml,LVEF = 18%。诊断:左室心腔扩大,室壁运动普遍减弱,心脏收缩功能下降,符合扩张型心肌病表现。

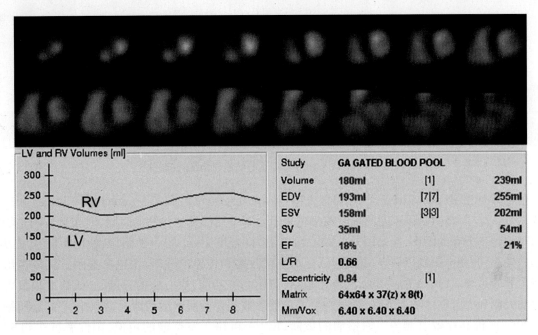

图 2-47　^{99m}Tc-RBCs 平衡法心血池图像

典型病例示教分析要点

平衡法心血池显像(equilibrium radionuclide angiography,ERNA)测定心室功能具有重复性好和准确性高等优点,特别是对于心梗、心室肥厚或扩张等导致心室容积和形态发生较大改变时,ERNA 同样有较好的准确性。ERNA 被认为是当前测定心室功能的"金"标准,该方法测量心室腔内的放射性计数,该计数直接反映了心室腔内放射性量的多少,不受心室几何形状的影响,所得心室容积和功能参数更为准确。ERNA 主要使用^{99m}Tc 标记的红细胞(RBCs)作为显像剂,标记方法包括体内标记法、体外标记法和半体内标记法等,通过勾画 ROI 分别获得左、右心室心动周期的时间-放射性曲线,据其可计算出多项反映心功能的参数,包括反映心室收缩功能的参数、反映心室舒张功能的参数、反映心室容量负荷的参数和反映局部心室壁活动的参数等。

病例3　平衡法心血池显像评价室壁瘤

男,60 岁。主诉:阵发性胸闷二周。患者 2 个月前曾诊断为急性下壁心肌梗死,予急诊溶栓,治疗后症状缓解。近 2 周患者出现阵发性胸闷,与活动有关,休息后缓解。查体无特殊。辅助检查:UCG:左室节段性室壁运动异常,心尖部反向运动,少量心包积液,LVEF 明显减低。

行^{99m}Tc-RBCs 平衡法心血池显像。图像分析(图 2-48):左室心影扩大,相位分析见左室各壁收缩不同步(反向运动)和相角呈明显增大(180°)等表现。诊断:左室下壁近心尖部室壁瘤,局部室壁运动异常,左室扩大,心功能下降。

典型病例示教分析要点

ERNA 可通过时相分析(phase analysis)评价左、右心室壁局部收缩的启动时间、顺序和收缩强度,

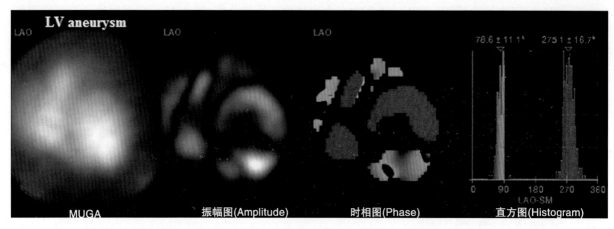

图 2-48　^{99m}Tc-RBCs 平衡法心血池显像及时相分析

时相分析包括时相图（phase image）、时相直方图（phase histogram）、振幅图（amplitude image）和时相电影（phase cine）。时相图是以不同的灰度或颜色表示心室壁局部发生收缩的时间，时相直方图是表示像素区的时相频率分布的图形，振幅图是反映心肌收缩力（幅度）大小的一种图像，使用不同灰度表示心肌收缩力大小，时相电影则以白点（或黑点）标示室壁收缩和传导的顺序，用电影显示方式模拟出心室肌兴奋传导的过程。ERNA 的主要临床应用包括：测定心脏功能，冠心病的诊断，心肌缺血缺氧可导致室壁运动失调和心脏整体功能下降，通过测量心功能参数和评价室壁运动情况，可对冠心病心肌缺血患者进行预后评价和疗效监测等。室壁瘤的诊断，ERNA 可用于室壁瘤的定位，阳性率可达到 90% ~ 95%，并可以鉴别真性室壁瘤与假性室壁瘤。传导异常的判断，包括束支传导阻滞、预激综合征的旁道传导、顽固性频发室性期前收缩及持续性单行性室性心动过速的定位等。此外，ERNA 还可用于瓣膜性心脏病、心肌病和检测化疗过程中患者心功能的变化等。

（程　旭　刘建军　黄　钢）

第一节　甲状腺显像

病例1　毒性弥漫性甲状腺肿

女,48岁。颈部肿大、怕热多汗、心悸乏力、消瘦1年。1年前出现颈部肿大、乏力、怕热多汗、多食易饥、消瘦、手抖。查体:P 120次/分,甲状腺Ⅱ°肿大,质软,未扪及结节,无压痛。实验室检查:FT_3 6.9pg/ml(0.80～1.70pg/ml),FT_4 3.02pg/ml(2.20～4.20pg/ml),TSH<0.004(0.3～3.60mIU/L)。甲状腺摄碘率:2小时50%,4小时70%,24小时75%。$^{99m}TcO_4^-$甲状腺显像表现:甲状腺双叶弥漫性肿大,摄$^{99m}TcO_4^-$功能增强,显像剂摄取增加,分布均匀(图3-1)。病理证实:临床症状、体征和FT_3、FT_4、TSH、甲状腺显像符合毒性弥漫性甲状腺肿(Graves disease,GD)诊断标准。

典型病例示教分析要点

$^{99m}TcO_4^-$甲状腺显像GD征象:甲状腺双叶弥漫性增大,显像剂分布均匀且增高,间接地反映甲状腺功能增强。同时还能显示甲状腺位置、形态、大小。除此之外,可以通过静态显像计算甲状腺的重量,作为^{131}I治疗GD的依据之一。

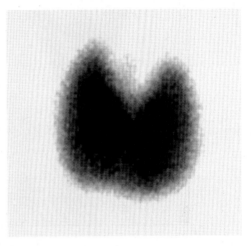

图3-1　毒性弥漫性甲状腺肿$^{99m}TcO_4^-$静态显像表现

病例2　亚急性甲状腺炎

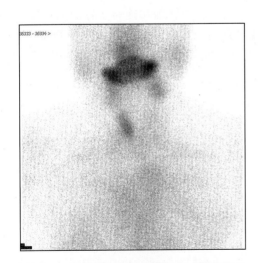

图3-2　亚急性甲状腺炎$^{99m}TcO_4^-$静态显像表现

男,39岁。颈部疼痛并放射至耳根,伴心慌半月余,半月前曾出现发热、咳嗽等症状。查体:T 37.5℃,HR 96bmp,甲状腺压痛,并可触及结节。实验室检查:FT_3 9.5pg/ml(2.00～4.40pg/ml),FT_4 2.8ng/dl(0.93～1.7ng/dl),TSH<0.005mIU/L(0.27～4.2mIU/L),ESR 80mm/h(0～20mm/h),甲状腺摄碘率:2小时3%,6小时2%,24小时1%。$^{99m}TcO_4^-$甲状腺显像(图3-2):甲状腺左叶基本未显影,右叶显影淡。

典型病例示教分析要点

亚急性甲状腺炎的甲状腺显像图可见双叶或一叶核素分布明显稀疏或不显影,与血液的甲状腺激素水平的增高呈"分离"显像,这是该病的特征性临床表现。亚急性甲状腺炎早期应用糖皮质激素可得到明显缓解或治愈。

病例3　甲状腺功能自主性腺瘤

女,42岁。发现颈部包块3年,诉稍怕热、心慌、易疲劳近2年。查体:双眼不突,甲状腺Ⅱ°肿大,触及结节,可随吞咽上下移动,HR 92bmp。实验室检查:FT_3 27.36pg/ml(2.00～4.40pg/ml),FT_4 5.65ng/

dl(0.93~1.7ng/dl),TSH<0.001mIU/L(0.27~4.2mIU/L),甲状腺摄碘率:2 小时 33%,4 小时 42%,24 小时 56%。$^{99m}TcO_4^-$ 甲状腺显像表现:双叶甲状腺下极及峡部一类圆形异常核素分布浓聚影,大小约 3.4cm×3.8cm,其余甲状腺组织隐约显影(图 3-3a)。根据临床症状、体征、甲状腺功能测定及甲状腺显像图,临床诊断 Plummer 病。[131]I 治疗后 5 个月复查甲状腺显像,见甲状腺浓聚影消失,双叶甲状腺显影恢复正常(图 3-3b)。

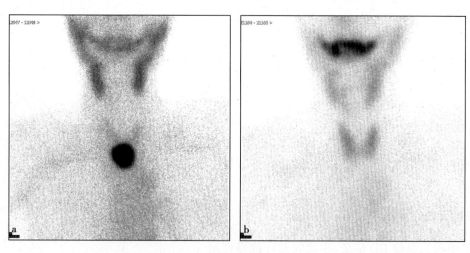

图 3-3　甲状腺功能自主性腺瘤 $^{99m}TcO_4^-$ 静态显像表现
a. [131]I 治疗前;b. [131]I 治疗后

典型病例示教分析要点

Plummer 病的甲状腺显像特征:甲状腺腺瘤显影清晰,呈"热结节",正常甲状腺组织受抑制,可不显影或轻微显影。患者同时甲状腺激素水平升高,具有甲亢临床表现。甲状腺功能自主性腺瘤可以单发或多发,甲状腺不显影时应注意与先天性甲状腺一叶缺如或发育不全鉴别。甲状腺显像对 Plummer 病的诊断,治疗方法的选择(碘 131 治疗包括碘 131 治疗剂量或手术切除)及疗效评价具有重要价值。

病例 4　甲状腺囊肿

女,34 岁。发现颈部包块 2 年,近半年稍有增大,局部无不适。查体:双眼不突,甲状腺 II° 肿大,左叶甲状腺触及结节,可随吞咽上下移动,HR 76bmp,实验室检查:FT_3 3.87pg/ml(2.00~4.40pg/ml),FT_4 1.21ng/dl(0.93~1.7ng/dl),TSH 2.22mIU/L(0.27~4.2mIU/L),$^{99m}TcO_4^-$ 甲状腺显像:甲状腺左叶外侧见"冷结节"(图 3-4)。超声提示:左叶甲状腺囊肿。

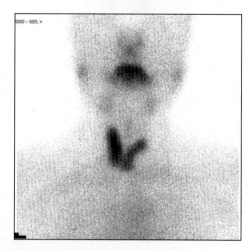

图 3-4　甲状腺囊肿 $^{99m}TcO_4^-$ 甲状腺静态显像表现

典型病例示教分析要点

甲状腺囊肿的静态显像:病变区显像剂分布缺损,边界清晰,呈"冷结节"改变。甲状腺静态显像示局部"冷结节",应注意鉴别甲状腺肿瘤与囊肿,联合超声检查可帮助诊断。

病例5 左叶甲状腺囊腺瘤

女,56岁。发现左侧颈部包块3个月。3个月前发现颈部1个包块,无怕热、多汗、消瘦。查体:左侧甲状腺触及一个约3cm×3cm肿块,质韧,表面光滑,可随吞咽上下移动,有轻压痛。颈部未扪及肿大淋巴结。初诊为左侧甲状腺肿块,性质待定。B超:左侧甲状腺囊实性混合性肿物,考虑囊腺瘤。实验室检查:FT$_3$、FT$_4$、TSH、TGAb、TPOAb 正 常, Tg 186. 70ng/ml (0.2 ~ 70ng/ml)。^{99m}TcO$_4$$^-$甲状腺显像:甲状腺左叶体积增大,中下部外侧"冷结节",右叶未见明显异常(图3-5)。术后病理:左侧甲状腺滤泡性囊腺瘤。

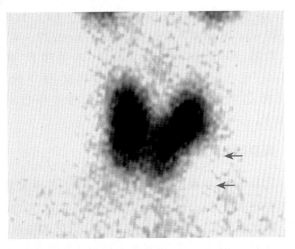

图3-5 甲状腺腺瘤^{99m}TcO$_4$$^-$甲状腺静态显像示"冷结节"

典型病例示教分析要点

甲状腺^{99m}TcO$_4$$^-$显像可以了解甲状腺内占位性病变功能状态,本例甲状腺囊腺瘤(thyroid cystadenoma)由于没有摄取^{99m}TcO$_4$$^-$的功能,肿块内无^{99m}TcO$_4$$^-$显像剂分布,显像表现为甲状腺中下部外侧显像剂分布缺损区,即"冷结节"。甲状腺^{99m}TcO$_4$$^-$静态显像仅能将甲状腺占位性病变区分为有功能的"热结节"、"温结节"和无功能的"冷结节"。甲状腺"冷结节"进一步确定性质,需要结合相关检查。

病例6 乳头状甲状腺癌

女,24岁。发现左侧颈部肿块3个月余。3个多月前发现颈部肿块,1个月前肿块逐渐增大,无怕热多汗、消瘦。体检:左叶甲状腺扪及一个2cm×3cm包块,质硬,固定,无压痛。临床诊断:甲状腺癌待排。实验室检查:FT$_3$ 3.12pg/ml,FT$_4$ 1.32pg/ml,TSH 3.65 mIU/L。^{99m}TcO$_4$$^-$甲状腺显像:甲状腺左叶体积增大,中部"冷结节"(图3-6)。病理证实:细针穿刺细胞学提示甲状腺乳头状癌(papillary thyroid carcinoma,PTC)。

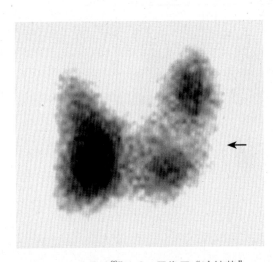

图3-6 甲状腺^{99m}TcO$_4$$^-$显像示"冷结节"

典型病例示教分析要点

甲状腺癌(thyroid cancer)的^{99m}TcO$_4$$^-$甲状腺显像征象:多数表现为显像剂分布缺损或稀疏,呈"冷结节"或"凉结节"。但是甲状腺"冷结节"(凉结节)并不是甲状腺癌的唯一特征,仅有20%的"冷结节"(凉结节)可能为甲状腺癌。其他一些疾病也可以有此表现,如囊肿、出血、腺瘤等。因此,当^{99m}TcO$_4$$^-$甲状腺静态显像为"冷结节"(凉结节)时,需要进一步加做亲肿瘤阳性显像鉴别:颈部B超、CT对甲状腺癌的诊断有一定的帮助,其中B超诊断略显优势。术前更可靠的诊断方法为细针穿刺细胞学检查。

病例7 甲状腺癌术后了解残余甲状腺

女,45 岁。右叶甲状腺癌术后 2 年,口服优甲乐每天 2 片替代治疗。查体:双眼不突,甲状腺未触及结节,颈部瘢痕,HR 80bmp。实验室检查:FT$_3$ 3.22pg/ml（2.00 ~ 4.40pg/ml）,FT$_4$ 1.32ng/dl（0.93 ~ 1.70ng/dl）,TSH 0.80mIU/L（0.27 ~ 4.2mIU/L）,B 超:甲状腺左叶大小如常,未见甲状腺右叶。$^{99m}TcO_4^-$甲状腺显像（图 3-7）:双侧腮腺、颌下腺基本未见显影,左叶甲状腺形态大小如常,核素分布均匀、异常浓聚,右叶未见显影,考虑术后改变。

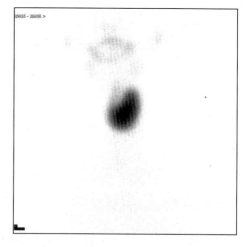

典型病例示教分析要点

$^{99m}TcO_4^-$甲状腺显像显示右叶不显影,左叶显影清晰,核素分布浓聚,结合该患者甲状腺癌手术史,考虑术后改变。甲状腺显像可了解甲状腺术后残留甲状腺组织大小及功能情况,动态观察,也有助于判断是否肿瘤术后复发。

图 3-7 甲状腺癌术后$^{99m}TcO_4^-$甲状腺显像表现

病例8 甲状腺癌术后多发转移

男,发现颈部包块半年余,行甲状腺全切+颈部淋巴结清扫术,术后病理:左叶甲状腺乳头状癌,并淋巴结转移。停服优甲乐 3 周后,实验室检查:FT$_3$ 1.12pg/ml（2.00 ~ 4.40pg/ml）,FT$_4$ 0.32ng/dl（0.93 ~ 1.70ng/dl）,TSH 57.3mIU/L（0.27 ~ 4.2mIU/L）,TGAb<5mIU/L（0 ~ 115mIU/L）,Tg 99ng/ml（3.5 ~ 77ng/ml）。给予患者^{131}I 100mCi 清除甲状腺残留组织,7 天后行^{131}I 全身显像,见甲状腺残留组织显影,双肺多发核素分布异常浓聚灶,考虑双肺转移（图 3-8）。

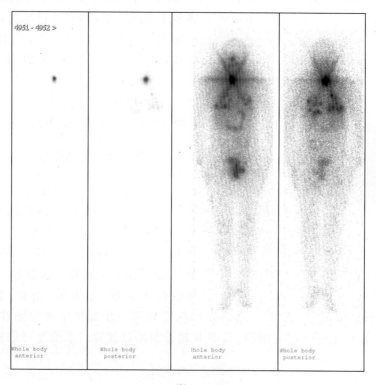

图 3-8 ^{131}I 全身显像

典型病例示教分析要点

[131]I用于全身显像的目的:了解术后残留甲状腺组织大小,探查有无功能性甲状腺癌转移灶及其位置、大小,预测和评价判断甲状腺癌转移灶[131]I治疗疗效。

病例9 颈部肿块的鉴别

男,56 岁。3 年前发现颈前肿物,无痛,逐渐增大。查体:颈前正中触及约 5cm×6cm 肿块,质软,边界清,无压痛,不随吞咽上下移动。临床诊断:异位甲状腺待排;是否为甲状舌骨囊肿?$^{99m}TcO_4^-$甲状腺显像(图3-9):双侧甲状腺位置、大小正常,显像剂分布均匀。颈前肿块未显影。诊断:甲状腺位置、大小正常。颈前肿块提示甲状腺外。B 超:颈前正中皮下软组织内 4.3cm×2.0cm 大小低回声团块,边界清,形态规则,其内可见条索状强回声,考虑脂肪瘤可能性大(图3-10)。手术后证实脂肪瘤。

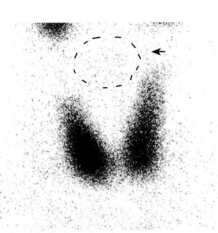

图3-9 $^{99m}TcO_4^-$甲状腺显像示双侧甲状腺位置、大小正常　　　　图3-10 B 超

典型病例示教分析要点

[131]I 和$^{99m}TcO_4^-$甲状腺显像不仅用于甲状腺占位性病变的诊断,还可以用于颈部肿块的鉴别,如未分叶的甲状腺、胸骨后、舌根部等异位甲状腺与其他肿块的鉴别,能为术前诊断提供可靠依据,避免将异位甲状腺误诊为甲状舌骨囊肿或其他肿瘤切除。本例发现颈前肿物 3 年,临床初步诊断为:异位甲状腺;甲状舌骨囊肿。经甲状腺显像除外异位甲状腺,提示肿块为甲状腺外。同期又进行 B 超探查该肿物为颏下脂肪瘤。

病例10 异位甲状腺诊断

女,8 岁。发现颈部包块 1 年,无痛。查体:颈前正中触及大小约 2cm×2cm,质软肿物。$^{99m}TcO_4^-$甲状腺显像(图3-11):颈前区未见甲状腺组织显影,舌根部见一圆形核素分布浓聚。诊断:考虑为异位甲状腺组织。

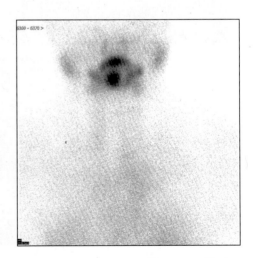

图3-11 异位甲状腺诊断$^{99m}TcO_4^-$甲状腺显像表现

典型病例示教分析要点

异位甲状腺常见于舌根部、舌下、舌骨下、气管内和胸骨后,偶见于心包、心内和卵巢等非正常甲状腺部位。甲

状腺显像是发现和诊断异位甲状腺的最佳方法。在排除甲状腺癌转移的情况下,正常甲状腺部位未见显影,而在异位甲状腺好发部位出现团块样显像剂浓聚影,提示异位甲状腺。但不排除也有极少数患者正常和异位甲状腺同时存在。患者常伴有甲状腺功能减退。

第二节　甲状旁腺显像

一、$^{99m}Tc-MIBI/^{99m}TcO_4^-$剪影法

病例1　甲状旁腺功能亢进症

男,69 岁。因乏力、恶心、呕吐 2 月入院。既往有尿路结石病史,经排石冲剂治疗后症状有改善。近来双下肢乏力,无明显骨痛。查体:甲状腺右叶下极可扪及一黄豆大小结节,质地韧,边界尚清,随吞咽上下活动不明显,无触痛。双侧颈部即锁骨上未扪及肿大淋巴结。实验室检查:血钙 1.5mmol/L,甲状旁腺激素(PTH)增高(850pg/ml),血肌酐增高(150μmol/L),碱性磷酸酶正常。B 超检查:甲状腺右叶后下方、右颈总动脉内侧后方见 2.5cm×1.6cm 大小低回声肿块,形态尚规则,境界尚清,血流丰富,甲状旁腺腺瘤不能除外。$^{99m}Tc-MIBI/^{99m}TcO_4^-$剪影:$^{99m}TcO_4^-$显像示双甲状腺轻度增大,显像剂分布均匀(图 3-12a)。$^{99m}Tc-MIBI$ 显像右甲状腺下极显示显像剂浓聚区,左甲状腺轻度显影,显像剂分布稀疏(图 3-12b)。$^{99m}Tc-MIBI/^{99m}TcO_4^-$剪影后仅显示右甲状腺下极核素浓聚影(图 3-12c),提示甲状旁腺腺瘤表现。术后病理:甲状旁腺腺瘤(体积 2.5cm×2cm×1.3cm)。

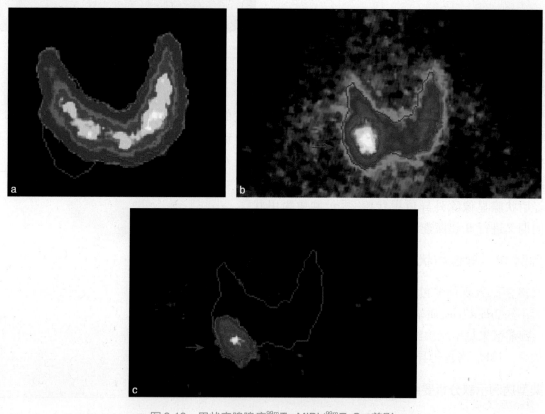

图 3-12　甲状旁腺腺瘤$^{99m}Tc-MIBI/^{99m}TcO_4^-$剪影
a. $^{99m}TcO_4^-$显像;b. $^{99m}Tc-MIBI$ 显像,$^{99m}Tc-MIBI/^{99m}TcO_4^-$剪影后

典型病例示教分析要点

甲状旁腺功能亢进症(hyperparathyroidism,HPT)是由于原发性甲状旁腺增生、腺瘤或其他原因引发的PTH升高所致的病症,除不典型的临床表现外,主要依靠测定血钙、尿钙和PTH升高来诊断。但是对于引起HPT病灶的定位,常用的方法为甲状旁腺核素显像、颈部B超和CT。3种方法相比较而言,前者可通过不同显像方式显示病灶的位置、大小等信息,其特异性、准确性较高。本例HPT通过^{99m}Tc-MIBI/^{99m}TcO$_4^-$剪影法定位、定性准确,病灶显示直观而清晰,手术后得到病理证实为甲状旁腺腺瘤。

二、^{99m}Tc-MIBI 双时相法

病例1　甲状旁腺腺瘤

女,53岁。双下肢无力2年伴大小便障碍2个月,以神经系统疾病收治入院。查体:左上肢Hoffman(+),双下肢肌力4级。血清PTH:619.7pg/ml。为排除骨骼系统疾病行全身骨显像提示继发性骨质疏松,建议进一步甲状旁腺显像。^{99m}Tc-MIBI双时相法甲状旁腺显像:早期显像双侧甲状腺显影,右甲状腺下极部位显像剂局限性增高。延迟3小时显像双侧甲状腺显影模糊不清,右甲状腺下极处显示1个圆形显像剂浓聚灶。提示右侧甲状旁腺腺瘤(parathyroid adenoma,PTA)(图3-13)。颈部CT:右甲状旁腺内见3cm×3cm大小软组织密度影,提示PTA可能性大(图3-14)。手术证实:右侧PTA。

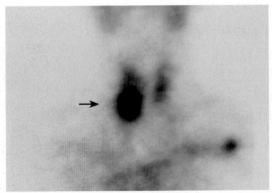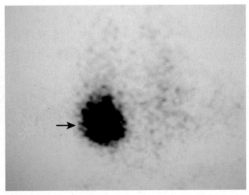

图 3-13　^{99m}Tc-MIBI 双时相法甲状旁腺显像

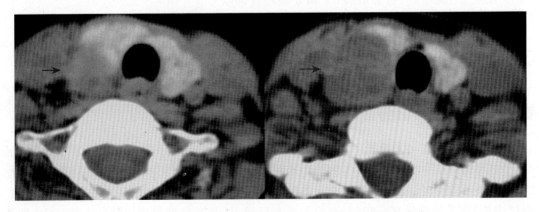

图 3-14　颈部 CT:右甲状旁腺内见 3cm×3cm 大小软组织密度影

典型病例示教分析要点

^{99m}Tc-MIBI 双时相法甲状旁腺显像诊断 PTA 是依据正常甲状腺症状和甲状旁腺腺瘤对^{99m}Tc-MIBI 摄取和清除时间的差别显示腺瘤组织。因此,PTA ^{99m}Tc-MIBI 双时相的显像特征:早期显像正常甲状腺及 PTA 均可显影,PTA 部位显像剂呈局限性增高,但不易区分甲状腺或甲状旁腺的病变。延迟显像时双侧正常甲状腺内显像剂逐渐清除,显影模糊,PTA 则显影清晰。该方法较其他显像方法简单,临床较为常用。

病例 2　胸骨后甲状旁腺腺瘤

女,65 岁。腰腿痛,伴双下肢乏力 1 年就诊。查体发现骨质疏松,进一步测定血清 PTH 升高。B 超

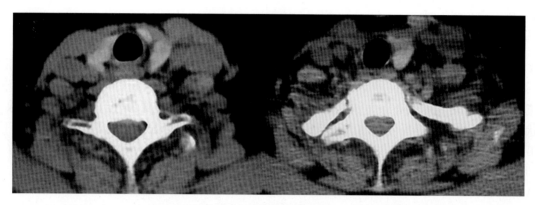

图 3-15　颈部 CT 仅见右甲状腺术后改变,余未见异常

发现右下甲状旁腺约 1.5cm×2cm 大小结节,PTA 不能除外。随后行 PTA 切除,术后 1 年因症状未缓解再次就诊。行颈部 CT:右甲状腺术后改变,余未见异常(图 3-15)。申请甲状旁腺显像,^{99m}Tc-MIBI 甲状旁腺延迟显像在位于胸骨后发现一显像剂浓聚影,提示胸骨后 PTA 可能性大(图 3-16)。再次手术切除胸骨后肿块,术后上述症状逐渐好转。术后病理:右侧 PTA。

典型病例示教分析要点

胸骨后甲状旁腺是由于发育过程中下降过度所致。当该部位甲状旁腺患有腺瘤时,通常颈部 CT 和 B 超检查难以发现,^{99m}Tc-MIBI 甲状旁腺显像诊断胸骨后 PTA 具有较高的价值。本例患者首次手术前仅通过 PTA 测定和 B 超检查,术中未能切除病灶。二次手术前,经^{99m}Tc-MIBI 甲状旁腺显像确定 PTA 位置后成功切除。

图 3-16　^{99m}Tc-MIBI 甲状旁腺延迟显像

病例 3　左锁骨下甲状旁腺腺瘤

女,63 岁。腰腿痛,伴骨质疏松 2 年。测定血清 PTH:2750pg/ml。CT:右甲状腺下极见数个点状低密度影及小结节影。左甲状腺偏上及背侧见小米粒大小略高密度结节影。增强扫描较明显强化,考虑结节性甲状腺肿可能性大。由于骨痛行全身骨显像发现颅骨、骨盆、双股骨、锁骨和脊柱显影明显增高,双肋缘呈"串珠"样显像剂增高,双肋骨显像剂分布稀疏,提示继发性骨质疏松症可能性大(图 3-17)。10 天后^{99m}Tc-MIBI 双时相的显像:早期显像显示双甲状腺显影正常,显像剂分布均匀。位于左锁骨下可

见约3cm×1.5cm大小的显像剂浓聚灶(图3-18a)。延迟显像双甲状腺影较淡,左锁骨下所见的显像剂浓聚区仍持续显影(图3-18b),诊断为左锁骨下异位PTA。

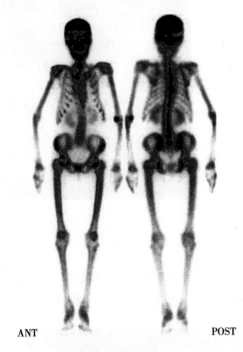

图3-17　全身骨显像发现颅骨、骨盆、双股骨、锁骨和脊柱骨表现继发性骨质疏松症征象

ANT　　　　　　　　　　POST

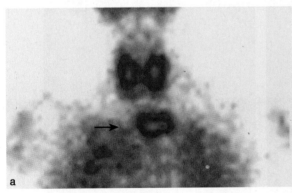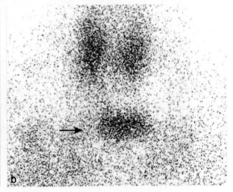

a　　　　　　　　　　b

图3-18　^{99m}Tc-MIBI双时相的显像
a. 早期显像;b. 延迟显像

典型病例示教分析要点

有多数的HPT表现为骨痛,全身骨显像是诊断骨痛原因的常用方法,当骨显像表现继发性骨质疏松症(secondary osteoporosis)特征时,再进行甲状旁腺显像,有利于寻找病因。本例是因骨痛行全身骨显像提示为继发性骨质疏松症,再行甲状旁腺显像确诊为PTA。其特点是PTA位置在左锁骨下,通常颈部CT和B超检查不易发现,^{99m}Tc-MIBI双时相甲状旁腺显像相对这方面又具备了一定的优势。

三、Na^{131}I/^{99m}Tc-MIBI双核素减影显像法

病例1　甲状旁腺腺瘤

女,56岁。2个月前查体发现血钙升高,血磷降低,碱性磷酸酶升高,同时查尿钙升高。临床无明显

症状和体征。CT 检查怀疑甲状腺腺瘤,X 线平片提示骨质疏松症。临床诊断:①甲状旁腺腺瘤;②继发性骨质疏松症可能性大。申请甲状旁腺显像。$Na^{131}I/^{99m}Tc$-MIBI 双核素减影显像:口服^{131}I 24 小时后显像示双侧甲状腺大小、形态及显像剂分布未见异常(图 3-19)。注射^{99m}Tc-MIBI 一小时后同一体位显像与^{131}I 显像表现相近,仅左叶甲状腺上极影略增宽,显像剂分布未见异常(图 3-20a)。$Na^{131}I/^{99m}Tc$-MIBI 双核素减影后发现两甲状腺之间 1 个显像剂浓聚影,提示左侧 PTA(图 3-20b)。术后病理证实:PTA。

典型病例示教分析要点

双核素减影甲状旁腺显像是诊断 PTA 的方法之一。该例患者分别采用^{131}I 核素 24 小时后和^{99m}Tc-MIBI 核素 1 小时后显像(图 3-19、图 3-20a)均未能使甲状旁腺腺瘤显

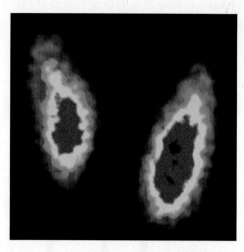

图 3-19 口服^{131}I 24 小时后显像示双侧甲状腺大小、形态及显像剂分布未见异常

影。采用 $Na^{131}I/^{99m}Tc$-MIBI 双核素减影显像方法,通过设置 2 种不同的采集能峰,在同一位置同时获得 2 幅不同核素的甲状腺影像,再将 2 幅核素的甲状腺影像相减,能使 PTA 显示出来(图 3-20b)。

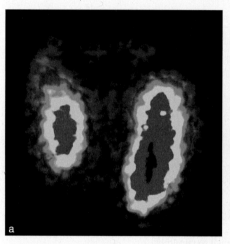
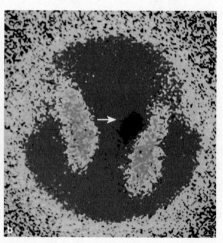

图 3-20 甲状旁腺腺瘤显像
a. ^{99m}Tc-MIBI 一小时显像;b. $Na^{131}I/^{99m}Tc$-MIBI 双核素减影显像法

病例2 左侧甲状旁腺腺瘤

女,35 岁。腰痛 4~5 年,右腿痛半年,近 10 天腰腿痛加重。查体:卧床不能自理,右腿不能活动,萎缩,双髋压痛。X 线片:右股骨上端骨质破坏,右股骨颈骨折,股骨头坏死,颅骨骨质疏松表现(图 3-21)。B 超:甲状腺略大,右叶下极见一直径 0.56cm、左叶下极见一直径 0.77cm 大小实性低回声肿物,内可见条状钙化,提示甲状腺结节性肿大。实验室检查:ALP:402.0U/L(35~125U/L),血钙:3.48mmol/L(2~2.8mmol/L),血磷:0.71mmol/L(0.8~1.6mmol/L)。全身骨显像显示颅骨、骨盆继发性骨质疏松表现(图 3-22)。$Na^{131}I/^{99m}Tc$-MIBI 双核素减影:^{131}I 显像图示双甲状腺大小、显像剂分布均匀(图 3-23a)。^{99m}Tc-MIBI 显像图示右甲状腺下极显像剂增高(图 3-23b)。^{99m}Tc-^{131}I 双核素减影图:右甲状腺下极可见显像剂浓聚影,诊断为右 PTA(图 3-23c)。病理证实:(术后)PTA。

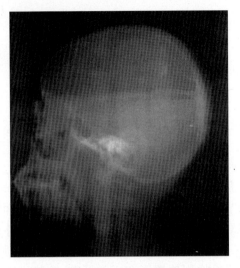

图 3-21 X 线片颅骨骨质疏松表现

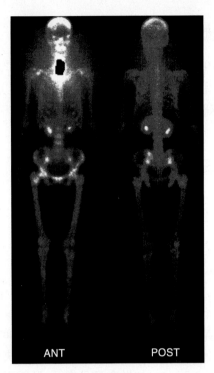

图 3-22 全身骨显像示颅骨、骨盆等骨骼
显示继发性骨质疏松表现

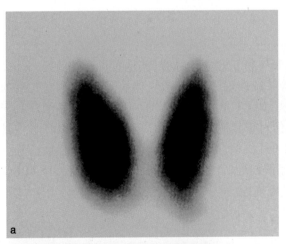

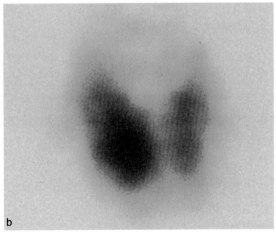

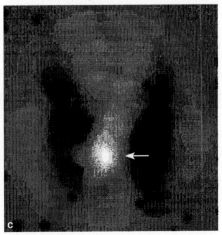

图 3-23 甲状旁腺腺瘤显像
a. ^{131}I 显像图；b. ^{99m}Tc-MIBI 显像图；c. ^{99m}Tc-^{131}I 双核
素减影图

典型病例示教分析要点

HPT 是引起骨痛的原因之一，Na^{131}I/^{99m}Tc-MIBI 双核素减影及核素骨显像能够较准确地诊断甲状旁腺增生或 PTA。本例的确诊主要依靠上述两种方法，但 Na^{131}I/^{99m}Tc-MIBI 双核素减影法不如^{99m}Tc-MIBI 双时相法简便。

第三节　肾上腺显像

一、嗜铬细胞瘤显像

病例　嗜铬细胞瘤

女,73 岁。发作性头晕 2 年,加重半个月,同时患有糖尿病(2 型)。查体:BP:168/105mmHg。CT:右肾上腺占位性病变,大小约 6.0cm×6.0cm,考虑嗜铬细胞瘤(pheochromocytoma,PCC)可能性大。申请肾上腺髓质显像,静脉注射^{131}I-间位碘代苄胍(MIBG)48 小时后分别行局部和全身显像。局部显像表现:位于肝门内下方见一"团块状"显像剂浓聚影,中心放射性稀疏。可见正常肝脏轻度显影(图 3-24a)。加做全身显像示:肝脏下方见"团块状"显像剂浓聚影和正常肝脏、膀胱显影外,其他部位未见异常,显像剂未见异常(图 3-24b)。诊断:右肾上腺嗜铬细胞瘤可能性大。术后病理:肾上腺 PCC。

典型病例示教分析要点

有 80% 以上的 PCC 发生于肾上腺的部位,约有 15% 位于腹主动脉旁,其他可见于肝门处、肝脏内、卵巢等处,偶见于纵隔内。PCC 的临床主要以心血管系统表现为主,多数人伴血压升高,测定儿茶酚胺可以升高。PCC 的定位、定性诊断主要依靠影像方法,如 CT、B 超、MRI、^{131}I(^{123}I)-MIBG 显像。对于肾上腺周围部位的 PCC 用 CT、B 超、MRI 均较易诊断,但对于其他部位的 PCC 用^{131}I(^{123}I)-MIBG 显像具有一定的优势。^{131}I(^{123}I)-MIBG 具有类似于去甲肾上腺素样结构,可以与 PCC 特异性结合而显影,因此,该方法具有定位、定性的特点。本例患者的 PCC 发生于肝门处,容易受肝影和肝胆排出^{131}I(^{123}I)-MIBG 显像剂的影响,如果采用 SPECT/CT 融合显像能提高其准确性。

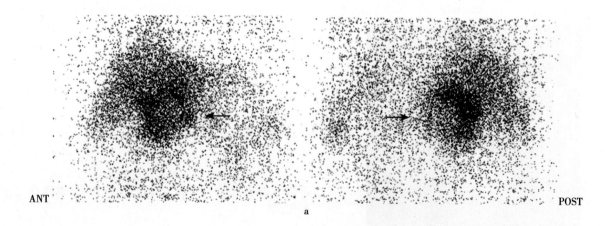

ANT　　　　　　　　　　　　　　　　　　　　　　　POST

a

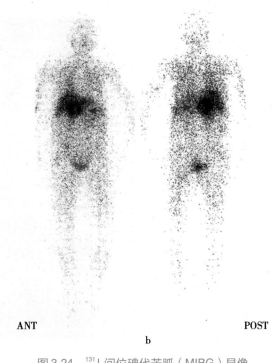

ANT   POST

b

图 3-24 ^{131}I-间位碘代苄胍（MIBG）显像

a. ^{131}I-MIBG 局部显像；b. ^{131}I-MIBG 全身显像

二、恶性嗜铬细胞瘤转移灶显像

病例 1   恶性嗜铬细胞瘤转移灶

男，61 岁。右肾上腺 PCC 术后 6 年复发再手术 2 年又复发。6 年前因右肾上腺肿瘤手术切除，术后病理为 PCC（良性）。术后 6 年后腹部 CT 复查，提示右肾上腺 PCC 术后局部复发，再次手术切除。2 年后复查腹部 B 超：右肾上腺区探及约 3.9cm×2.7cm 大小低回声结节。其内上方另见约 2.3cm×2.8cm 大小的类似小结节，考虑是否为肾上腺肿瘤复发？再次腹部 CT 检查发现右肾上腺区直径约 4.0cm 软组织肿块影，周围见多个肿大淋巴结，提示是否为右肾上腺 PCC 术后复发，转移？全身骨显像提示骨骼多发性转移灶。为进一步了解 PCC 术后情况申请 ^{131}I-MIBG 显像。^{131}I-MIBG 局部显像示右上腹部及下腹部多个大小不等的放射性浓聚区。提示右肾上腺 PCC 术后恶变并局部复发及腹腔内淋巴结转移（图 3-25a）。加做 ^{131}I-MIBG 全身显像发现：除了局部显像显示腹部放射性浓聚区外，双下肢大腿处见多个散在的大小不等的放射性浓聚影（图 3-25b）。诊断为右肾上腺 PCC 术后复发、恶变并全身广泛转移。病理：再次手术切除复发病灶，病理证实为恶性嗜铬细胞瘤（malignant pheochromocytoma）转移灶及淋巴结转移。

典型病例示教分析要点

有部分 PCC 术后易复发，定期应用 ^{131}I（^{123}I）-MIBG 显像有利于观察 PCC 术后有无复发，对于恶性 PCC 能够了解治疗后有无复发、转移以及转移灶的分布位置、大小和治疗后效果的判断等。该例患者发病的初期为良性的 PCC，先后 2 次复发并手术。最后一次手术前，CT 发现 PCC 术后复发并周围淋巴结肿大，转移可疑。其缺点难以发现恶变后 PCC 转移灶的分布。^{131}I（^{123}I）-MIBG 显像的优点：除了对恶性 PCC 有诊断价值外，为肿瘤的分期和治疗方案的制定提供参考。

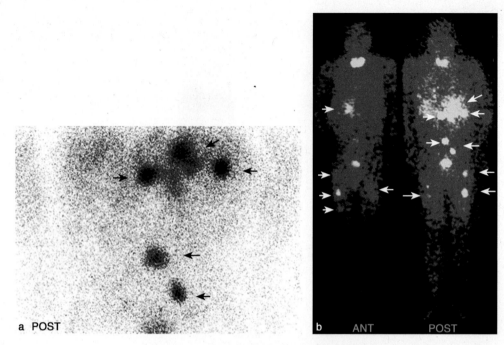

图 3-25 ^{131} I-MIBG 显像

a. ^{131} I-MIBG 局部显像；b. ^{131} I-MIBG 全身显像

（关晏星　刘少正）

第一节 正常人骨显像

一、正常成人全身骨^{99m}Tc-MDP

病例1 正常成年人骨显像

男,45 岁。主诉:颈部和面部水肿 1 个月,确诊小细胞肺癌 3 天。行全身骨显像评价有无骨转移,全身骨显像示:全身骨骼清晰,放射性分布均匀,两侧对称,关节及骨骼的骺端和脊椎显像剂分布略高,四肢长骨部分显影较淡(图 4-1)。

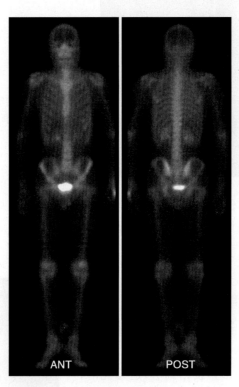

图 4-1 正常成人骨显像
左:前位;右:后位

典型病例示教分析要点

正常骨显像的分析是诊断骨骼疾病的基础,不同年龄段的人,骨显像也有所差异,因此,了解各年龄段正常人的骨显像图对正确诊断骨病变非常重要。正常成年人的骨骼正处于较好的成熟期,所以正常成年人骨显像影像最为清晰。

病例2 正常老年人骨显像

女,60 岁。乳腺癌病史 3 年,常规复查有无骨转移。骨显像显示颅骨轻微增高的弥漫性放射性分布,四肢骨关节对称性放射性增高,双侧肋骨放射性分布稍稀疏(图 4-2)。

典型病例示教分析要点

老年人由于生理性的原因,随着年龄的增长骨骼中钙的逐渐丢失,骨脆性增加和骨骼的退行性改变

93

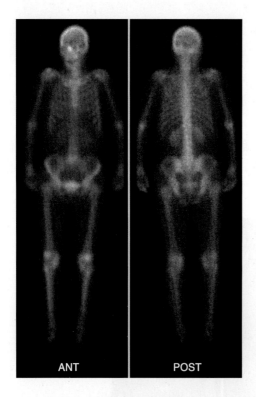

图 4-2 正常老年人骨显像
左:前位;右:后位

等因素,正常老年人骨显像与其他年龄组的骨显像略有差异,正常老年人骨显像特点:颅骨常显示轻微弥漫性和四肢骨关节对称性放射性分布增高,肋骨显影较淡的征象。

二、未成年人 ^{99m}Tc-MDP 全身骨显像

病例1 16 岁青少年正常骨显像

男,16 岁。主诉:运动后出现胸闷 1 个月,无咳嗽、心悸、胸痛、发热、盗汗。当地医院 CT 示:右下肺见一尖端与肺门相连,基底位于膈肌之三角形密度增高应,边缘光滑,纵隔内未见明显肿大淋巴结。行支气管镜检查:右中间段支气管可见新生物占据大部分管腔,于新生物黏膜隆起处活检,活检病理:考虑黏液性腺瘤。行全身骨显像检查。骨显像示:四肢关节的干骺端对称性放射性浓聚,双膝关节上下见明显的"盘状"放射性浓聚带,四肢长骨骨干影略淡。双侧肋骨影较淡,双肋缘沿软骨交界处呈"串珠状"轻度放射性增高,较为对称(图 4-3)。

典型病例示教分析要点

青少年期多指 13 ~ 19 岁的年龄段,骨骼发育上趋于成年人,但仍处于生长期。因此,正常青少年骨显像显示骨骼影清晰,仅在骨关节处的骨干骺端仍见对称性放射性增高,尤其双膝关节上下见明显的"盘状"放射性浓聚,这一影像特点的意义,提示该年龄段的骨骼仍处

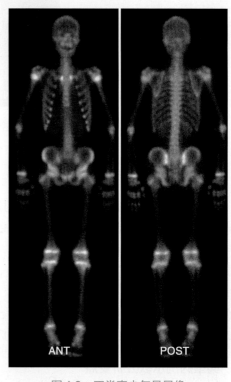

图 4-3 正常青少年骨显像
左:前位;右:后位

于骨骼长度增加的生长期。

病例2　13岁少年正常骨显像

女,13岁。确诊右眶横纹肌肉瘤5月余,发现右耳肿物2天。申请全身骨显像以排除骨转移,骨显像见双侧肋骨放射性分布较淡,影像略淡;颅骨、长骨和脊椎骨略显清晰。四肢关节呈对称性放射性浓聚区,其中双肩关节、双膝关节和双踝关节的骨骺端放射性浓聚明显(图4-4)。

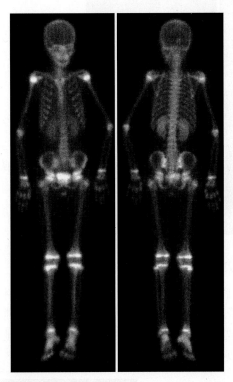

图4-4　13岁儿童正常骨显像
左:前位;右:后位

典型病例示教分析要点

13岁的青少年正处于生长发育期,骨干骺端的生长中心代谢活跃、血供丰富。因此,四肢骨关节处显示明显的放射性浓聚区。当骨病变侵及这些部位可显示较明显的放射性缺损区,如特发性股骨头无菌性坏死等。发生炎性病变时则多呈放射性浓聚区,如多发性骨髓炎等。

病例3　10岁儿童正常骨显像

男,10岁。主诉:发现腹股沟、颈部淋巴结肿大1月半,皮疹1个月,发热2天,门诊拟“淋巴瘤?”收入院。行全身骨显像除外有无骨骼转移性病变。全身骨显像示:双侧肋骨、颅骨和脊椎骨影像与病例4相同。四肢关节对称性放射性浓聚区,双肩关节、双膝关节和双踝关节的骨骺端放射性浓聚与病例4相似(图4-5)。

典型病例示教分析要点

10岁儿童与13岁的少年骨显像表现基本相似,全身骨骼影略淡,四肢骨关节处显示明显的放射性浓聚区。骨与关节发生疾患时也与之有相似之处。

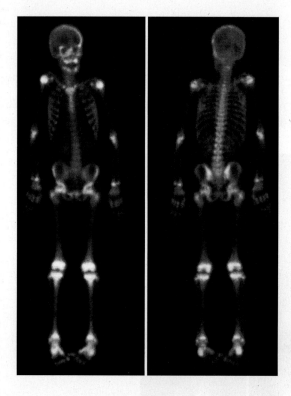

图4-5　10岁儿童正常骨显像
左:前位;右:后位

病例4　7岁儿童正常骨显像

　　男,7岁。2月余前因"腹膜后占位"在全麻下行"腹膜后肿瘤切除术",术后病理:左肾母细胞瘤,组织分化良好型。行全身骨显像了解有无转移。骨显像示:双肩关节、双膝关节及双踝关节处的骨骺明显的放射性浓聚区,其他部位关节处及脊椎呈轻度放射性浓聚。双前肋显影较后肋清晰,双侧肋缘骨与软骨交界处呈"串珠样"放射性轻度浓聚(图4-6)。

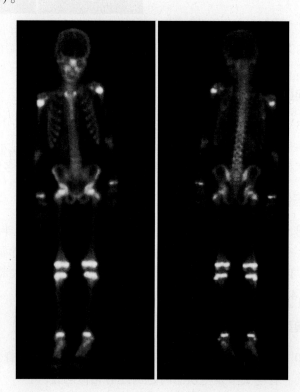

图4-6　7岁儿童正常骨显像
左:前位;右:后位

典型病例示教分析要点

7 岁儿童的骨骼由于骨有机质含量高,钙、无机盐的含量较低。骨干骺端处于初始发育阶段,其显影程度不如 10 岁以上儿童的骨关节影像。

病例 5 3 岁儿童正常骨显像

男,3 岁。代主诉:发现左眼白瞳症 1 月。眼眶 CT 示:左眼球玻璃体内密度增高,内见大量斑片状高密度影。眼部彩超示:左眼球内实性占位并继发性网脱伴积血。在全麻下行左眼球摘除术,病理:视网膜母细胞瘤。为了解术后有无骨转移,申请^{99m}Tc-MDP 全身显像。骨显像示:头颅骨的影像比例较大,放射性影像较淡。除此之外,肋骨、骨盆和四肢长骨的显影也较淡。关节部位的显影与其他年龄的儿童相近(图 4-7)。

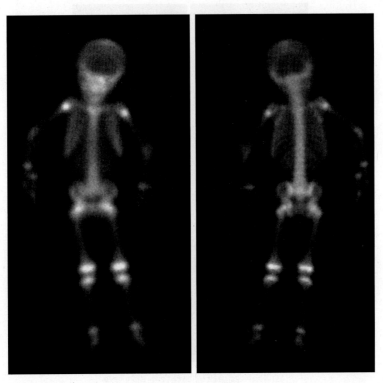

图 4-7 3 岁儿童正常骨显像
左:前位;右:后位

典型病例示教分析要点

该年龄的儿童骨显像特点:头颅骨比例约占身高的 1/5,四肢骨关节的骨影相似于其他年龄段的儿童,其骨显像的主要差别表现为颅骨、肋骨、骨盆和四肢长骨骼影较淡。

第二节 恶性骨肿瘤骨显像

一、骨转移瘤

病例 1 肺癌骨转移

男,60 岁。无明显诱因出现左侧胸背部酸痛 1 月余,咳嗽、咳白色痰,胸部 CT,提示左肺门区不规则肿块影,邻近支气管受压变形,纵隔内见多发肿大淋巴结影,部分融合成团。经支气管镜及 EBUS-TBNA 淋巴结活检证实为小细胞肺癌。^{99m}Tc-MDP 全身骨显像示:脊柱多个椎体、双侧肋骨、右侧肩胛骨及骨盆骨多处见放射性分布浓聚灶(图 4-8),诊断为肺癌广泛性骨转移。

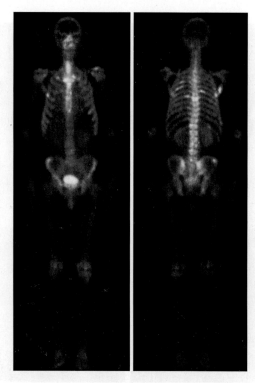

图 4-8 肺癌多发骨转移全身骨显像
左:前位;右:后位

典型病例示教分析要点

本例肺癌骨转移(osseous metastasis of lung carcinoma)骨显像转移征象典型,表现为躯干骨多发的、散在的、无规则的放射性分布浓聚灶,反映了骨转移病变血供丰富、代谢增高。全身骨显像具有灵敏度高,发现病灶早,一次显像可对全身骨骼进行评价等优点,对比本例患者同期 CT 检查,骨质改变不明显,但全身骨显像转移征象非常典型,充分说明了骨显像的高灵敏性,往往在骨质结构未发生改变时即可出现代谢的异常。

病例 2 前列腺癌骨转移

男,49 岁。左侧肢体疼痛 4 个月,活动受限,不伴尿频、尿急、腹痛、腹胀、脊柱疼痛等症状。自行口服"布洛芬缓释胶囊",症状稍缓解。1 周前上述症状加重,到医院就诊。MRI 示盆腔占位,查肿瘤标志物,总前列腺特异性抗原>100ng/ml,疑前列腺癌骨转移。全身骨显像示:第1腰椎、左侧髂骨、左侧髋臼、双侧耻骨及双侧坐骨多发性、大小不一的异常放射性浓聚灶,诊断骨转移癌(图4-9)。盆腔占位穿刺提示腺癌,结合免疫组化,倾向前列腺癌。免疫组化:CK(+),CKH(−),P504(+),PSA(+),PSAP(+),P63(−),Ki-67(约40%+),CK7(−),CK20(−)。诊断为前列腺并多发骨转移。

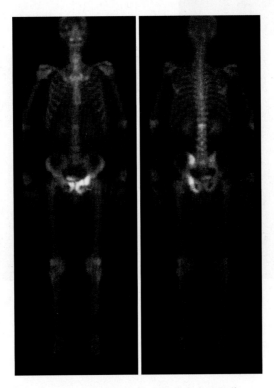

图4-9　前列腺癌多发骨转移全身骨显像
左:前位;右:后位

典型病例示教分析要点

本例前列腺癌骨转移(osseous metastasis of prostate carcinoma)患者,临床症状、全身骨显像提示肿瘤骨转移,骨转移病灶主要分布在骨盆,提示原发病灶可能发生于盆腔,外院MRI示盆腔占位,对占位进行穿刺活检,病理证实了前列腺癌诊断。

病例3　前列腺癌骨转移

男,79岁。以头晕、乏力5月余,伴活动后心慌、双下肢酸困、低热等症状入院检查。^{99m}Tc-MDP全身骨显像:表现为"超级骨显像"征象(图4-10)。查肿瘤标志物 tPSA>100ng/ml,FPSA 39.44ng/ml。腹部CT示前列腺增大,内见多发结节影及钙化灶,所见胸廓骨质、腰椎、骨盆多发高密度影(图4-11)。诊断为前列腺癌全身广泛骨转移。

典型病例示教分析要点

前列腺癌在被发现其他器官受累之前,就常有已播散到骨骼的倾向,且多以成骨性转移为特点。由于广泛性骨转移引起高度成骨性反应,全身骨显像表现为弥漫性的全身骨骼过度显影,有时表现为"超级骨显像"。全身骨骼过度显影时如不注意分析,常误认为正常现象。因此,在骨显像时应认真分析,本病除了骨与软组织摄取显像剂对比度增高外,肾可不显影,还可以利用SPECT/CT同机融合方法观察

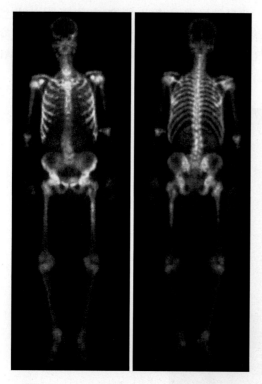

图 4-10 前列腺癌骨转移"超级骨显像"
左:前位;右:后位

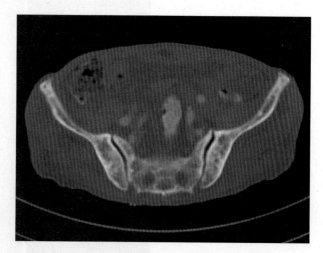

图 4-11 骨盆部 CT 提示多发骨质密度增高影

骨质密度的变化等来鉴别诊断前列腺癌骨转移癌。

病例 4 胃癌骨转移

男,51 岁。2 年前患者间断腹痛,未系统治疗,半月前患者再次感腹痛,伴左肩、腰背部疼痛不适,遂前往当地医院诊治,经检查考虑肿瘤转移可能。全身骨显像示:广泛躯干骨及四肢长骨近段见多发放射性分布浓聚灶,符合多发骨转移改变(图 4-12)。为进一步查找原发灶行[18]F-FDG PET/CT 显像,图像示:全身骨骼多处见代谢活跃灶,同机 CT 示多处溶骨性骨质破坏及骨质密度增高影,胃窦部胃壁增厚伴[18]F-FDG 摄取异常增高(图 4-13),考虑胃癌,综合考虑胃癌骨转移(osseous metastasis of gastric carcinoma)。

典型病例示教分析要点

本例全身骨显像骨转移征象典型,躯干骨及四肢长骨近段多发骨代谢活跃灶,诊断骨转移明确,但原发灶不明,利用[18]F-FDG PET/CT 寻找原发灶,图像显示胃窦部胃壁增厚伴摄取[18]F-FDG 异常增高,确定为胃癌并多发骨转移。本例提示,在骨显像确定为骨转移,原发灶不明确的情况下,可进一步做[18]F-FDG PET/CT 显像,有助于原发病灶的发现。

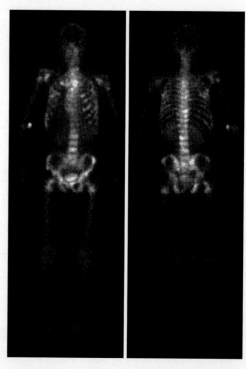

图 4-12 胃癌多发骨转移全身骨显像
左:前位;右:后位

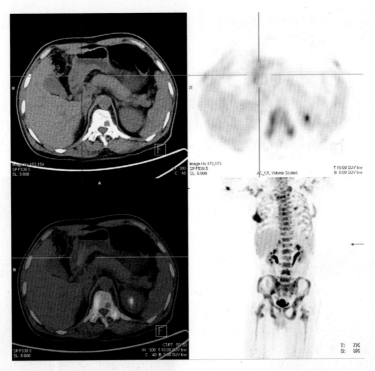

图 4-13　^{18}F-FDG PET/CT 显像

二、原发性骨肿瘤

病例1　多发性骨髓瘤

女,48 岁。胸痛 2 月余。2 月余前出现双侧肋骨、胸骨疼痛,触之加重,可以忍受,无其他部位疼痛,CT 示双侧肋骨、锁骨、胸骨及左侧肩胛骨多发骨质破坏。行全身骨显像排查是否为多发骨转移。全身骨显像示:颅骨弥漫性放射性浓聚,双侧前后肋见多发"点状"放射性浓聚灶,第 1 腰椎见放射性轻度稀疏区(图 4-14)。查肿瘤标志物及肝、肾功能未见异常。尿本周蛋白阳性,免疫球蛋白多项异常,考虑多发性骨髓瘤。CT 引导下肋骨穿刺病理示:符合浆细胞瘤。

典型病例示教分析要点

多发性骨髓瘤(multiple myeloma,MM)是源于骨髓网状内皮系统的恶性肿瘤,多发于 40 岁以上的成人,以侵犯具有造血功能的骨骼为主,X 线片或 CT 检查多表现为溶骨性破坏。骨髓象可见浆细胞异常增多,血清球蛋白增高。全身骨显像多表现为轻度的散在性"点状"放射性浓聚灶或稀疏、缺损区,有时两种情况相互存在,多见于颅骨、肋骨、

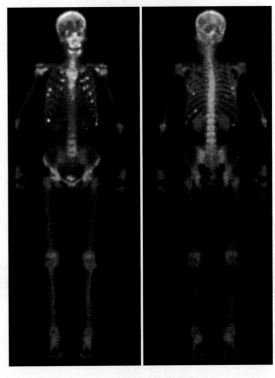

图 4-14　多发骨髓瘤患者全身骨显像
左:前位;右:后位

101

胸骨、骨盆和脊柱等骨骼。MM 骨显像的表现有时与骨质疏松症的骨显像表现相似,应注意鉴别。

病例 2　骨肉瘤

女,28 岁。8 个月前感肩关节轻微疼痛,未在意,后出现左侧肩关节疼痛进行性加重,伴周围软组织肿胀,行左侧肩关节 DR 示:左侧肩关节膨大,骨质模糊、破坏,考虑骨肉瘤(图 4-15)。行左侧肱骨活检术,病理:骨肉瘤。行全身显像排除其他骨骼转移。骨显像示:左侧肱骨近端见团块状放射性分布浓聚灶,呈分叶状,其内放射性分布欠均匀,左侧肱骨中上段放射性分布浓聚,余部位骨骼放射性分布未见异常(图 4-16)。

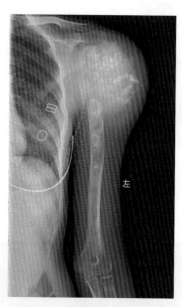

图 4-15　左侧肱骨骨肉瘤患者左侧肩关节 DR 表现

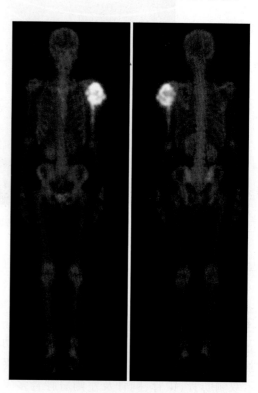

图 4-16　左侧肱骨骨肉瘤患者全身骨显像
左:前位;右:后位

典型病例示教分析要点

骨肉瘤好发于 20 岁左右的年轻人,典型的发病部位为长骨干骺端,以股骨下端和胫骨上端较为多见。骨显像显示病变部位高度浓聚显像剂,其内放射性分布不均,可见冷区,骨轮廓变形。骨肉瘤在骨显像图上显像剂浓聚的范围要比实际病变范围稍大。本例患者符合典型的骨肉瘤表现,同时因骨肉瘤易发生其他部位骨转移,因此行全身骨显像能够对全身骨骼进行评价,以指导手术治疗。

第三节　^{99m}Tc-MDP 骨外软组织异常显影

一、组织、器官与腺体异常显影

病例 1　乳腺异常显影

女,42 岁。右乳癌保乳术后 10 天余,为除外骨转移申请^{99m}Tc-MDP 全身骨显像。骨显像示:右侧第

7后肋见结节状放射性分布浓聚灶,余部位骨骼未见异常;此外,双侧乳腺清晰显影(图4-17)。

典型病例示教分析要点

文献报道,乳腺癌的肿块能够摄取^{99m}Tc-MDP,呈放射性高度浓聚灶,因此,临床常用该显像剂作为乳腺癌的诊断。但骨显像时乳腺异常显影(abnormal visualization of breast)占骨外软组织异常显影的42.0%~53.9%,其机制目前并不是十分清楚。综合原因可能有以下几种情况:①年轻妇女的生理摄取,如月经期乳房血供丰富可能使之显影;②乳腺纤维化并伴有钙化;③乳腺癌术后对侧乳腺代偿;④乳腺的炎症等。正常生理性乳腺显影多是双侧,显影的程度较淡。不同于乳腺癌的显影,乳腺癌多为单侧显影,且肿块影较浓、清晰,靶组织/本底的放射性比值相对较高。

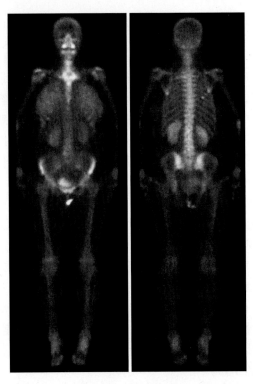

图4-17　全身骨显像显示双侧乳腺清晰显影
左:前位;右:后位

病例2　肠道异常显影

男,80岁。右侧乙状结肠癌术后半年复查,为除外有无骨转移行^{99m}Tc-MDP全身骨显像检查。全身骨骼示:全身骨骼未见异常放射性浓聚或稀疏影。右侧腹部升结肠及回肠位置可见肠形的条索状异常放射性浓聚影(图4-18),提示为回肠和升结肠异常显影。

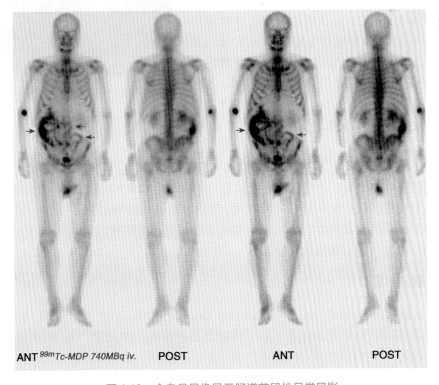

ANT ^{99m}Tc-MDP 740MBq iv.　POST　　ANT　　POST

图4-18　全身骨显像显示肠道节段性异常显影

103

典型病例示教分析要点

骨显像时可见到肠道异常显影,其原因有多种可能性:①肠道的炎症或溃疡性病变,以及其他一些肠病引起血浆蛋白-^{99m}Tc-MDP结合物漏出于肠道内;②系统性淀粉样变性病;③原发性小肠淋巴管扩张,细胞间隙增大,使显像剂溢入肠道与其内容物结合而积聚显影;④坏死性肠炎;⑤肠梗阻,可致软组织中的钙沉积,使之与显像剂结合而显影;⑥恶性肿瘤肠内转移,如神经母细胞瘤肠内转移等;⑦术后尿流改道术或膀胱肠漏;⑧结肠的变异等;⑨长期便秘引起肠粘膜充血、水肿,可使骨显像剂浓聚显像。上述^{99m}Tc-MDP骨显像时引起肠道显影其机制各有不同,需结合病史认真分析和鉴别。

病例3 双肾异常显影

男,61岁。患者8个月前活动后出现胸闷,伴气促,无咯血、发绀,发病后未就医,1月前症状加重至当地医院查CT:左肺中心型肺癌可能性大。行活检:左上肺小细胞癌。自述糖尿病史半年。行^{99m}Tc-MDP全身骨显像了解有无骨转移。全身骨显像示:右侧第4前肋见点状放射性分布稍浓聚灶,CT示局部线状骨质密度影,提示创伤因素可能;其他骨骼无异常;双侧肾脏呈过度浓聚影(图4-19)。

典型病例示教分析要点

骨显像时未与骨骼结合的显像剂通过肾脏排泄,因而可以正常轻度显影。双肾异常显影(abnormal visualization of kidney)是指某些疾病或其他原因导致的肾脏持续性过多的浓聚显像剂,使之过度显影的现象。骨显像患者中有20%~30%双肾或单侧肾及输尿管异常过度显影,其主要原因:①恶性肿瘤继发高血钙症,导致肾钙质沉着;②化疗后引起肾实质的损伤,使肾持续显影;③肾及输尿管原发性的病变,如肾结石、多囊肾、急性肾盂肾炎、肾积水等;④肾转移癌;⑤淀粉样变性等。

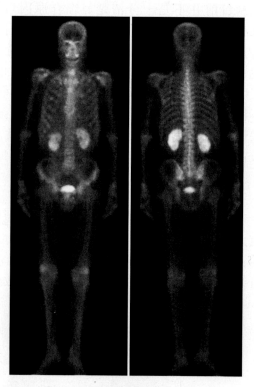

图4-19 全身骨显像示双肾异常显影
左:前位;右:后位

病例4 瘢痕组织异常显影

男,65岁。胃癌术后28天。为排除有无骨转移,申请^{99m}Tc-MDP核素骨显像。全身骨显像示:腹部异常"条索状"放射性浓聚灶(图4-20),除此之外,全身骨骼未见转移性病变。进一步腹部^{99m}Tc-MDP SPECT/CT断层融合显像,腹部异常"条索状"放射性浓聚灶为腹壁的软组织影,定位后与手术瘢痕组织相融合(图4-21)。证实为术后瘢痕组织显影。

典型病例示教分析要点

瘢痕组织异常显影(abnormal visualization of scar tissue)在^{99m}Tc-MDP骨显像和^{18}F-FDG PET/CT显像时均有文献报道,其原因尚不完全明了。骨显像时常见到瘢痕组织浓聚^{99m}Tc-MDP显影,多数原因可能与营养不良性钙化,瘢痕组织中微小钙化或钙离子的沉积有关。腹部瘢痕组织显影一般情况下容易区别,但在腹部以外的瘢痕显影应注意与转移灶或体表的显像剂污染相鉴别。

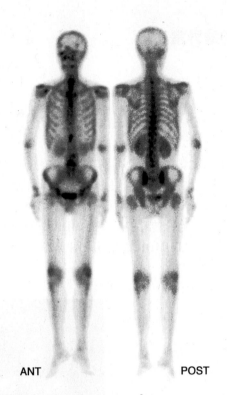

ANT   POST

图 4-20   全身骨显像发现腹部异常"条索状"放射性浓聚灶
左:前位;右:后位

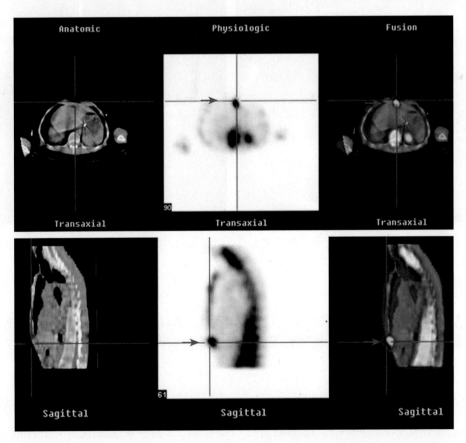

图 4-21   ⁹⁹ᵐTc-MDP SPECT/CT 融合显像示"条索状"浓聚影位于手术瘢痕处

第四节 骨外软组织肿瘤异常显影

一、骨外软组织原发性肿瘤

病例1 神经母细胞瘤

男,4岁。患儿无明显诱因出现发热,伴有头痛、左膝关节疼痛。腹部超声示:腹膜后及右下腹多发肿大淋巴结,右下腹肠管内积气,左上腹不均质团块影。行腹部增强CT示:左侧腹膜后见巨大不规则软组织肿块影,内见斑块状钙化灶,形态不规则,增强呈中度不均匀,左侧肾上腺显示不清(图4-22),考虑神经母细胞瘤可能性大。为了解有无骨转移,行^{99m}Tc-MDP全身骨显像。骨显像提示未见明显骨转移,但发现右侧腹腔肿块显示明显的^{99m}Tc-MDP浓聚影(图4-23)。左肾上腺占位活检证实:神经母细胞瘤。

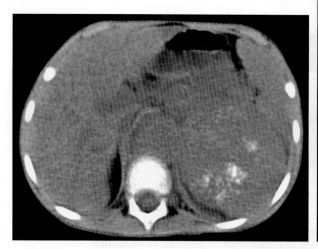

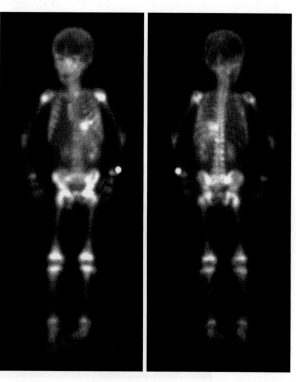

图4-22 CT示左侧腹膜后肿块内多个高密度钙化灶

图4-23 全身骨显像示左腹部肿块位置放射性浓聚
左:前位;右:后位

典型病例示教分析要点

该例患者骨显像示腹膜后肿块能够浓聚^{99m}Tc-MDP而显影,CT检查发现左侧腹膜后肿块内见多个高密度钙化影,提示神经母细胞瘤浓聚^{99m}Tc-MDP的原因与肿瘤内存在钙化有关。

病例2 肺软骨瘤

女,53岁。左肺占位性病变2年。2年前无明显诱因出现发热,CT检查示左肺下叶肿块影,肿块内可见多个高密度钙化影(图4-24)。抗感染治疗后症状消失,但肿块无变化。1个月前无诱因再次出现发热,Tmax 38.9℃,伴咽痛,背部及大腿肌肉酸痛,住院抗生素治疗13天,疗效不佳。查体:

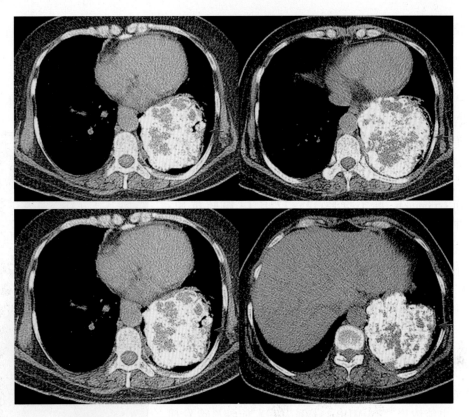

图 4-24　CT 示左肺下叶肿块内见多个高密度钙化灶

胸廓对称，双侧锁骨上未触及肿大淋巴结。左肺呼吸音低，未闻及干湿啰音。实验室检查：WBC $16 \times 10^9/L$，D-二聚体 3951ng/ml。复查胸部 CT 示：左肺下叶肿块，错构瘤可能性大，且较 2 个月前略有增大，左侧少量胸腔积液。术前全身骨显像示：左肺下叶肿块显影，呈"放射性浓聚灶"（图 4-25），除此之外，全身骨骼未见异常。行左肺下叶切除及周围淋巴结清扫术，术中肉眼所见：切除部分肺组织（20cm×11cm×10cm），切面见一灰红色、质硬结节，钙化，直径 11cm，部分区域呈半透明软骨样组织。术后病理：肺软骨瘤，肿块周围淋巴结反应性增生。

典型病例示教分析要点

恶性肿瘤手术前为了排除有无骨转移，多数情况下选用放射性核素骨显像。骨显像中常见一些骨外组织浓聚^{99m}Tc-MDP 骨显像剂，在骨显像时呈放射性浓聚影。肺软骨瘤（chondroma of lung）浓聚^{99m}Tc-MDP 的原因尚不十分清楚，有可能与肿块内钙化灶及软骨瘤内的骨化组织摄取^{99m}Tc-MDP 有关。

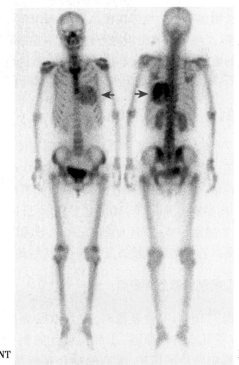

ANT　　　　　　　　　　POST

图 4-25　全身骨显像示左肺肿块区放射性分布浓聚影
左:前位;右:后位

二、骨外软组织转移瘤

病例1 卵巢癌转移灶

女,69岁。腹胀伴小腹下坠感半个月。半个月前因腹水并双下肢水肿入院治疗。查体:腹部膨隆,肝脾不大,腹部肿块触及不清,腹水征阳性。抽腹水为血性,见大量腺癌细胞。妇科检查:阴道后壁上1/3及穹隆部可扪及肿物,大小约8cm×4cm,固定,无触痛。肛诊:进指7cm处,直肠前壁黏膜下可扪及结节状肿物,与直肠关系密切,边缘不清。实验室检查:血沉:53mm/h;糖类抗原125:127U/L;癌胚抗原:0.12U/L。^{99m}Tc-MDP全身骨和局部显像:发现肝区外侧腹壁和膈面均可见片状放射性浓聚区。右侧颅骨局限性放射性浓聚灶(图4-26)。初步诊断为恶性肿瘤腹部广泛软组织转移,颅骨转移可能性大。随后行剖腹探查术,术后病理:卵巢中分化浆液性乳头状囊腺癌。送检肠管肌层、左腹股沟淋巴结、大网膜广泛转移。

典型病例示教分析要点

恶性肿瘤手术前后用骨显像了解有无骨转移,常发现一些软组织转移灶也能浓聚^{99m}Tc-MDP。该例为手术前骨显像发现卵巢癌(ovarian carcinoma)转移灶具有摄取或结合^{99m}Tc-MDP的现象,其原因可能与来自卵巢间质组织中的浆液性囊腺癌组织内钙离子增多有关。当体内注入^{99m}Tc-MDP后与癌组织中的钙离子交换,产生骨外软组织内转移灶放射性浓聚。另外,卵巢癌转移灶的软组织也可能存在微小的异位钙化现象,这些钙化组织与^{99m}Tc-MDP结合使卵巢癌转移灶显影等因素有关。

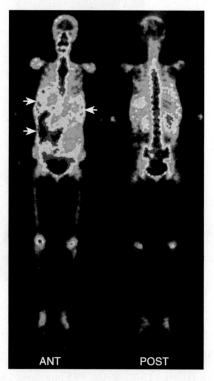

图4-26 卵巢癌腹膜多处转移患者全身骨显像
左:前位;右:后位

病例2 结肠癌肝转移

男,79岁。肝囊肿3年复查。3年前查体发现肝囊肿,未治疗。查体:左下腹部轻压痛,肝肋缘下约2.0cm,质韧,无触痛。腹部CT:肝内占位,腹腔及腹膜后多发淋巴结转移,肝转移癌可能性大(图4-27);肝内及右肾多发囊肿。腹部B超示肝内结节及团块,考虑转移癌,肝内多发囊肿。^{99m}Tc-MDP骨显像示:肝区肿块明显浓聚^{99m}Tc-MDP显像剂,提示恶性肿瘤可能(图4-28)。实验室检查:LDH 604U/L,AST 47.0U/L,多肿瘤标志物蛋白芯片检测CA199,CEA、CA-242均明显升高。乙状结肠镜检查及病理:乙状结肠中分化腺癌。

典型病例示教分析要点

该例^{99m}Tc-MDP骨显像时,发现结肠癌肝转移癌(hepatic metastasis of colon carcinoma)肿块显影,有以下几个方面原因:①肝转移灶的钙化;②肝转移癌局部来自多重血流、血供的异常增加;③肝转移癌肿块的坏死,细胞的损伤致胞膜的通透性改变,钙离子内流增加,使局部骨显像剂浓聚;④其他因素。

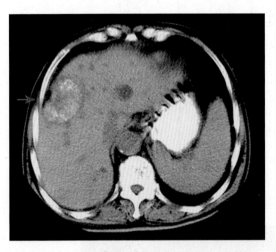

图 4-27　CT 示结肠癌肝内转移灶伴钙化

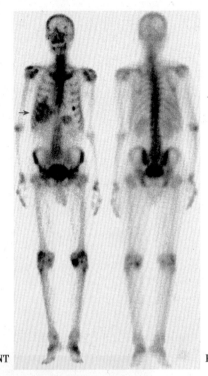

ANT　　　　　　　　　　　　　　POST

图 4-28　结肠癌肝转移患者全身骨显像示肝区放射性分布浓聚灶

左:前位;右:后位

第五节　骨良性病变骨显像

一、骨外伤

病例 1　疲劳性骨折

男,19 岁。参加军训 1 个月后,自觉左股部内侧钝痛,休息后疼痛可缓解,每遇风寒可加重。无发热、盗汗,无消瘦。CT:左股骨干中 1/3 处,股骨内侧皮质外缘可见层状骨膜反应,外周见低密度影,部分骨质突入。MRI:左股骨干中上 1/3 处及股骨内侧皮质见层状骨膜反应和长 T_1 长 T_2 信号。怀疑疲劳性骨折,不排除恶性病变。为进一步确诊,行 ^{99m}Tc-MDP SPECT/CT 骨显像:左侧股骨中上段内侧沿骨质表层呈长条形放射性增高影,右股骨中上段、双侧胫骨中段见条形不均匀放射性增高灶,第 10 胸椎左侧缘“点状”放射性增高影(图 4-29a)。同机 CT 及融合图像示放射性浓聚灶均分布于股骨和胫骨的骨皮质处,未进入髓腔(图 4-29c)。最后诊断:疲劳性骨折,第 10 胸椎左侧肋椎关节损伤。

典型病例示教分析要点

疲劳性骨折(fatigue fracture)又称为应力性骨折(stress fracture)。该病变多是由于超负荷的外力作用下所致的骨骼损伤,是一种非急性骨折。多发生于胫骨、腓骨、股骨及股骨颈椎体关节和跟骨等部位,常引起损伤部位骨的疼痛。放射性核素骨显像是早期诊断疲劳性骨折非常灵敏的方法,其表现特点为显像剂浓聚多在皮质层,重者可达皮质层以下髓质以上,并沿骨干方向分布,呈长条形放射性增高影,如

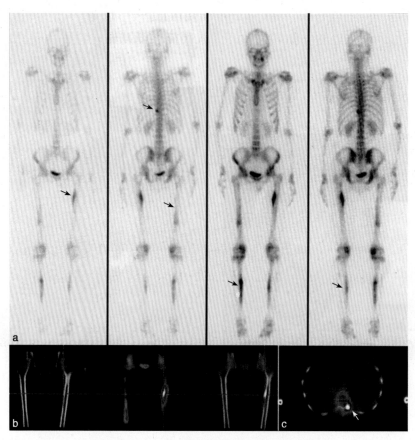

图 4-29　^{99m}Tc-MDP SPECT/CT 骨显像

a. 全身骨显像；b. 左股骨中上 1/3 融合图像；c. T_{10} 水平融合图像

选用放射性核素骨三相显像方法诊断灵敏性更高。该病早期 X 线平片检查常为阴性，4～6 周后 CT 可见受损部位骨皮质层状骨膜反应，部分向骨质突入，外周可见低密度影。MRI 检查除有骨皮质层状骨膜反应外，还表现为长 T1 长 T2 信号异常。

病例 2　外伤性骨折

男，72 岁。因确诊右肺癌伴左侧胸部疼痛行全身骨显像，全身骨显像示左侧 2～5 肋见"串珠样"放射性分布浓聚灶（图 4-30），具有规则性，与骨转移表现呈无规则放射性分布浓聚灶不相符。CT 示：左侧 2～5 前肋骨质连续性中断并部分错位（图 4-31）。诊断为：左侧肋骨多发性骨折。

典型病例示教分析要点

^{99m}Tc-MDP 骨显像诊断微小骨折较 X 线平片、CT 敏感性和准确性好，但特异性较差。因此，当骨显像诊断为外伤性骨折（traumatic fracture，TF）时，提供完整的外伤病史是确定诊断的依据之一，可以弥补特异性较差的不足，必要时结合局部 CT 分析。如外伤和恶性肿瘤两种情况并存时，^{99m}Tc-MDP 全身骨显像有利于了解全身骨骼变化，能够鉴别外伤骨折或骨转移所引起的疼痛。

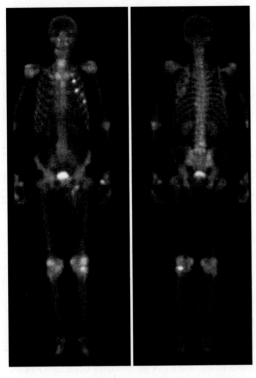

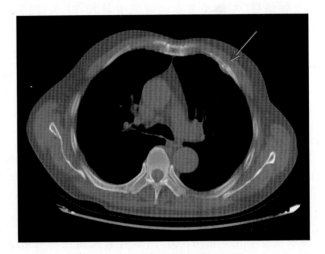

图 4-30　左侧肋骨多发性骨折全身骨显像
左:前位;右:后位

图 4-31　CT 提示左侧肋骨骨折

二、骨坏死性病变

病例1　股骨头无菌性坏死

男,68 岁。主诉:饮酒 40 余年,平均约半斤/天。髋部疼痛,活动受限,间歇跛行,劳累后加重,休息则减轻。^{99m}Tc-MDP骨显像示:双侧髋关节放射性分布浓聚呈"炸面圈"样改变(图 4-32)。诊断为双侧股骨头无菌性坏死。

典型病例示教分析要点

临床研究证明长期使用糖皮质激素、酗酒等因素易诱发股骨头无菌性坏死(aseptic necrosis of the femoral head),放射性核素骨显像是早期诊断股骨头坏死的灵敏、准确的方法,而且早期阶段 X 线片常不易发现。有报道称在股骨头坏死的早期,骨显像显示股骨头区放射性稀疏或缺损区;股骨头坏死进展到中期时股骨头区呈"炸面圈"样放射性分布,即股骨头周边呈环状放射性浓聚,中心显示放射性缺损。晚期阶段随着股骨头的修复,坏死的股骨头区呈放射性浓聚。平面骨显像诊断股骨头坏死的灵敏性为 93.7%;准确性为 93.3%;特异性为 92.6%,如应用 SPECT 或SPECT/CT 探测技术能更好地提高其诊断准确性。

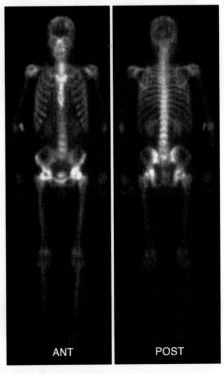

图 4-32　双侧股骨头坏死全身骨显像图
左:前位;右:后位

病例2 儿童特发性股骨头无菌性坏死

男,8岁。左腿痛、跛行3个月,无外伤史、不发热。查体:左髋关节活动受限。血沉:10mm/h。X线平片示左股骨头变小、变扁,关节面欠规整,关节间隙增宽(图4-33a)。左股骨头缺血坏死可能。CT示左侧股骨头密度不均,可见小点状密度减低区(图4-33b)。考虑左侧股骨头无菌性坏死。MRI:左侧股骨头变小,形态不自然,关节面欠规整,骺线显示稍窄,左侧股骨颈可见长T1长T2水肿信号,左侧关节囊内可见少量长T1长T2信号,提示左侧股骨头缺血性坏死可能性大,左髋关节少量积液(图4-33c)。为明确原因首先申请^{99m}Tc-MDP全身骨显像。骨显像示:左侧股骨头区放射性缺损,股骨上段放射性分布略增高,其余骨无异常,疑股骨头无菌性坏死。进一步加做局部显像示左髋关节间隙增宽,左髋臼上缘和左股骨颈区放射性增高,股骨头区呈放射性缺损表现(图4-34)。

典型病例示教分析要点

早期诊断儿童特发性股骨头无菌性坏死(legg-perthes' disease)较灵敏的方法是^{99m}Tc-MDP骨显像和MRI,晚期时CT的特异性好于前者,X线平片对早期的儿童特发性股骨头无菌性坏死意义不大。前两种方法能够反映病变骨早期的局部血流、血供信息,^{99m}Tc-MDP骨显像还能提供股骨头部位的骨代谢变化。由于儿童期各年龄段的股骨头发育有所不同,骨显像图略有差异,与成年人的股骨头无菌性坏死的显像表现并不完全相同。另外,股骨头无菌性坏死处的病程阶段不同,骨显像图的表现也有较大变化,分析、诊断时应注意。儿童特发性股骨头无菌性坏死与成人的股骨头无菌性坏死的临床预后也不一致,因此,早期诊断儿童特发性股骨头无菌性坏死其临床意义非常重要。

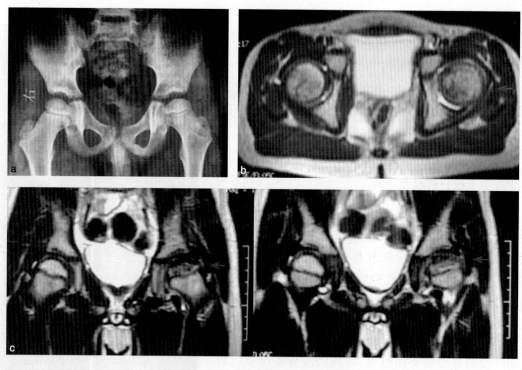

图4-33

a. 骨盆X线平片;b. 股骨头CT;c. 股骨头MRI

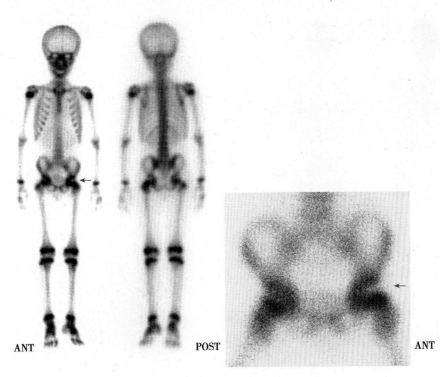

图 4-34　全身骨显像与骨盆骨平面显像图
左:全身骨显像;右:骨盆部平面显像

三、代谢性骨病

病例 1　继发性骨质疏松症

女,53 岁。双下肢无力 2 年,伴全身骨骼疼痛,大小便障碍加重 2 个月入院。查体:左上肢 Hoffman 征(+),双下肢肌力 4 级。为排除骨骼转移瘤引起的骨痛,首先申请^{99m}Tc-MDP 全身骨显像。骨显像示:颅骨、胸骨弥漫性放射性过度增高,显示"头盔征"和"领带征";双侧前肋末端呈"串珠样"改变,双侧前肋可见多个"点状"放射性浓聚灶;双侧下肢长骨皮质及双侧骶髂关节放射性异常增高;左侧股骨头及股骨颈放射性分布异常浓聚(图 4-35)。提示:①代谢性骨质疏松症合并双侧肋骨微小骨折可能性大;②建议进一步甲状旁腺显像,除外甲状旁腺功能亢进症。2 天后甲状旁腺显像提示右甲状旁腺腺瘤(图 4-36)。临床又加做颅骨 X 线片示:双手及颅骨骨密度减低,骨小梁稀疏,呈骨质疏松征象。骨盆片示:双侧股骨颈部变细变短,骨小梁结构欠清。骨盆 CT:双侧髂骨及骶骨骨密度减低,骨小梁稀疏。左侧髂骨翼见一椭圆形骨质破坏区,病变边界清楚,其内 CT 值约 35.2HU。左侧耻骨下支骨皮质不连续,左髂骨骨质破坏灶。提示为:①骨肿瘤或肿瘤样病变;②骨盆骨质疏松。请进一步结合临床及其他检查综合诊断。MRI:C$_3$ ~ T$_4$ 椎体相对后缘骨质增生,C$_2$ ~ T$_1$ 水平两侧黄韧带轻度增厚(图 4-37)。提示:颈椎、胸椎退行性变。

典型病例示教分析要点

继发性骨质疏松症(secondary osteoporosis)^{99m}Tc-MDP 全身骨显像具有一定的特点,全身骨骼过度显影,有时呈"超级显像"表现。主要征象:颅骨和胸骨高度摄取显像剂,呈"头盔征"和"领带征",以及肋软骨处见"串珠样"放射性浓聚影,有时可见骨质疏松后的肋骨微小骨折影,下肢骨的皮质代谢明显增高。该例患者由于双下肢无力伴全身骨骼疼痛加重,病因不明的情况下选用^{99m}Tc-MDP 全身骨显像

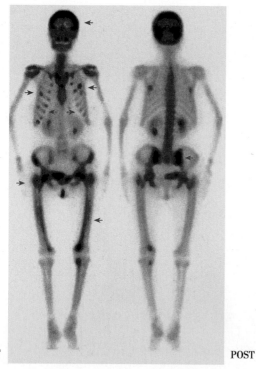

图 4-35　继发性骨质疏松全身骨显像
左:前位;右:后位

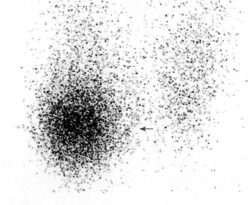

图 4-36　甲状旁腺⁹⁹ᵐTc-MIBI 显像示甲状旁腺腺瘤

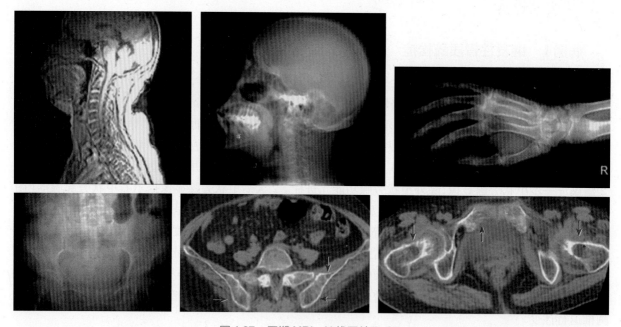

图 4-37　同期 MRI、X 线平片及 CT

发现骨代谢明显增高,提示为继发性骨质疏松症,甲状旁腺功能亢进症,并进行相关检查后证实。表明⁹⁹ᵐTc-MDP 骨显像对原因不明的骨痛有较高的诊断价值。

病例2　老年性骨质疏松症

男,73 岁。右下肢疼痛 3 年,腰部疼痛伴双下肢麻木、乏力 4 月。1 年前在当地医院诊断为右侧股骨头坏死,予以对症治疗后疼痛稍缓解。为明确骨痛原因行全身骨显像、MRI和骨密度测定。^{99m}Tc-MDP骨显像检查显示:T_{11}及L_2椎体放射性分布浓聚且略变扁,右侧第3前肋见纵行线状放射性分布浓聚灶,双侧第11肋侧缘见点状放射性分布浓聚灶,双侧髋关节放射性分布浓聚伴右侧股骨颈缩短改变,双膝关节及双踝关节放射性分布浓聚,提示胸腰椎压缩性骨折、肋骨骨折、双侧股骨头缺血坏死可能性大(图4-38)。胸、腰椎MRI示T_{11}、L_2椎体变扁,T_{11}椎体前后径变长,相应水平硬膜囊前缘受压,提示压缩性骨折(图4-39)。骨密度检查示重度骨质疏松。

典型病例示教分析要点

老年性骨质疏松症(senile osteoporosis)^{99m}Tc-MDP骨显像征象:可表现为轻度的"头盔征"和"领带征",肋骨骨折可见与肋骨垂直的线状放射性分布浓聚灶,肋骨微小骨折呈"点状"放射性浓聚灶,椎体压缩性骨折可表现为"扁状"放射性增高区,伴有股骨颈骨折可见股骨颈缩短,肢体上移,伴有股骨头坏死时双侧髋关节放射性分布浓聚,可呈典型的"炸面圈"样改变。

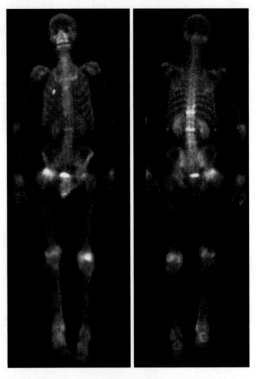

图4-38 老年性骨质疏松全身骨显像
左:前位;右:后位

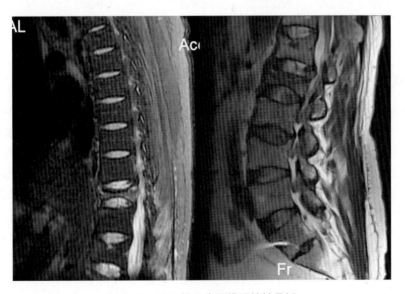

图4-39 MRI提示胸腰椎压缩性骨折

病例3 畸形性骨炎

男,73岁。听力下降6年,视力减退3个月。6个月前MRI检查示:颅骨板障明显增厚,板障内异常信号,考虑畸形性骨炎。查体:头颅不对称,右侧畸形肿大。粗测听力和视力下降。脊柱四肢无畸形,各椎体无压痛,各关节无红肿及功能障碍。生化检查示:血钙2.39mmol/L(2.15~2.55mmol/L),血磷1.20mmol/L(0.80~1.60mmol/L),ALP 879.0U/L(39.0~117.0U/L)增高。DR平片示:胸腰椎退行性病变,脊椎、骨盆、双胫骨骨质疏松。为进一步确诊行全身骨显像检查,结果显示:脑颅骨及面颅骨(除下颌骨)示踪剂分布明显异常浓聚,摄取核素能力明显增强;右侧髋臼亦可见异常示踪剂分布浓聚区(箭头示)(图4-40)。印象:颅骨及右侧髋臼异常示踪剂浓聚,符合 Paget 病表现。经二磷酸盐(帕米磷酸钠)治疗 1 个月后,复查血钙 2.63mmol/L,磷 0.61mmol/L,ALP539.0U/L。

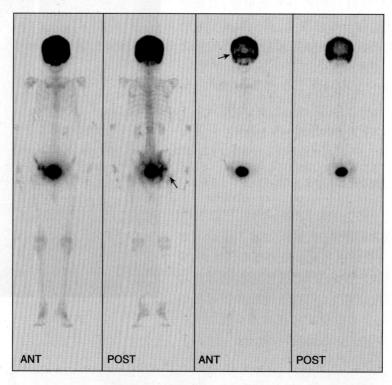

图 4-40　畸形性骨炎全身骨显像

典型病例示教分析要点

畸形性骨炎(osteitis deformans)(又称 Paget 病)是一种原因不明的慢性进行性骨病,导致骨吸收和骨生成增加。有报道此病与病毒感染有关,认为成骨细胞被病毒感染导致骨的吸收,而出现一系列溶骨破坏、硬化,局部组织肿胀,骨骼畸形等改变。本病 X 线片表现可分两类:以骨破坏为主的海绵型和以修复为主的硬化型。^{99m}Tc-MDP 骨显像的特征是病变部位显像剂过度性摄取增高,弥漫分布于整个受侵及的骨骼,并呈不对称性分布,如侵及长骨多先累及骨骺端,然后向骨干扩张。Paget 病侵及的骨骼以骨盆、颅骨、肩胛骨和肱骨、脊椎骨、髋骨、股骨和胫骨最常见,其次也分别见于肋骨、胸骨、前臂和骶骨等部位。在 Paget 病骨显像分析时应注意与骨转移瘤相鉴别。

四、骨关节疾病

病例1　退行性骨关节病

女,53 岁。因腰疼 20 天就诊。行^{99m}Tc-MDP SPECT/CT 骨显像,全身骨显像示:T_{11}、T_{12}椎体放射性分布较浓聚(图4-41);断层融合图像示:T_{11}、T_{12}椎体边缘及椎后小关节骨质增生、硬化,放射性分布浓聚(图4-42),诊断为退行性变。

典型病例示教分析要点

对于脊柱少许或单个"热区"的鉴别,融合图像对病灶的解剖定位非常有价值。退行性骨关节病

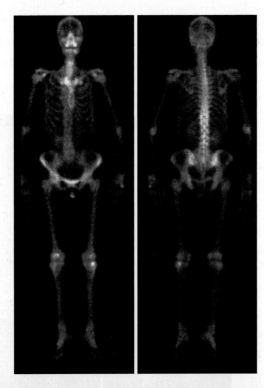

图 4-41　T_{11}、T_{12}椎体退行性变全身骨显像图
左：前位；右：后位

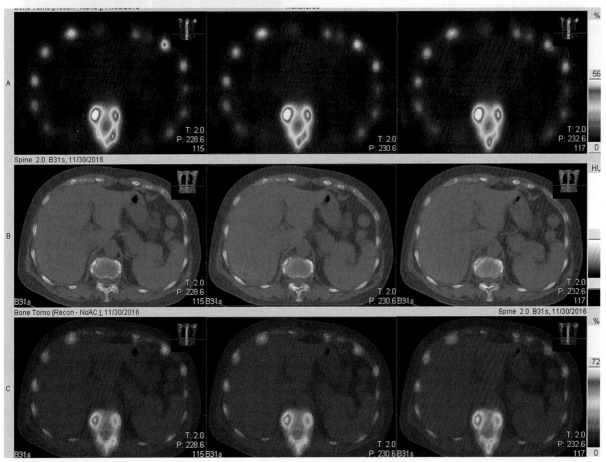

图 4-42　断层融合图
上排：SPECT 图像；中排：CT 图像；下排：SPECT/CT 融合图像

（degenerative osteoarthropathy）常累及椎小关节或椎体皮质，有时 X 线片或 CT 可见骨赘形成、钙化等表现，多见于中老年人；骨转移癌多累及椎弓根或椎体和椎弓，X 线片、CT 见有骨质破坏或高度骨硬化表现。本病例在骨显像表现为下段腰椎放射性浓聚，再结合 CT 及融合图像，表明病变部位在 T11、T12 椎体边缘和椎后小关节，为良性病变的特征。

病例2　强直性脊柱炎

女，67 岁。患强直性脊柱炎 11 年，脊柱无明显压痛。此外有类风湿性关节炎病史 22 年，现病情稳定未用药。^{99m}Tc-MDP 全身骨显像示：脊柱放射性分布不均匀，$T_{10\sim12}$椎体及 $L_{2\sim3}$椎体节段性放射性分布较浓聚，符合强直性脊柱炎改变；双肩关节、双肘关节、双腕关节、双侧指间关节、双膝关节及双踝关节放射性分布浓聚，符合类风湿性关节炎（图 4-43）。

典型病例示教分析要点

强直性脊柱炎（ankylosing spondylitis，AS）是一种自身免疫性疾病，以侵及双侧骶髂关节、脊柱及其周围韧带和四肢大关节为主要特点，脊椎僵硬、强直。本病多见于青壮年，男性多于女性，较特异的诊断是 HLA-B27 阳性，X 线、MRI、核素骨显像等影像检查是诊断和观察病变进展程度的主要方法。^{99m}Tc-MDP 全身骨显像诊断 AS 的特异性略逊色于 X 线检查，但全身骨显像的临床应用目的，在于能够广泛地观察 AS 侵及脊椎的骨关节的位置和程度。^{99m}Tc-MDP 全身骨显像主要表现为受累的脊柱、四肢关节不同程度和形状的放射性增高或浓聚。

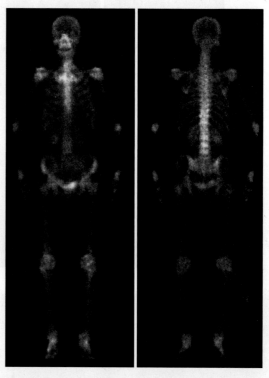

图 4-43　强直性脊柱炎伴发类风湿性关节炎患者全身骨显像图

左：前位；右：后位

病例3　类风湿性关节炎

男，55 岁。2 月余前无明显诱因出现右手 2~5 指近端指间关节、拇指掌指关节肿痛，伴偶咳，无发热，无口干、眼干等不适，无脱发，未治疗。1 月余前关节疼痛累及双膝、双肘、颈部、双腕；偶有胸前区不适，至当地医院就诊，给予尼美舒利、西咪替丁等治疗，关节疼痛稍好转，1 周前出现左手 2~5 指近端指间关节肿痛，双髋部疼痛。行全身骨显像示：双肘关节、双腕关节、双手指间关节及双膝关节放射性分布浓聚（图 4-44）。结合实验室检查和其他影像学检查，诊断为早期类风湿性关节炎。

典型病例示教分析要点

类风湿性关节炎（rheumatoid arthritis，RA），也是一种自身免疫性疾病，表现为外周关节的非特异性炎症。早期关节和软骨尚未破坏时，局部仅充血、水肿，有单核细胞、淋巴细胞和浆细胞浸润，纤维蛋白渗出，骨显像即可见到累及的关节显像剂异常浓聚，能早于 X 线摄片发现病灶。典型表现为整个腕部弥漫性显像剂浓聚增高，指骨、趾关节或掌指关节区显像剂浓聚，常出现多发的小关节异常浓聚区。本例患者骨显像示双肩关节、双肘关节、双腕关节、双手指间关节及双膝关节放射性分布浓聚，符合典型的类风湿性关节炎改变。

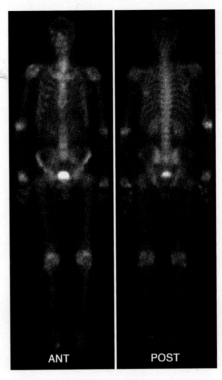

ANT　　　　POST

图 4-44　早期类风湿性关节骨显像图
左:前位;右:后位

五、骨纤维结构不良

病例1　骨纤维异常增殖症

男,43 岁。患者年幼时左股骨骨折于当地医院治疗,具体不详,遗留左下肢畸形,活动受限。1 年前因左小腿疼痛于当地医院行手术治疗,病理:左胫骨骨纤维结构不良并部分恶变。患者术后左小腿近端局部包块逐渐增大,近 2 月增大比较明显,为进一步治疗到医院就诊。全身骨显像示:左侧股骨弯曲畸形,左侧股骨、左侧胫骨及左侧耻骨见弥漫多发放射性分布浓聚灶(图 4-45)。左小腿肿块活检,病理:多形性低分化肉瘤。后行左下肢膝上截肢术。术后左侧股骨 DR 示:左股骨上段骨质密度不均,呈膨胀性骨破坏,左股骨上段骨质弯曲,失去正常形态(图 4-46)。

典型病例示教分析要点

骨纤维异常增殖症(fibrous dysplasia)又称骨纤维结构不良或骨纤维瘤,是一种良性的、骨髓/网状骨被纤维结缔组织及不规则病变替代的骨纤维性疾病,好发部位为颅面骨、股骨、胫骨,其次为骨盆、腓骨、肱骨、桡骨、尺骨等,可累及单一或多处骨骼。在骨肿瘤中约占 2.5%,在非恶性骨肿瘤中约占 7.0%。无临床症状的可以随访观察,有症状者需要手术治疗,复发率约为 18%。但骨纤维结构不良可以恶变成其他肿瘤,如骨肉瘤、纤维肉瘤、软骨肉瘤和恶性纤维组织细胞瘤等,因此对此病应密切随访、警惕恶变。本病在核素骨显像中典型表现为:出现单一或多骨多发性以局限于一侧肢体骨骼为主的明显核素浓聚,且异常浓聚区与受累长骨横径一致。但由于骨显像对于恶变缺乏特异性,因此建议局部有迅速生长迹象的要结合病理诊断。

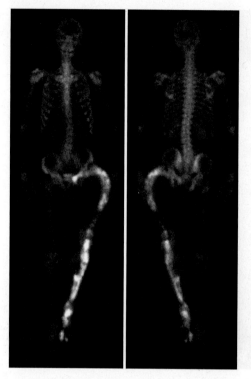

图 4-45　左下肢骨纤维结构不良并局部恶变骨显像图
左:前位;右:后位

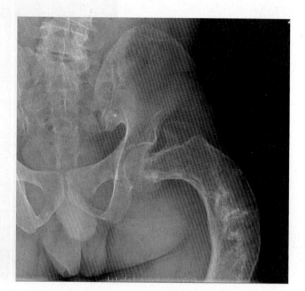

图 4-46　左下肢膝上截肢术后 DR

（韩星敏　谢新立）

第一节　肺灌注显像和通气显像

病例 1　肺动脉栓塞

男,55 岁。无明显诱因胸痛 3 天,伴呼吸困难、多汗、乏力。无咳嗽、发热。查体:无口唇发绀,无颈静脉怒张,心界不大,心率 87 次/分,律齐,肺动脉瓣听诊区第二心音增强,未闻及杂音;心电图示 $V_1 \sim V_4$ 导联 T 波倒置。于当地医院疑诊断为"冠心病、不稳定性心绞痛"。予硝酸甘油、美托洛尔等药物治疗,但症状未见好转。辅助检查:血清肌钙蛋白 I 0.00ng/ml(0 ~ 0.4ng/ml),CK-MN 100.0%(95.8 ~ 100.0%),血清肌酸激酶 44U/L(39 ~ 308U/L),血清乳酸脱氢酶 215U/L(135 ~225U/L),血清天门冬氨基酸转移酶 17U/L(8 ~40U/L),血浆 D-二聚体测定 4.68μg/ml(0 ~ 0.5μg/ml)。肺 CT 示双肺未见异常(图 5-1)。

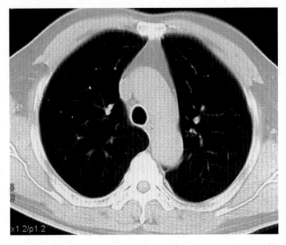

图 5-1　肺 CT
双肺未见异常

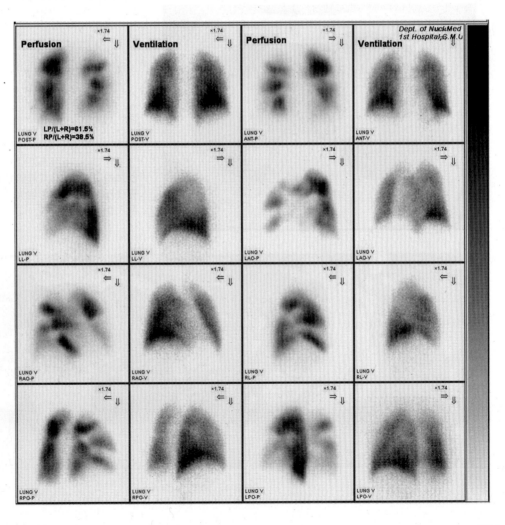

图 5-2　肺通气/灌注显像
肺灌注显像(第 1、3 列)见双肺多发节段性、非节段性显像剂分布稀疏、缺损区。肺通气显像(第 2、4 列)见双肺内显像剂分布基本均匀,未见确切异常显像剂分布区

肺通气/灌注显像所见:行同期肺灌注显像见双肺多发血流灌注减低区,肺通气显像未见异常(图5-2),二者影像完全不匹配征象,提示肺栓塞高度可能性。

治疗后证实:肺栓塞,溶栓和抗凝治疗一个月后,临床症状、体征明显好转出院。

典型病例示教分析要点

肺动脉栓塞(pulmonary embolism,PE)为内源性或外源性栓子堵塞肺动脉及其分支,引起肺循环障碍的临床和病理生理综合征。栓子包括血栓、脂肪、羊水、空气等。肺栓塞时可因右心功能的障碍,导致左心输出量的减低,继而使冠状动脉供血减低。因此部分肺栓塞患者的心电图可出现 ST 段/T 波改变等表现。本例患者肺灌注显像表现为两个以上多节段性的灌注稀疏、缺损区,同一部位 X 线、肺通气显像正常,呈不匹配改变。根据 POIPED Ⅱ 制订的标准,可以诊断为"PE 高度可能性"。

病例2 术后肺动脉栓塞

女,44 岁。膀胱碎石术后出现胸痛、胸闷,给予华法林治疗 10 天。辅助检查:血浆 D-二聚体测定值为 10.63μg/ml(0~0.5μg/ml)。胸部 X 线示双侧肋膈角变钝。肺 CT:双肺透过度减低,双肺纹理增多,双肺下野可见多发索条影。心影增大,心包内可见液性密度影,双侧胸腔较多量积液。诊断:双肺下叶炎症,轻度间质改变,双侧胸腔积液,心包积液(图5-3)。肺动脉 CTA:肺动脉均匀强化,肺动脉主干、左右肺动脉管腔大小及走行正常,肺动脉及分支内未见充盈缺损(图5-4)。

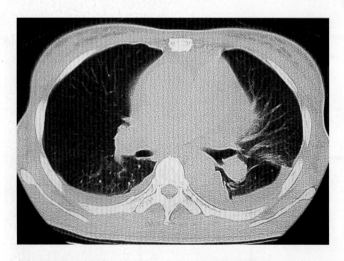

图5-3 肺 CT

双肺透过度减低,双肺纹理增多,双肺下野可见多发索条影,心影增大,双侧胸腔较多量积液

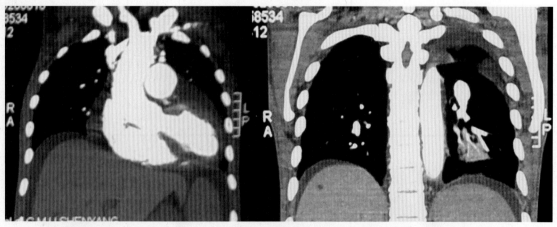

图5-4 肺动脉 CTA

肺动脉及分支内未见充盈缺损

肺通气/灌注显像所见:肺灌注像示左肺下叶显像剂分布稀疏、缺损,右肺后基底段显像剂分布明显稀疏。肺通气显像示双肺显像剂分布基本均匀,二者显像呈不匹配征象。分肺血流比:左肺/全肺=17.02%,右肺/全肺=82.98%。肺栓塞高度可能性(图5-5)。

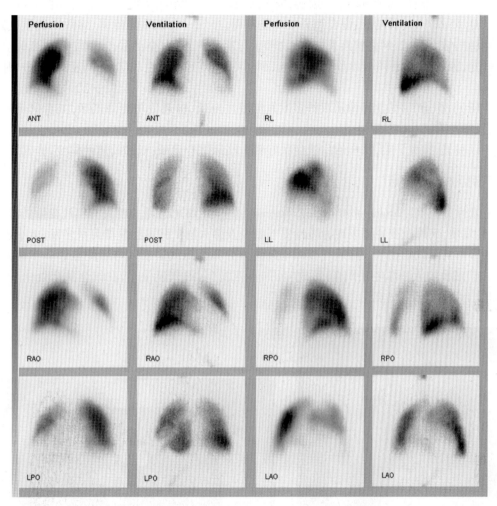

图5-5　肺通气/灌注显像,肺灌注显像(第1、3列)
左肺下叶显像剂分布稀疏、缺损,右肺后基底段显像剂分布明显稀疏区。肺通气显像(第2、4列):双肺内显像剂分布基本均匀

治疗后证实:肺栓塞,临床给予抗凝治疗后症状好转。

典型病例示教分析要点

急性PE多无典型临床症状、体征,易出现漏诊或误诊。临床诊断除了不典型的临床表现和病史外,多依据X线平片、CT、CTA;血浆D-二聚体测定;肺通气/灌注显像及心超等检查方法,其中D-二聚体测定、肺血流灌注/通气显像和CTA是主要诊断手段。术后是诱发PE的因素之一,该患者有手术病史,术后又出现胸痛、胸闷,血浆D-二聚体增高,X线检查发现胸腔积液。肺灌注显像示左肺下叶及右肺后基底段显像剂分布缺损区,与肺通气显像完全不匹配。尽管CTA结果显示阴性,应诊断为肺栓塞,进行抗凝或溶栓治疗。值得注意的是诊断PE的上述主要"三种方法",由于彼此均存在一定的优缺点,都有可能出现假阳性和假阴性结果,因此,应综合各项检查结果进行判断。

病例3　慢性阻塞性肺疾病

男,68 岁。反复咳嗽、咳痰 30 年,咳白痰或黄痰,痰不易咳出,感冒后加重,活动后呼吸困难 10 年,加重 6 个月就诊。查体:双肺呼吸音减弱,呼气延长,可闻及干湿啰音。血气分析:pH 7.42,PO_2 67mmHg,PCO_2 55mmHg。肺功能:混合型通气功能障碍,小气道功能重度障碍,弥散功能重度降低。胸部 DR:双侧肺野散在片状、网格状索条影,肺纹理走行紊乱,心影大小正常,左侧肋膈角变钝。诊断:双肺间质性病变,肺气肿,左侧胸膜增厚(图5-6)。肺 CT 示:双肺间质性、陈旧性病变,肺气肿,肺大疱(图5-7)。

SPECT 所见:肺通气/灌注显像示双肺多发血流灌注降低、肺通气功能降低区,二者影像基本匹配。诊断:慢性阻塞性肺疾病(图5-8)。

患者予以吸氧、抗炎平喘,祛痰治疗后症状好转。临床综合诊断:双肺间质性病变,肺气肿,肺大疱。

典型病例示教分析要点

慢性阻塞性肺疾病(chronic obstructive pulmonary disease,COPD)是一种具有气流受限特征的肺部疾病,呈进行性发展,病理改变主要表现为慢性支气管炎及肺气肿。肺灌注显像可呈多发、大小不等、非肺段性显像剂分布稀疏或缺损区。肺通气显像呈显像剂分布稀疏或缺损区与灌注显像基本相同,与灌注影像相"匹配"或范围大于灌注缺损区,形成"反向不匹配"。通气显像上,在气道狭窄处由于显像剂沉积增多,图像上有时可见"热点"。

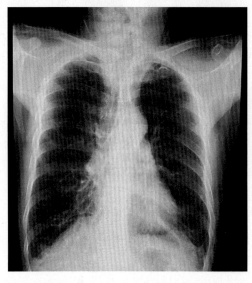

图5-6　胸部 DR
双侧肺野散在片状、网格状索条影,肺纹理走行紊乱

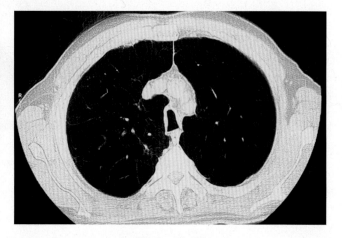

图5-7　肺 CT
双肺纹理紊乱,可见弥漫性网格影、索条影,形成巨大囊性透光区,右侧后肋膈角区可见膈肌局限性缺如,双侧胸膜增厚。增强未见异常改变

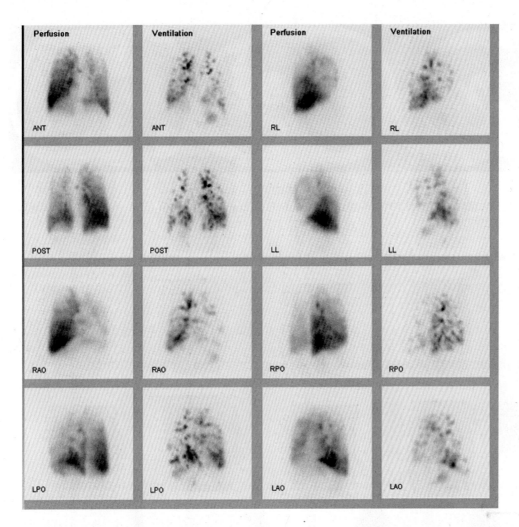

图 5-8　肺灌注显像（第 1、3 列）：双肺多发显像剂分布稀疏区，大小、形态不一，双肺上叶及右肺中叶显像剂分布稀疏明显。肺通气显像（第 2、4 列）：双肺弥漫分布小片状显像剂分布稀疏缺损区，大小、形态不一，与灌注显像基本匹配。通气显像示大气道处显像剂沉积，图像上可见"热点"

病例 4　肺大疱

男,23 岁。一个月前无诱因出现咳嗽,偶有黄痰,无呼吸困难。查体:听诊右肺未闻及呼吸音,左侧呼吸音清。动脉血气分析:pH 7.40,PaO_2 72.40mmHg,$PaCO_2$ 38.10mmHg,血氧饱和度 94.70%。肺 DR 示右侧大量气胸(图 5-9);肺 CT 示右肺多发肺大疱,气肿,慢性炎症性肿块纵隔疝(图 5-10)。

肺通气/灌注显像所见:右肺几乎无显像剂分布,二者显像相匹配;左肺未见异常(图 5-11)。

临床综合诊断:肺大疱。临床确诊后择期手术。

典型病例示教分析要点

肺大疱(bunamiodyl)有先天性和后天性两种。先天性多见于小儿,因先天性支气管发育异常而致。后天性多见于成人、老年人,常伴慢性支气管炎和肺气肿。肺大疱在肺通气/灌注显像中无特征性影像,多在诊断 COPD 时有可能显示上述的异常表现,一般情

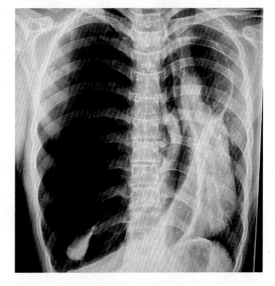

图 5-9　胸部 DR
右侧胸腔见大量气体,肺组织被压缩呈小团块状,纵隔明显左移,右侧膈肌低平,左侧肋膈角锐利

125

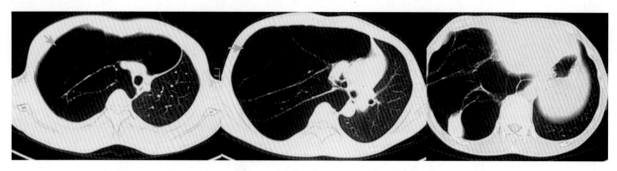

图 5-10　肺 CT

右肺多发肺大疱,正常肺组织基本消失,下叶近胸膜处可见浓密结节,2.2cm×2.3cm,CT 值 15HU。双侧肺门不大,纵隔左移,其内未见肿大淋巴结

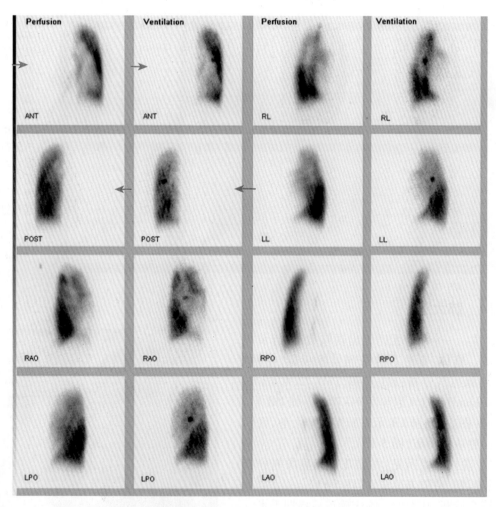

图 5-11　肺灌注显像(第 1、3 列):右肺无显像剂分布;左肺显像剂分布正常。　肺通气显像(第 2、4 列):右肺显像剂分布同灌注显像。　分肺血流比:左肺/全肺=99.16%,右肺/全肺=0.84%

况下不单独应用于肺大疱诊断。

病例 5　肺癌

男,55 岁。干咳、痰中带血丝一周就诊。查体:双肺未闻及干湿啰音。动脉血气分析:pH 7.41 (7.35~7.45),PaO_2 82mmHg(80~100mmHg),$PaCO_2$ 36mmHg(35~45mmHg),血氧饱和度 96.30%。

胸部 DR 示左肺门团块影（图 5-12），建议 CT 检查。CT 示左肺上叶中心型肺癌伴有周围炎症、阻塞性肺气肿，左肺舌叶炎症（图 5-13）。

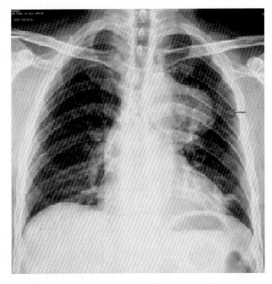

图 5-12　胸部 DR
双侧胸廓对称，左肺门旁可见直径 5.7cm×4.5cm 大小的软组织肿块，边缘可见小的毛刺

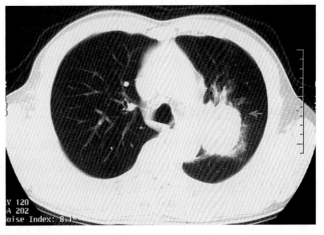

图 5-13　肺 CT
左肺上叶中心型肺癌伴有周围炎症、阻塞性肺气肿，左肺舌叶炎症

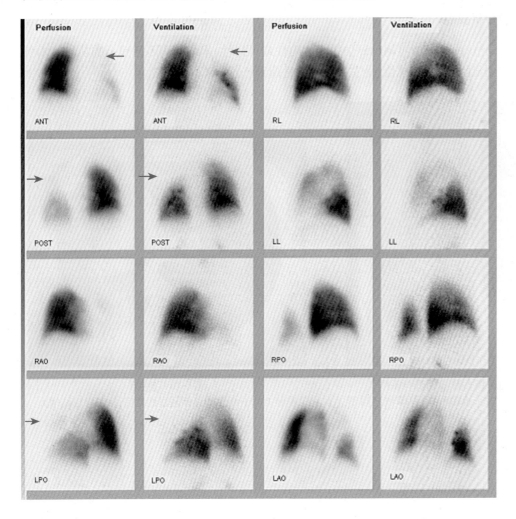

图 5-14　肺通气/灌注显像示：左肺上叶显像剂分布缺损区，二者相匹配。分肺血流比：左肺/全肺=5.22%，右肺/全肺=94.78%

肺通气/灌注显像所见:左肺上叶肺灌注/通气显像显像剂分布呈明显缺损区,二者呈匹配改变;左肺下叶通气/灌注显像示显像剂分布均稀疏,二者基本匹配;左肺分肺血流比降低(图5-14)。

临床诊断:中心型肺癌。

典型病例示教分析要点

肺癌(lung cancer)的肺通气/灌注显像多表现为:病变部位的肺段、肺叶,甚至一侧肺的显像剂分布稀疏或缺损,二者影像基本匹配,肺灌注和通气显像的异常范围常大于X线平片、CT所示的范围。肺灌注和通气显像对肺癌的诊断价值有限,其临床应用的意义在于能够预测肺肿瘤术后残留肺的功能。

病例6　左肺鳞状细胞癌

男,47岁。咳嗽两个月,咳白痰,无咯血、胸痛,20天前症状加重就诊。查体:双肺未闻及干湿啰音。胸部DR:左肺可见高密度团块影,边缘模糊,双肺散在高密度索条影,请结合临床进一步检查(图5-15)。肺CT:左肺门处见一团块影,大小约4.8cm×3.7cm,CT值32HU,浅分叶状,左主支气管截断。远端肺野内可见斑片样结节影。纵隔居中,其内见肿大淋巴结。左肺下叶支气管管腔呈囊状扩大。提示:左肺上叶中心型肺癌伴阻塞性炎症;纵隔淋巴结增大;左肺气肿,下叶支气管扩张(图5-16)。肺灌注显像:左肺上叶各段血流灌注降低;左肺分肺血流比降低(图5-17)。支气管镜检查见左肺上叶支气管开口处菜花状肿物。病理证实:左肺鳞癌。

典型病例示教分析要点

肺癌术前行肺通气/灌注显像可辅助评估手术危险性或可行性,术前预测术后残余肺功能。本例患者左肺分肺血流比明显降低,右肺代偿,是左肺全切的适应证。

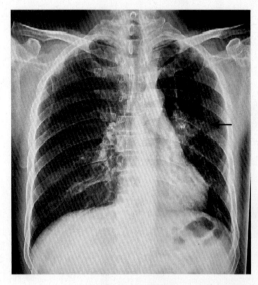

图5-15　胸部DR
左肺门高密度团块影,边缘模糊,双肺散在高密度索条影

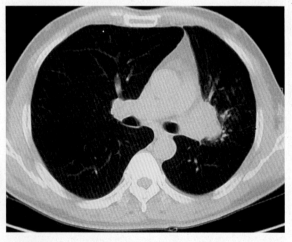

图5-16　肺CT
左肺上叶中心型肺癌伴阻塞性炎症;纵隔淋巴结增大

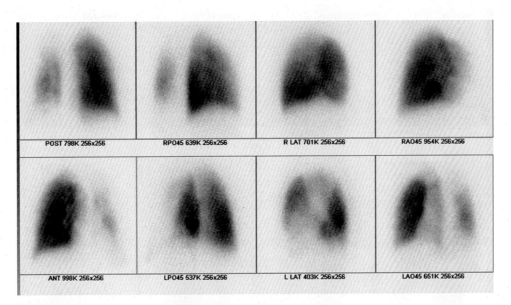

图5-17 肺灌注显像：左肺上叶各段见显像剂分布稀疏、缺损区。 分肺血流比：左肺/全肺=10.95%，右肺/全肺=89.05%

病例7 肺炎

女,69岁。自述受凉后呼吸困难半个月,后背偶有疼痛,伴咳嗽,偶有黄痰。既往史:肾结核。体温37.4℃,脉搏90次/分,呼吸21次/分,血压135/90mmHg,动脉血pH 7.39(7.35~7.45),PaO_2 92.30mmHg(80~100mmHg),$PaCO_2$ 32.80mmHg(35~45mmHg),白细胞总数 $10.08×10^9/L[(3.69~9.16)×10^9/L]$,粒细胞计数 $8.13×10^9/L[(2~7)×10^9/L]$。胸部DR:右上纵隔旁见密度增高影,左下肺野纹理模糊,建议进一步检查。肺CT:双肺间质性改变,双侧胸腔积液,左侧叶间裂积液,心包积液(图5-18)。肺通气/灌注显像:左肺下叶部分背段及后基底段通气功能降低,血流灌注未见异常;左肺叶间裂位置血流灌注降低、肺通气功能减低区,分肺血流比:左肺/全肺=42.59%,右肺/全肺=57.41%(图5-19)。临床诊断:肺炎,呼吸衰竭。给予吸氧、抗炎治疗后好转。

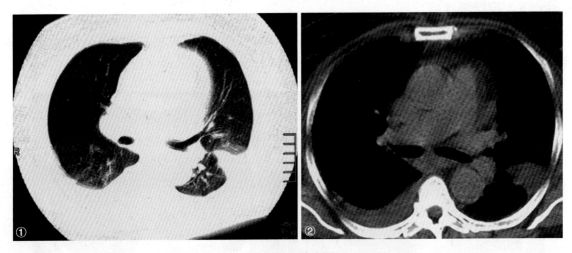

图5-18 肺CT

双肺纹理增强,双肺下叶见斑片状模糊影,双侧胸腔积液,双肺下叶受压,左肺叶间裂见液性密度影。心包积液
①肺窗;②纵隔窗

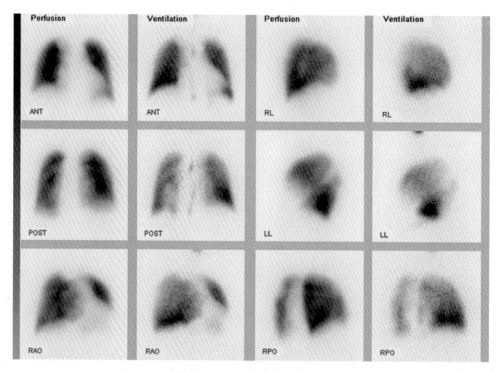

图 5-19　肺灌注显像

左肺沿叶间裂走向见条形显像剂缺损区。肺通气显像:左肺下叶部分背段及后基底段见显像剂分布稀疏区,左肺沿叶间裂走向处见条形显像剂稀疏、缺损区。分肺血流比:左肺/全肺 = 42.59% ,右肺/全肺 =57.41%

典型病例示教分析要点

肺有多种疾病可在肺通气、灌注显像时表现为显像剂分布缺损区相匹配。除了以上提到的肺占位性病变、COPD 等病变外,另有一些肺的炎性病变也可显示显像剂分布缺损区相匹配的征象。如本例的肺间质炎症、叶间裂积液也可出现此种表现,因此,对于肺通气、灌注显像表现为显像剂分布缺损区相匹配时,应结合其他相关影像和检查及病史分析,注意炎性病变与一些慢性 PE 的鉴别。

病例 8　可疑肺栓塞

女 ,57 岁。感冒后咳嗽、胸闷,偶有胸痛一周。肺 CT:左肺下叶见纤维条索影及钙化影,右下肺叶膨胀不全。双侧胸腔积液伴胸膜肥厚(图 5-20)。肺 CTA:未见异常。

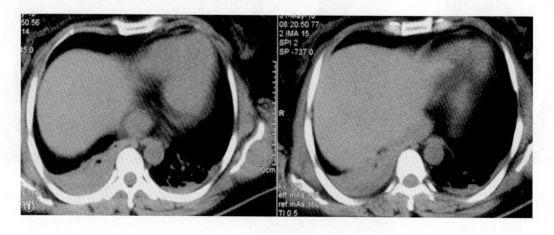

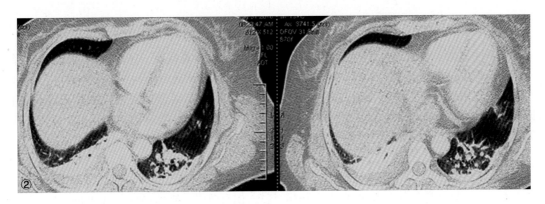

图 5-20 肺 CT

左肺下叶见纤维条索影及钙化影,右肺下叶呈膨胀不全。双侧胸腔积液,胸膜增厚

①纵隔窗;②肺窗

肺通气/灌注显像所见:肺通气/灌注显像均见右肺下叶各基底段显像剂分布缺损区。左肺下叶背段及部分后基底段灌注显像显示显像剂分布缺损区,肺通气显像正常,二者显像不匹配征象(图 5-21)。临床诊断:肺炎,抗炎治疗后好转。最终诊断:肺部感染性疾病。

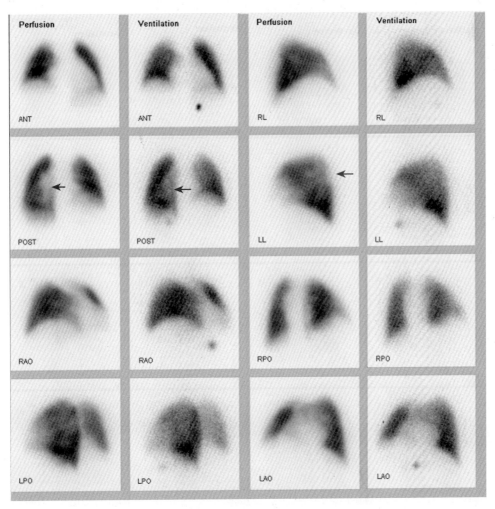

图 5-21 肺通气/灌注显像均见右肺下叶各基底段显像剂分布缺损区。 肺灌注显像示左肺下叶背段及部分后基底段条状显像剂分布稀疏区,相应部位肺通气显像未见明显异常。 分肺血流比:左肺/全肺=49.82%,右肺/全肺=50.18%

典型病例示教分析要点

肺通气/灌注显像虽然对诊断急性 PE 有较高的灵敏性,但随着高度、中度、低度可能性的降低,其准确性也下降,低度可能性约仅有≤19% 为 PE 患者。所以,对于肺通气/灌注显像判断为 PE 低度可能性时,不能仅依靠两种显像不匹配征象就视为 PE,而这类情况更应结合相关检查和病史综合分析。根据 PE 诊断标准,该患者肺灌注显像示左肺下叶背段及部分后基底段条索状稀疏区,通气显像正常,符合 PE 低度可能性。结合病史以及胸部 CT 扫描,最终诊断为肺部感染性疾病。

病例9　肺栓塞治疗后评价

女,64 岁。脑血栓半身不遂半年,近来出现胸痛、气短,偶有咳嗽。查体:血压 130/90mmHg,呼吸 20 次/分,心律 90 次/分,双肺未闻及干湿啰音。辅助检查:D-二聚体 4.3μg/ml(0~0.5μg/ml)。胸部 X 线平片未见异常。肺灌注显像见双肺多发显像剂分布缺损区,肺通气显像示左肺上叶舌段显像剂分布缺损区,其余肺段未见异常(图 5-22)。双下肢深静脉显像示:双小腿深静脉"热点"残留,左下肢静脉侧支循环形成(图 5-23),双侧小腿深静脉血栓形成可能大。诊断为双下肢静脉血栓形成、肺动脉栓塞。给与纤维蛋白溶解剂、肝素治疗 5 天后,症状明显好转,之后改为口服抗凝剂治疗。治疗后复查肺灌注显像:双肺内原显像剂分布稀疏、缺损区大部分填充,但仍见少部分肺段显像剂未填充(图 5-24)。提示肺动脉栓塞治疗后明显好转。

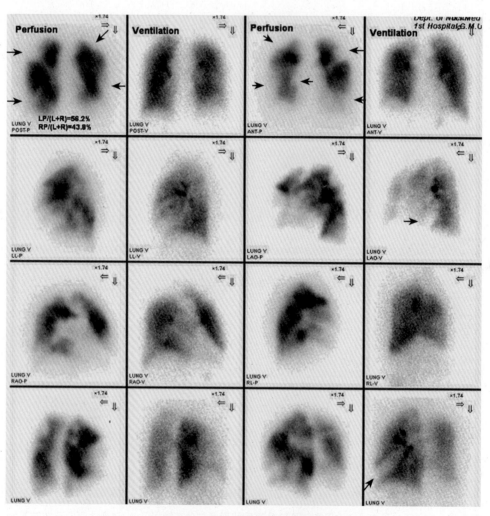

图 5-22　发病时肺通气/灌注显像
双肺多个肺段灌注与通气显像不匹配表现

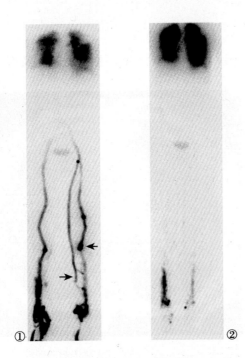

图 5-23 发病时双下肢显像

双下肢深静脉血栓形成,左下肢深静脉侧支循环形成

①早期下肢深静脉显像;②延迟下肢静脉显像

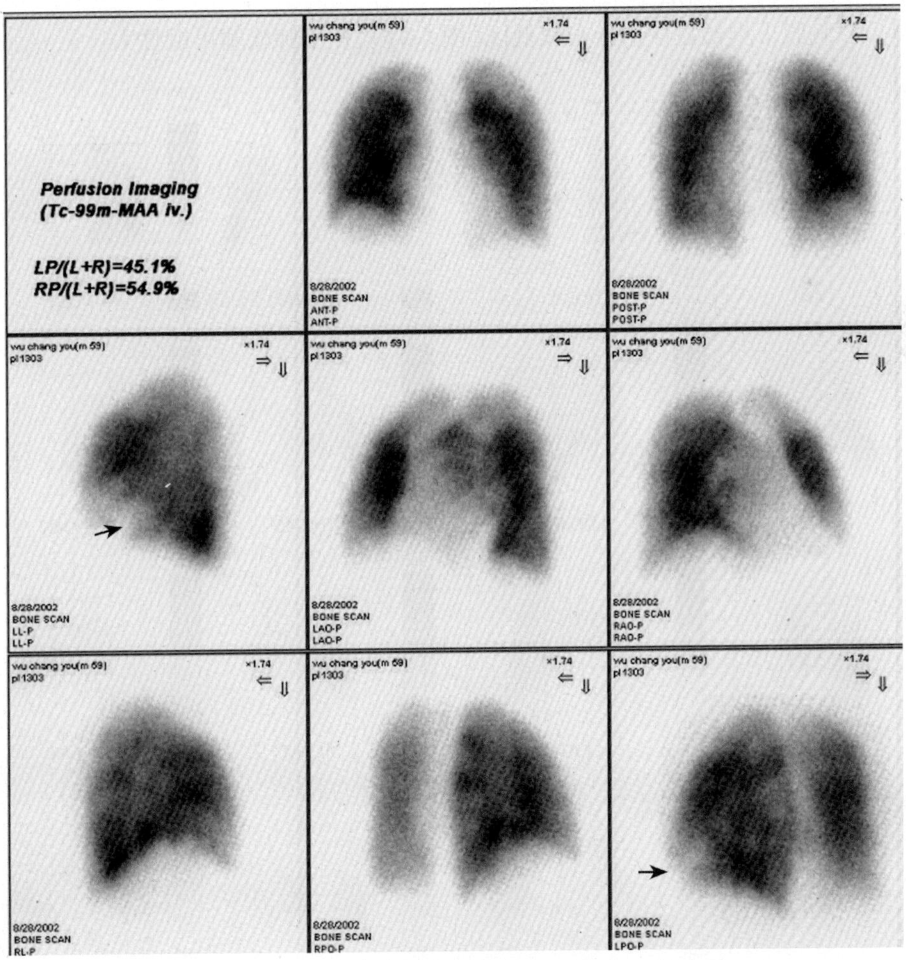

图 5-24 治疗后肺灌注显像

原双肺内多个肺段显像剂分布稀疏、缺损区较前明显好转

133

典型病例示教分析要点

肺通气/灌注显像与双下肢静脉显像不仅可以用于诊断肺动脉栓塞和下肢静脉血栓及有无深静脉阻塞,是否有侧支循环形成,也可用于该病症治疗后的疗效评价。除了在 PE 的治疗中能够全程观察治疗效果外,还能发现治疗过程有无新发肺栓塞病症,对适时调整治疗方案提供参考依据。

病例 10 肺栓塞 SPECT 断层图像

男,59 岁。咯血 3 月余,加重 1 个月。查体:胸廓对称,双肺呼吸运动度一致,触觉语颤正常,叩诊清音,双肺呼吸音清,未闻及干湿啰音,心率80 次/分,心律齐。辅助检查:肺 CT 见右肺下叶炎性改变;支气管镜未见占位性改变。D-D:7.85μg/ml(0 ~ 0.5μg/ml)。CT 肺动脉造影(computed tomography pulmonary angiography,CTPA)未见明显异常(图 5-25)。肺通气/灌注显像平面显像未见明显异常(图 5-26)。SPECT 断层采集,肺灌注显像见右肺上叶后段胸膜下楔形显像剂分布减低区(图 5-27),提示肺栓塞可能性大。

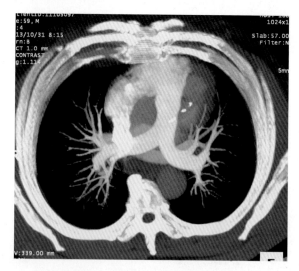

图 5-25 肺 CTPA 未见明显异常

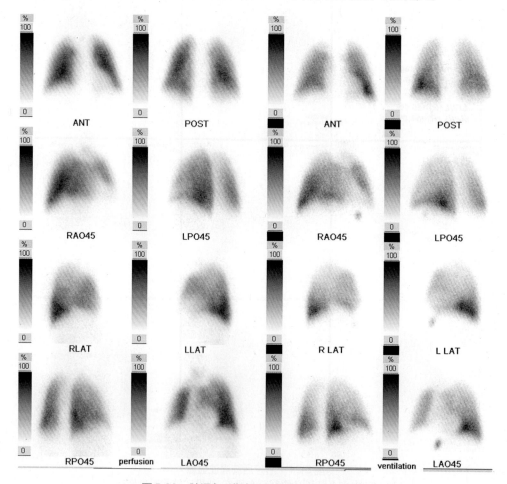

图 5-26 肺通气/灌注平面显像未见明显异常

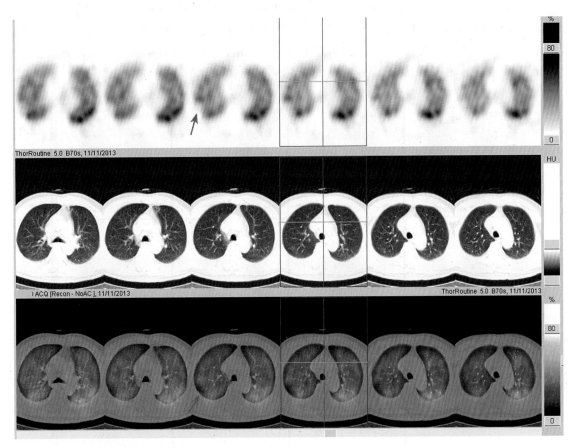

图 5-27 SPECT 断层采集，肺灌注显像提示右肺上叶后段胸膜下楔形显像剂分布减低区，提示肺栓塞可能性大

典型病例示教分析要点

SPECT/CT 是将 SPECT 与多层螺旋 CT 两种不同模式的影像学设备合二为一而组合成的新设备，完成 SPECT 和 CT 的一站式检查，利用图像融合技术，得到 SPECT 和 CT 的融合图像，两种图像优势互补，完成对病变的精细解剖定位和功能影像诊断，SPECT 灌注断层显像加同机 CT 平扫诊断肺栓塞操作简便。

SPECT/CT 发展迅速，使肺通气灌注 V/Q 平面显像受到了一定的冲击，V/Q 平面显像由于组织器官重叠多掩盖了小病灶或深部病灶，易出现漏诊。SPECT/CT 采用断层显像技术，可以在不同轴向断层图像上观察双肺各肺段的血流灌注情况，具有肺灌注 SPECT 断层显像的高灵敏度，同时 CT 又能判断肺血流灌注不良的原因，如肺栓塞、炎症、肿瘤等，极大地提高了肺灌注显像诊断的特异度。

第二节 双下肢深静脉显像

病例 1 下肢深静脉血栓

男，49 岁。一个月前因左膝髌骨骨折行克氏针内固定术，术后一直卧床制动，近日左足活动后感觉憋气、胸痛、出冷汗。查体：血压 80/60mmHg，呼吸 25 次/分，心律 100 次/分。血浆 D-二聚体 5.8μg/ml（0~0.5μg/ml），血 PaO_2 70mmHg。下肢静脉超声示胫前静脉、腘静脉血栓形成。胸部 DR 未见异常。

肺灌注显像示双肺多发显像剂分布缺损区,肺通气显像在相应部位未见异常,二者呈不匹配征象,提示肺栓塞高度可能性(图5-28)。双下肢深静脉显像:左下肢静脉回流缓慢见不全性阻塞,阻塞处显像剂滞留,同时显示侧支循环形成(图5-29),提示左下肢深静脉血栓形成,伴深静脉不全性阻塞。上述两种检查均证实:下肢静脉超声与下肢深静脉显像诊断结果相一致。

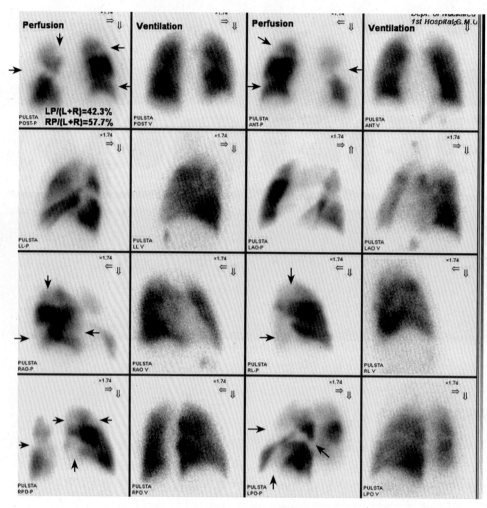

图5-28　肺灌注显像
双肺多发肺段及亚肺段显像剂分布稀疏、缺损区。肺通气显像:双肺内显像剂基本均匀

典型病例示教分析要点

患者下肢骨折及手术史,长期制动是静脉血栓形成的高危因素。血浆D-二聚体是特异的交联纤维蛋白的降解产物,在外伤、手术和心脑血管病时略有升高,但不会显著升高。D-二聚体显著升高,提示有可能存在急性血栓形成。本患者D-二聚体已远高于正常值0.5μg/ml。同时肺灌注显像示双肺多发性显像剂分布缺损区,且沿肺段方向分布,肺通气/灌注显像呈不匹配征象,提示为急性肺栓塞。肺的血栓约有75%以上来源于下肢静脉。本例下肢深静脉显像示左下肢静脉回流缓慢,并见不全性阻塞,阻塞处显像剂滞留,同时显示侧支循环形成影,提示为左下肢血栓形成。因此,下肢静脉显像与肺通气/灌注显像同时应用,能够提高其诊断的准确性。

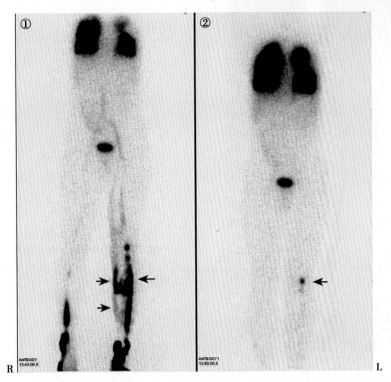

图 5-29 双下肢深静脉显像
①早期显像示左下肢深静脉显像剂滞留,回流缓慢,阻塞处可见侧支循环
形成;②延迟显像示左下支静脉"热点"残留

病例 2 下肢静脉曲张

男,47 岁。下肢静脉曲张(varicose vein of lower limb)病史 10 余年,胸痛伴咯血 7 天。7 天前无明显诱因出现咳嗽,咳白痰,并痰中带血丝,伴有左胸、左背痛,为持续性隐痛。肺 CT 示左肺慢性炎症。D-二聚体>500ng/ml(0~300ng/ml),疑急性肺动脉肺栓塞收入院。入院后查心脏超声诊为肺动脉高压。CTPA:双肺未见明显异常。双下肢深静脉显像:早期血流像见右小腿深静脉不全阻塞,侧支循环形成;左小腿见小侧支循环,双下肢深静脉血栓形成可能性大(图 5-30)。同时进行肺通气/灌注显像:双肺动脉栓塞可能性大。下肢 CT 静脉血管造影(CTV):双侧股静脉下端、腘静脉、胫后静脉上部多处低密度充盈缺损影,考虑静脉血栓形成可能性大(图 5-31)。予齐征(低分子肝素)、口服发华林等抗凝治疗,病情明显好转后出院。

典型病例示教分析要点

已经证明:引起 PE 的主要原因是下肢深静脉血栓,约有 50%~70% PE 的栓子来自下肢静脉,其中下肢静脉曲张形成的血栓占 9.6%。本例患者发生急性 PE 的原因与其 10 余年下肢静脉曲张病史有直接关系,均已经双下肢核素显像及 CTV 证实。因此,当怀疑 PE 时在选择肺通气/灌注显像时,尽可能联合双下肢核素显像,能够有助于 PE 的诊断。对于单独应用双下肢静脉显像来诊断深静脉血栓,其准确性仍不如下肢静脉血管造影术,但后者常受到一定条件的限制。

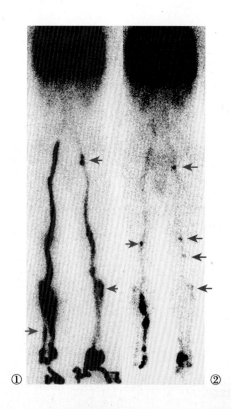

图 5-30　双下肢深静脉显像

右小腿深静脉不全阻塞,侧支循环形成;左小腿见小侧支循环。延迟像示双小腿、大腿及左髂静脉显像剂浓聚

①双下肢深静脉早期血流像;②双侧下肢静脉延迟显像

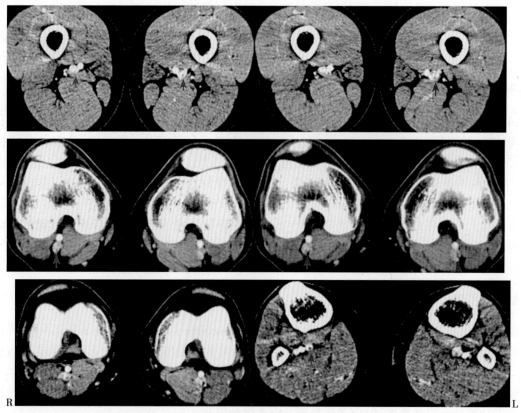

图 5-31　双下肢 CTV

除双侧髂静脉未显示充盈缺损外,双侧股静脉、腘静脉、小腿静脉均可见血管内充盈缺损

（李亚明　李雪娜）

第一节 脑血流灌注显像

病例1 短暂脑缺血发作

男,45岁。平素体健,2周前自述出差途中曾突发晕厥一次,1~2分钟后自行恢复正常,无大小便失禁。既往有高血脂病史,未服用降脂类药物。症状和体征:血压140/80mmHg,神经系统检查未见阳性体征。辅助检查:①头颅CT未见明显异常;②心电图示左室高电压;③经颅多普勒超声(TCD)检查提示左侧血管痉挛;④实验室检查:总胆固醇3.58mmol/L,空腹血糖9.8mmol/L。临床诊断:短暂脑缺血发作(TIA)? 糖尿病2型。

SPECT所见:左侧颞叶异常放射性稀疏;CT,MRI未见明显异常(图6-1)。影像诊断:短暂脑缺血发作(TIA)。

修正后临床诊断:短暂脑缺血发作(TIA),糖尿病2型。

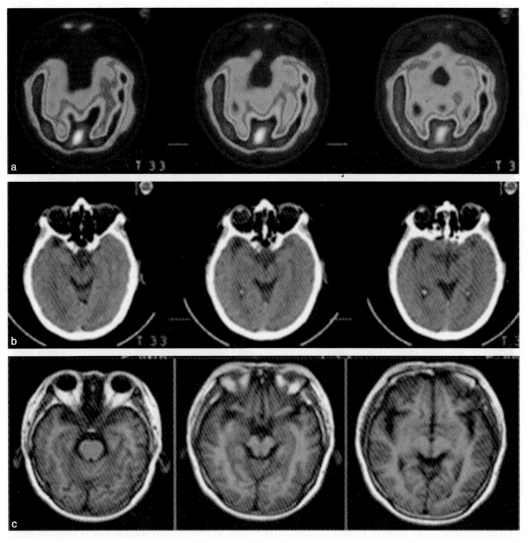

图6-1 TIA影像表现
a. SPECT;b. CT;c. MRI

典型病例示教分析要点

短暂性脑缺血发作(transient ischemic attack,TIA)和可逆性缺血性脑病(reversible ischemic neurologic deficit,RIND):TIA 和 RIND 是颈动脉或椎-基底动脉系统的短暂性血液供应不足而引起的脑缺血发作,临床表现特点为突然发病,持续时间短暂,可在几秒至几小时的时间内表现为局灶性神经功能缺失,随即恢复而没有重要功能缺损后遗症,多在 24 小时内恢复正常。

病例 2 脑梗死

男,66 岁。发作性口齿不清伴右侧肢体无力 20 余天,20 天前起出现口齿不清,伴右侧肢体无力,持续约半小时左右缓解,无肢体麻木,无意识障碍,无头痛,无恶心、呕吐。高血压病史 13 年,最高达 160/100mmhg。否认心脏病、糖尿病史,不饮酒,吸烟 7 年,5 支/日,血糖:5.42mmol/L。血脂:总胆固醇 5.01mmol/L,高密度脂蛋白 1.45mmol/L,低密度脂蛋白 3.72mmol/L。凝血功能:未见异常。症状和体征:神清,双侧瞳孔直径 3mm,对称等大,对光反射灵敏,口齿含糊不清,对答切题,颈软,右侧肢体肌力 iv 级,右侧浅感觉减退,肌张力正常,左侧肌力肌张力正常,感觉正常,左巴氏征(+)。辅助检查:①头颅 CT:左侧额、顶区低密度灶;②ECG:窦性心律,正常心电图;③头颅 MRI:左侧额、顶叶 T_1WI 低信号,T_2WI 高信号。临床诊断:左侧额、顶叶脑梗死?

SPECT 所见:左侧额叶异常放射性稀疏、缺损(图 6-2)。影像诊断:①左侧额叶脑梗死;②右侧肢体共济失调、运动性失语,精神活动的功能损伤。

修正后临床诊断:左侧额叶梗死。

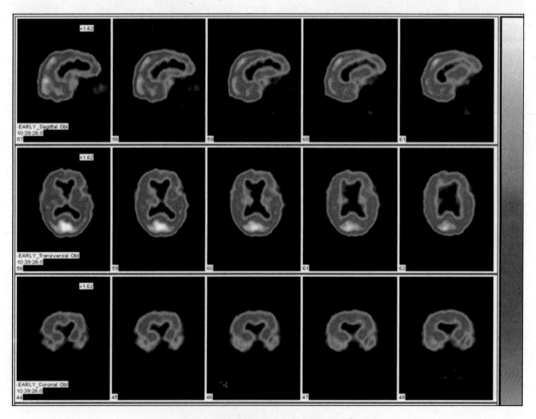

图 6-2 脑梗死 SPECT 影像表现

病例 3　脑梗死

男,51 岁。于入院前三天工作疲劳后出现右颞部持续胀痛,当时未予诊治,入院前一天夜间起床上厕所时觉左侧肢体活动不利,不能站立,伴恶心、呕吐及头痛。但无意识障碍,无头昏,无肢体抽搐,BP 105/75mmHg,心肺(-)。既往史:十年前发现心脏病(具体不详),ECG 示期前收缩。症状和体征:神清,言语含糊,两眼向右侧凝视,左鼻唇沟浅,伸舌左偏,两眼闭合好,皱额好,左侧肢体肌张力下降,左侧肢体肌力 0 级,左侧 Babinski(+),左侧身针刺觉减退。视野检查不合作。辅助检查:①头颅 CT:右侧大脑颞顶区大面积低密度灶;②头颅 MRI:右侧大脑颞顶部 T_1WI 低信号, T_2WI 高信号;③双侧颈动脉超声:双侧颈动脉供血未见异常;④EEG:边缘性异常 EEG。临床诊断:右侧颞叶脑梗死。

SPECT 所见:右侧颞、顶叶异常放射性缺损(图 6-3)。影像诊断:右侧颞叶脑梗死。

修正后临床诊断:右侧颞、顶叶脑梗死。

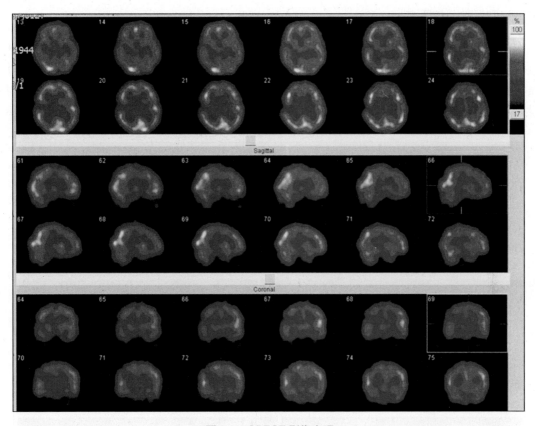

图 6-3　SPECT 影像表现

典型病例示教分析要点

脑梗死是脑血管阻塞引起的脑组织局部缺血性坏死或软化。SPECT/CT 显示放射性分布缺损,显示范围大于 CT 或 MRI 所见,这种功能改变较解剖结构的变化大约早 72 小时。脑血流灌注显像用于脑梗死的早期诊断、预后评估、临床观察和疗效监测。病例 2 中 SPECT/CT 显示左侧额叶脑梗死,主要引起右侧肢体共济失调、运动性失语,精神活动方面的障碍。病例 3 中 SPECT/CT 显示右侧颞顶叶脑梗死,主要引起左侧肢体运动障碍,左侧身体的异常感觉症状。

病例4 癫痫

男,25岁。发作性四肢抽搐13年。患者于12岁开始,出现反复发作性意识不清,四肢抽搐,口吐白沫,尿失禁,每次发作持续15~20秒,抽搐后昏睡1~2小时。每月发作2~3次,劳累或情绪紧张后次数增多。症状和体征:神清,言语含糊,双眼向两侧注视时出现水平眼球震颤,伸舌居中。四肢肌力正常,腱反射(++),步态不稳,行走困难,病理反射未引出。辅助检查:①头颅CT:未见明显异常;②头颅MRI:未见明显异常;③脑电图:可疑痫性波形。临床诊断:癫痫?

SPECT所见:右侧额叶异常放射性浓聚(图6-4a);右侧额叶异常放射性稀疏、缺损(图6-4b)。影像诊断:发作期右侧额叶异常放射性浓聚;发作间期右侧额叶异常放射性稀疏,右侧额叶癫痫灶。

修正后临床诊断:右侧额叶癫痫。

典型病例示教分析要点

癫痫是由于脑细胞异常的超同步放电引起的发作性的、突然性的及暂时性的脑功能紊乱。rCBF显像对癫痫灶的检出率可达70%~80%,借助诱发试验可进一步提高癫痫灶的检出率。癫痫发作期病灶区的血流增加,rCBF显像表现为病灶区放射性增浓;而发作间期癫痫病灶的血流低于正常,rCBF显像病灶呈放射性减低区。

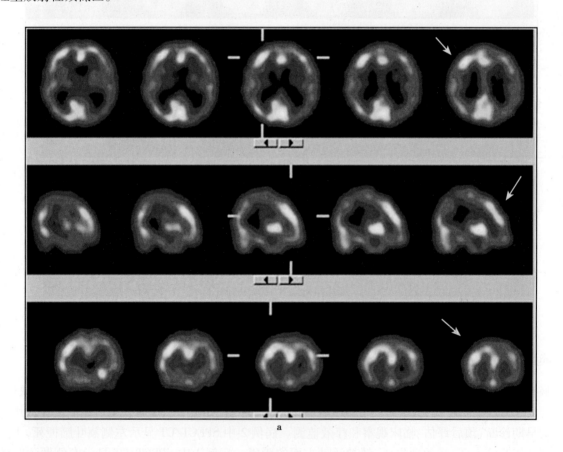

a

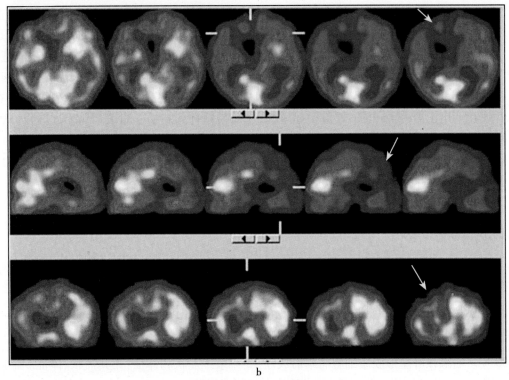

图 6-4　SPECT 影像表现

a. 发作期；b. 发作间期

病例 5　阿尔茨海默病

女,65 岁。记忆力下降 3 年余,2 年前有时外出后找不到家,现在在家里经常找不到自己的房间和

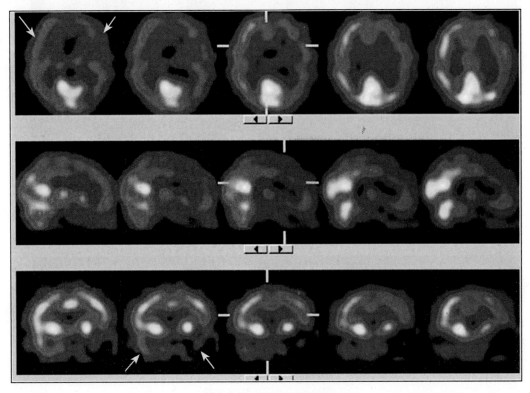

图 6-5　SPECT 影像表现

143

卫生间。有时半夜起来东摸西摸,把桌椅搬来搬去。既往史:健康。症状和体征:内科系统检查正常。表情略显呆滞,无明显构音障碍,语言尚流利,但明显找词困难,问他怎么来医院的,他回答"我是那个,用那个,有那个圆的什么的东西来的,对,是一个这样的,箱子,箱子,大大的箱子"。有错语(把皮尺叫做"绷带")和新语(把叩诊锤叫"打棒")。计算力下降(100−7=?)。脑神经检查未见异常。四肢肌力正常,肌张力增高。掌颌反射阳性,双侧 Babinski 征阴性。辅助检查:①MRI:脑萎缩;②腰穿检查:脑脊液压力、常规及生化正常;③脑电图:慢波明显增多;④简易精神状态检查量表(MMSE)得分:13 分。临床诊断:阿尔茨海默病?

SPECT 所见:两侧额叶、颞、顶叶异常放射性稀疏,尤以颞叶更为明显;脑萎缩改变(图 6-5)。影像诊断:两侧额叶、颞、顶叶异常放射性稀疏,考虑阿尔茨海默病。

修正后临床诊断:阿尔茨海默病。

典型病例示教分析要点

阿尔茨海默病是一种大脑皮层变性性疾病,多数在 50 岁以后发病。病理改变为弥漫性大脑皮层萎缩、脑室扩大及脑沟增宽。患者 rCBF 影像的典型表现为双侧顶叶和颞叶为主的大脑皮质放射性对称性明显减低,一般不累及基底节和小脑。

病例 6 脑肿瘤

女,66 岁。右额顶叶星形胶质细胞瘤术后放疗 12 年余。症状和体征:无其症状、体征。辅助检查:CT 示原肿瘤部位密度增高影。临床诊断:术后改变? 肿瘤复发?

SPECT 所见:横断层各断面可见大脑右颞叶局部异常放射性缺损(图 6-6)。

影像诊断:右侧颞叶异常放射性缺损影,考虑术后改变。

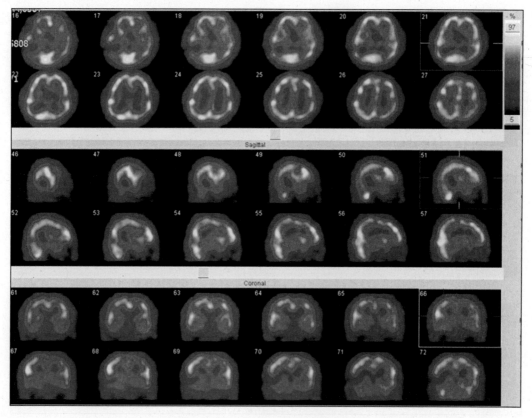

图 6-6 SPECT 影像表现

修正后临床诊断:脑肿瘤术后。

典型病例示教分析要点

恶性肿瘤的血供丰富,复发灶的 rCBF 常增高,影像表现为放射性增浓区;而坏死区基本上没有血供,影像上呈放射性减淡或缺损区。必要时可进一步进行肿瘤显像。

病例7　脑外伤

男,35 岁。车祸伤 1 小时,头痛、头昏伴恶心、呕吐症状,无晕厥、目眩、发热、大汗淋漓、休克症状,见软组织肿胀,遂行简单包扎处理,30 分钟后头痛加重。无高血压、糖尿病史。辅助检查:①头颅 CT 未见明显异常;②头颅 MRI 未见明显异常。临床诊断:脑外伤? 脑水肿?

SPECT 所见:左侧额、顶叶异常放射性稀疏。余部各断面大脑内放射性分布未见明显稀疏、缺损,脑室呈放射性缺损影,无扩大征象;尾状核头、丘脑清晰显示且左右对称。小脑两侧放射性分布对称,小脑皮质呈较高的放射性浓聚影(图 6-7)。影像诊断:左额、顶叶脑血流灌注减低。

修正后临床诊断:左额、顶叶脑外伤。

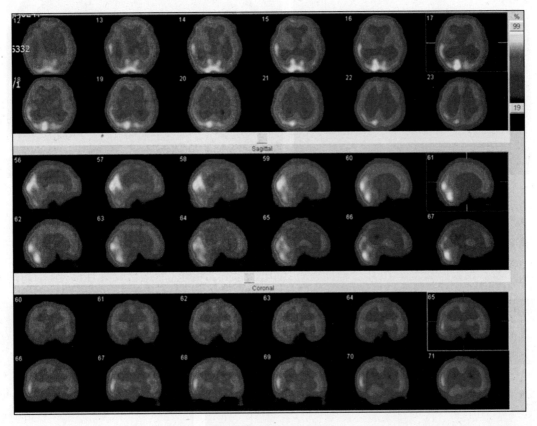

图 6-7　SPECT 影像表现

典型病例示教分析要点

对轻、中度闭合性脑外伤患者,脑血流灌注显像较 CT、MRI 更为敏感,所显示的病灶范围亦大于后者,在脑外伤后的随访和预后评估中有着更重要的临床价值。

第二节 脑代谢显像

病例1 癫痫

女,44岁。反复癫痫发作40年。症状和体征:神清,言语清晰,无眼球震颤,伸舌居中。四肢肌力正常,腱反射(++),步态稳,行走自如,病理反射未引出。辅助检查:平扫MRI未见明显异常。临床诊断:癫痫?

^{18}F-FDG PET所见:右侧颞叶内侧回和左侧颞叶外侧回低代谢。右侧前颞叶切除术后癫痫未缓解,发作次数减少;平扫MRI未见明显异常(图6-8)。PET/CT影像诊断:右侧颞叶内侧回和左侧颞叶外侧回癫痫。

修正后临床诊断:双侧颞叶癫痫。

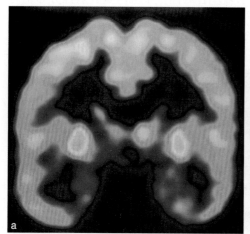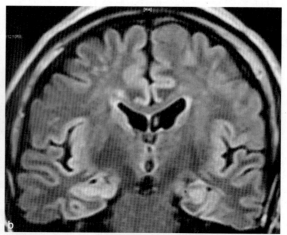

图6-8 癫痫影像表现
a. ^{18}F-FDG PET;b. MRI

病例2 癫痫

女,14岁。反复癫痫发作10年。辅助检查:脑电图示异常脑电(右颞区局灶性改变)。病理检查:

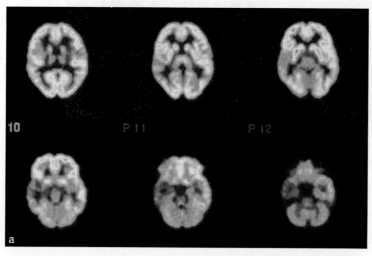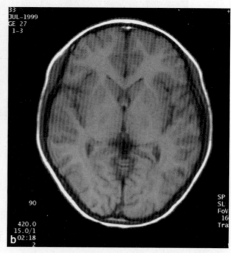

图6-9 癫痫影像表现
a. ^{18}F-FDG PET;b. MRI

"右颞叶"神经细胞减少、神经元变性、胶质细胞增生。

^{18}F-FDG PET 所见:PET 显像示右颞叶 FDG 摄取异常减低;MRI 显示颞叶病灶(图 6-9)。

典型病例示教分析要点

^{18}F-FDG PET 检查定位准确率高,癫痫发作期病灶 FDG 代谢增高,发作间期癫痫病灶 FDG 代谢降低,必要时可行美解眠介入试验。^{18}F-FDG PET 检查可用于疗效随访。

病例3　阿尔茨海默病

男,67 岁。记忆力减退 2 年。患者于 2 年前被发现经常丢三落四,找不到自己摆放的东西,同一个问题会反复询问多遍;烧饭时跑开即忘,曾经把水烧干,把饭烧焦;计算能力下降,买菜时不会算账;出门不知道关好门窗;与人交流减少。上述症状进行性加重,严重影响患者的生活、自理能力和社会交往功能。母亲有记忆力减退病史。症状和体征:神清,较为淡漠;肢体运动功能未见异常。辅助检查:①头部 MRI 显示脑萎缩,双侧海马萎缩;②认知功能测验显示认知功能明显下降。临床诊断:阿尔茨海默病。

PET 所见:双侧颞叶、顶叶和后扣带回葡萄糖代谢减低(图 6-10a,图 6-10b);^{11}C-PIB PET 显像示双侧颞叶、顶叶和后扣带回代谢增高(图 6-10c)。PET/CT 影像诊断:阿尔茨海默病。

修正后临床诊断:阿尔茨海默病。

典型病例示教分析要点

PET/CT 不仅能够早期准确诊断阿尔茨海默病(AD),还能与其他类型的痴呆、正常退化做鉴别诊

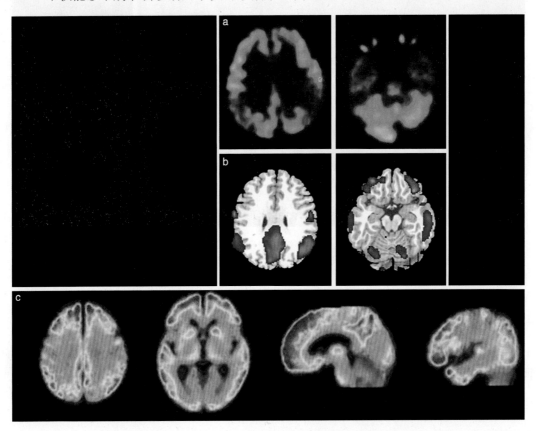

图 6-10　阿尔茨海默病 PET 影像表现

a. ^{18}F-FDG PET 显像重建后的原始图像;b. ^{18}F-FDG PET 显像 SPM 分析后图像重合到 MRI 标准模板;
c. ^{11}C-PIB PET 显像

断,有利于 AD 病程生物学分期及治疗的生物学反应评价。AD 早期,^{18}F-FDG PET 显像显示双侧顶叶对称性 FDG 代谢减低,病程晚期出现双侧颞叶 FDG 代谢减低,常累及额叶,最后导致全脑的 FDG 代谢减低。

病例4　帕金森综合征

男,58 岁。动作减慢半年。患者于半年前出现四肢无力,行走减慢,动作笨拙,有肢体僵硬感,呈进行性加重趋势,但无头部及肢体震颤、无前冲及行走不稳。糖尿病史 3 年,目前口服药物控制良好。症状和体征:面具脸;四肢肌力正常,肌张力增高,左上肢为著;双侧动作灵活性差,左侧为著;行走缓慢,左上肢摆动减少。UPDRS 运动功能评分 =27,HY 分期 =2。辅助检查:①头部 MRI 未见明显异常;②脑认知功能测试正常;③实验室检查:血糖 5.2mmol/L。临床诊断:原发性帕金森病。

PET/CT 所见:多巴胺转运体 PET 显像(图 6-11a)显示双侧壳核后部多巴胺转运体分布减少,右侧略著;葡萄糖代谢 PET 显像(图 6-11b)显示双侧壳核/苍白球、丘脑与小脑葡萄糖代谢增高。PET/CT 影像诊断:帕金森病。

修正后临床诊断:帕金森病。

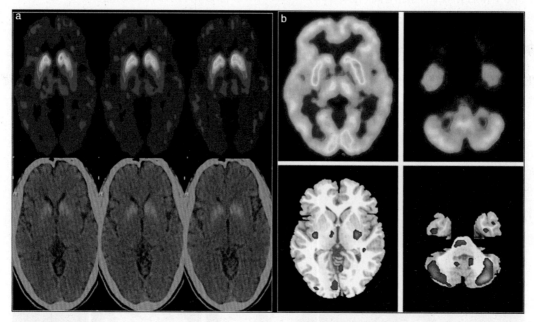

图 6-11　帕金森综合征 PET/CT 影像表现

a. 多巴胺转运体 PET 显像;b. 葡萄糖代谢 PET 显像(上排为重建后的原始图像,下排为 SPM 分析后图像重合到 MRI 标准模板)

典型病例示教分析要点

帕金森综合征(PD)是由于黑质和纹状体变性而引起的锥体外系病变,其主要临床表现为震颤、肌强直和运动减少。

病例5　星形胶质细胞瘤

PET 所见:^{18}F-FDG PET 显示病灶 FDG 代谢减低(图 6-12a),^{11}C-Choline PET 显示病灶代谢增高(图 6-12b)。

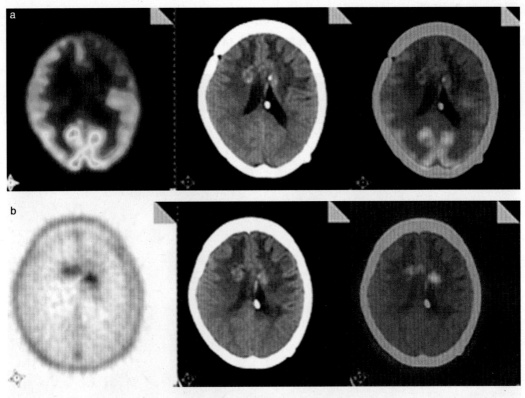

图 6-12　星形胶质细胞瘤（Ⅱ级）PET 影像表现
a. ^{18}F-FDG PET 显像；b. ^{11}C-Choline PET 显像

病例 6　星形胶质细胞瘤术后

PET 所见：^{18}F-FDG PET 显示右前额叶 FDG 代谢增高（图 6-13），提示肿瘤复发。

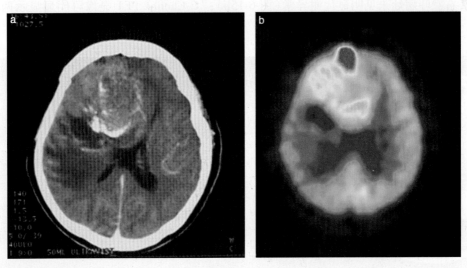

图 6-13　星形胶质细胞瘤（Ⅰ级）术后
a. CT；b. ^{18}F-FDG PET 显像

病例 7　脑转移瘤

^{18}F-FDG PET 所见：全脑多发 FDG 代谢增高灶（图 6-14）。

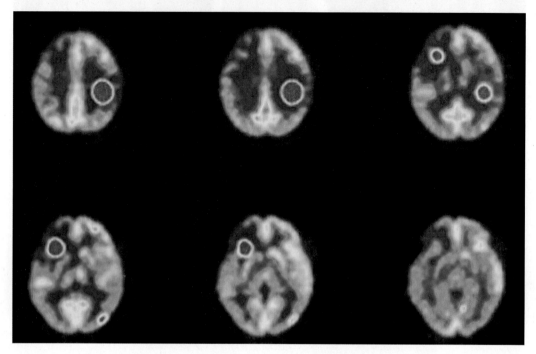

图 6-14　肺癌脑转移瘤^{18}F-FDG PET 显像

病例 8　脑转移瘤

PET 所见：MRI 见右枕叶和右额叶两处转移病灶（图 6-15a），^{18}F-FDG PET 显像可见右枕叶病灶局部代谢减低，右额叶病灶未见明显代谢异常（图 6-15b）；^{11}C-Choline PET 显像可明显显示两处病灶（图 6-15c）。

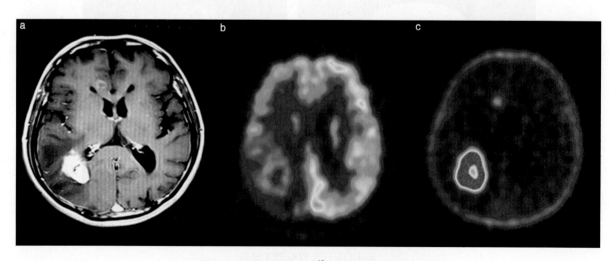

图 6-15　肺癌脑转移瘤^{18}F-FDG PET 显像
a. MRI；b. ^{18}F-FDG PET 显像；c. ^{11}C-Choline PET 显像

典型病例示教分析要点

胶质瘤治疗后的复发在[18]F-FDG PET 图像上可表现为不规则片状、环状、局灶性或点状的 FDG 代谢增高。相反,如果无[18]F-FDG 摄取,则提示坏死(特别是高度恶性肿瘤和治疗前[18]F-FDG PET 图像上代谢增高者)。脑肿瘤治疗后病变区出现明显的团块样、环状或半环状[18]F-FDG 代谢增高时,提示脑肿瘤复发。但[18]F-FDG PET 显像出现不典型的轻度代谢增高时,诊断就有困难,如术后的胶质增生也可引起[18]F-FDG 的轻度摄取。近期放疗、大剂量激素的应用、肿瘤恶性程度较低、肿瘤细胞数较少等均可造成[18]F-FDG PET 显像对复发评价的假阴性结果,非肿瘤的炎症(包括放疗后的放射性炎症)、难治性癫痫的亚临床发作、脑脓肿等可造成[18]F-FDG PET 显像的假阳性结果。一般认为,放射治疗后 3～6 个月的结果较为可靠。对低度恶性脑肿瘤,治疗前的[18]F-FDG PET 显像也具有重要意义,其复发灶的葡萄糖代谢可以不增高,结合[11]C-Choline PET 或[11]C-Methionine PET 显像更有价值。

病例9　精神分裂症

男,34 岁,已婚,工程师。因怀疑被毒害半年入院。发病前个性孤僻、多疑、沉默、敏感。平素健康,无重病史。母亲有精神病史 20 年。症状和体征:查体和神经系统检查未发现异常。精神检查,仪态端正,意识清楚,智力正常,言答切题,表情紧张,所谈多为上述内容,但进一步追问却说不出道理,否认有病。临床诊断:精神分裂症偏执型?

^{18}F-FDG PET 所见:双侧额叶对称性 FDG 摄取减低(图 6-16)。

修正后临床诊断:精神分裂症。

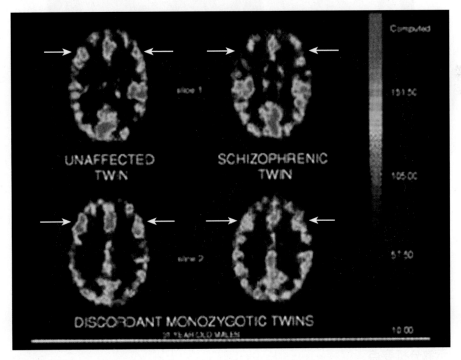

图 6-16　[18]F-FDG PET 影像表现

典型病例示教分析要点

精神分裂症是一组重性精神病,病因未明且表现形式多种多样,可涉及感知觉、思维、情感、意志行为及认知功能等方面,个体之间症状差异很大,即使同一患者在不同阶段或病期也可能表现出不同症状。

病例 10　强迫症

女,33 岁。5 年前起病,初为胡言乱语,到处游走,喜欢购物,不管喜不喜欢的东西都要买,但在 3 年前出现走路时老往回走,动作重复;并强迫自己想着一个问题,如打针的时候,怕药液内有玻璃,玻璃会跑到血管、心脏,人会不会死,并反复询问家人。症状和体征:查体及辅助检查未见异常。临床诊断:强迫症?

^{18}F-FDG PET 所见:脑内扣带回、眶回、基底节区和脑桥 FDG 代谢明显增高(图 6-17)。

修正后临床诊断:强迫症。

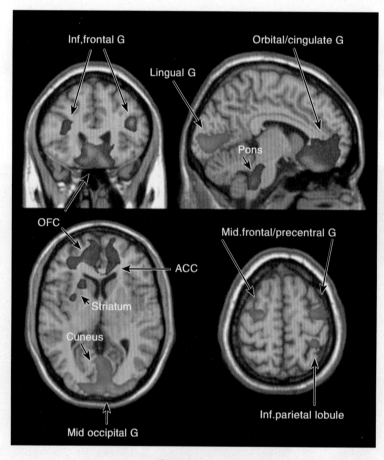

图 6-17　^{18}F-FDG PET 影像表现

典型病例示教分析要点

强迫症是一种以周期性反复出现强迫意识和强迫行为为主要临床表现,以有意识的自我强迫和反强迫同时存在为特征的神经症。患者虽体验到这些意识是来源于自身,极力抵抗,但始终无法控制,二者强烈的冲突使其感到巨大的焦虑和痛苦,影响患者学习工作、人际交往甚至生活起居。

第三节　神经受体和递质显像

病例1　早期帕金森综合征和多系统萎缩

PET所见：在早期帕金森综合征（IPD）和多系统萎缩（MSA），壳核DAT结合力分别降低了32％、19％。纹状体DAT结合力的非对称性，IPD比MSA更为明显，纹状体D_2结合力三组没有差异，但尾状核DAT结合力、D_2结合力的比值，IPD依次高于MSA和正常组。图像显示：^{123}I-β-CIT DAT结合力降低和两侧差异>15％，考虑IPD；如果^{123}I-β-CIT DAT结合力降低和两侧差异在5％～15％之间，考虑MSA。^{123}I-epipride D_2可以更一步明确诊断，DAT结合力和D_2结合力的比值，IPD明显高于MSA（图6-18）。

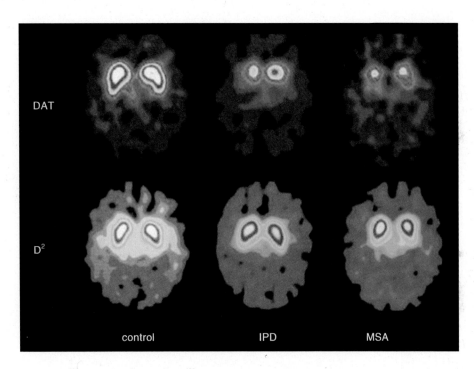

图6-18　^{123}I-β-CIT DAT显像和^{123}I-epipride D_2显像在早期帕金森综合征和多系统萎缩疾病中的应用

control：对照组；IPD：早期PD；MSA：多系统萎缩

典型病例示教分析要点

帕金森病（PD）是一种进行性的慢性神经失调性疾病，以运动性失调为特征，包括行动迟缓、僵硬、姿态失衡；但也有非运动性症状，但最终发展成姿态失衡摔倒、僵化、语言和吞咽障碍，除了PD运动性症状外，在运动症状出现之前，非运动性症状如嗅觉减退、快速眨眼、睡眠障碍、个体行为改变、疼痛、感觉异常和抑郁等是主要的一些表现。常常也伴随一些排尿习惯改变、体位性低血压、神经精神症状（痴呆、幻觉、谵妄），晚期常伴有痴呆并发症，迟发性并发症会出现姿态失衡摔倒、僵化、语言和吞咽障碍。PD机制是黑质体部分密度改变致黑质纹状体束去神经化的多巴胺能神经元的损伤以及纹状体多巴胺的减少，其过程是纹状体-苍白球和苍白球-丘脑通道的失衡，引起主要运动的缺陷。结合环境因素导致的基因发病诱因，被认为是细胞内线粒体功能障碍导致的进行性的神经退化，也包括氧化和蛋白质功能退化。在多巴胺神经元的路易小体(细胞质内物质)也被认为是 PD 的标志物。目前并没有确凿的证据说明 PD 新患患者数的增加,但近来由于对 PD 的认识,特别是由于 SPECT/CT 和 PET/CT 技术的应用,使得对 PD 发病年龄,以前认为大约在 50~60 岁年龄,但现在认识到在 40 岁之前被诊断为 PD,称之为早期 PD,最早发病年龄甚至提前到 21 岁,称之为"青少年 PD",这就对 PD 的早期诊断提出了更高的要求。

(袁耿彪)

第一节　肝胶体及肝血池显像

肝血管瘤及肝囊肿显像

病例1　肝血管瘤

男,45岁。右侧中上腹隐痛不适2月余入院。查体:生命体征平稳,心律齐,右侧中上腹稍有压痛,腹软。腹部B超示肝右叶探及大小约2.5cm×2.0cm大小强回声光团,血流丰富,提示肝血管瘤可能。

SPECT所见:^{99m}Tc-植酸钠肝胶体断层显像示肝右前叶上段见一圆形放射性药物缺损区,提示肝脏占位病变(图7-1a);后经^{99m}Tc-RBC肝血池显像示肝右前叶上段原肝胶体显像圆形放射性药物缺损区呈圆形放射性药物浓聚灶,呈现"过度填充"现象(图7-1b),提示肝右叶血管瘤可能。

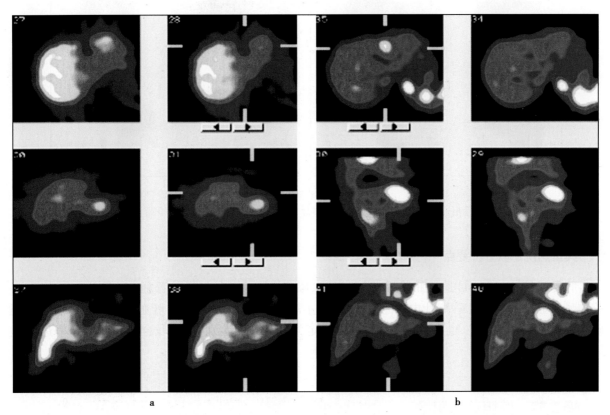

图7-1　肝血管瘤影像表现
a. 肝胶体显像示肝右前叶圆形显像剂缺损区;b. 肝血池延迟显像原缺损区呈"过度填充"现象

典型病例示教分析要点

肝血管瘤(hepatic angioma)内含大量血液,肝血池显像的典型表现:肝胶体显像显示的"缺损区"病灶内有过度的放射性药物填充,其填充程度明显高于邻近正常肝组织。肝胶体及肝血池显像的联合应用是确诊肝血管瘤较好的方法,也用于其他方法难以确定为肝血管瘤时的鉴别。

病例2　肝囊肿

男,65岁。右季肋部不适1年余。查体:生命体征平稳,腹软。实验室检查:血常规、肝肾功均未见明显异常。腹部 B 超示肝右叶多发性占位,最大约 2.6cm,形态规则,考虑肝脏多发性囊肿可能。

SPECT 所见:^{99m}Tc-植酸钠肝胶体断层显像示肝右叶多发类圆形放射性药物缺损区;^{99m}Tc-RBC 肝血池延迟显像示原肝胶体显像缺损区未见明显显像剂浓聚,呈"不填充"现象(图 7-2),提示肝囊肿可能。

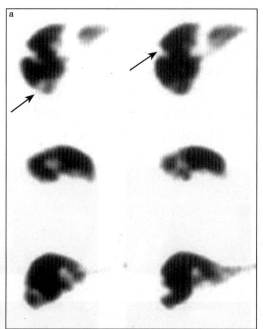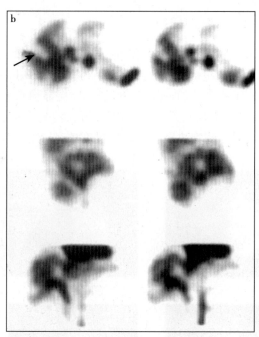

图 7-2　肝囊肿影像表现

a. 肝胶体显像示肝右叶多发类圆形显像剂缺损灶;b. 肝血池延迟显像原缺损区呈"不填充"现象

典型病例示教分析要点

肝囊肿(hepatic cyst)是肝脏常见的良性肿瘤,临床多数症状较轻微。肝血池显像的典型表现:肝胶体显像显示的"缺损区"病灶内血池显像剂呈"不填充"现象。肝胶体及肝血池显像的联合应用是确诊肝囊肿较好的方法,也用于其他方法难以确定为肝囊肿的鉴别,两者联合的诊断符合率达 90%以上。

第二节　肝胆动态显像

一、急性胆囊炎诊断

病例 1　急性胆囊炎

男,53 岁。右上腹持续隐痛不适 2 天。查体:生命体征平稳,神清,Murphy(+),腹部稍有压痛。实验室检查:WBC 12.40×10^9/L,GR 8.8×10^9/L,HGB 125g/L。腹部 B 超示胆囊体积增大,壁增厚,轮廓模糊。临床诊断:右上腹痛原因待查,急性胆囊炎待排。

SPECT 所见:^{99m}Tc-EHIDA 肝胆动态显像示肝脏摄取良好,肝-肠通过时间正常,但胆囊持续不显影(图 7-3a);给予盐酸吗啡后 60 分钟胆囊仍不显影(图 7-3b),提示急性胆囊炎。

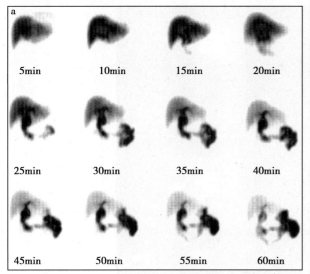
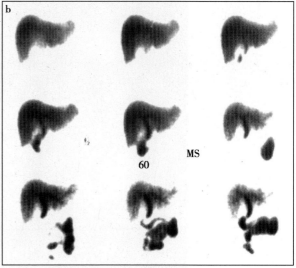

图7-3 急性胆囊炎^{99m}Tc-EHIDA 肝胆动态显像
a. 肝脏摄取良好,胆囊持续不显影;b. 给予盐酸吗啡后 60 分钟胆囊仍不显影

典型病例示教分析要点

^{99m}Tc-EHIDA 肝胆动态显像急性胆囊炎的典型表现为肝实质、胆系显影的过程、形态、时间顺序均正常,仅表现为胆囊始终不显影。在急腹症情况下,延迟显像 1 小时以上胆囊也始终不显影。但慢性胆囊炎、禁食时间过短或过长,以及慢性肝细胞性病变等原因也可导致胆囊不显影,分析时应注意鉴别。超声是最简便的鉴别方法。必要时应延迟至 4 小时以上显像或进一步做吗啡介入试验,如果胆囊仍持续不显影,95% 以上的患者可以确诊。

二、黄疸的鉴别诊断

病例1 肝胆病变待排除

男,80 天。皮肤轻度发黄伴浅色大便 20 余天,非母乳喂养。查体:皮肤肝脾肋下未触及。临床申请肝胆动态显像除外肝胆系统梗阻。

SPECT 所见:^{99m}Tc-EHIDA 肝胆动态显像显示 5 分钟时肝脏影清晰,10~15 分钟胆总管显影,20~60 分钟胆囊及肠道正常显影,1 小时后肝影消失(图7-4),提示肝胆动态显像未见明显异常。

典型病例示教分析要点

黄疸(jaundice)的原因鉴别是临床常遇到的问题,肝胆系统病变又是最易引起黄疸的原因之一。临床常用的诊断方法有血液生化、B 超、CT 和肝胆动态显像,各种方法均有其优缺点。^{99m}Tc-EHIDA 肝胆动态显像可以动态地观察显像剂自肝细胞摄取到排泌入肠道的全过程,并能观察该系统中各脏器和相关器官的功能变化,通过这些变化来分析、诊断肝胆疾病所导致的各类型黄疸。

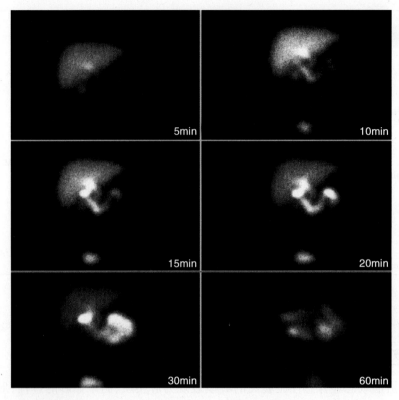

图7-4 ^{99m}Tc-EHIDA 正常肝胆动态显像

病例2 肝细胞性黄疸

男,60天。生后7天发现患儿全身黄染,且逐渐加重,大便颜色先呈浅黄后持续呈陶土色。查体:皮肤、黏膜黄染,肝脏肿大,触诊偏硬。实验室检查:谷草转氨酶(AST)86.8U/L(0～40U/L),血清总胆红素(TBIL)265.7μmol/L(3～22μmol/L),直接胆红素(DBIL)82.6μmol/L(0～8μmol/L),间接胆红素(IBIL)198.7μmol/L(0～8μmol/L)。临床诊断:淤胆型婴儿肝炎综合征可能。

SPECT所见:^{99m}Tc-EHIDA 肝胆动态显像示肝影显示不清,随时间延长各帧影像均未见明显肝影显示,心影及双肾影随时间变化逐渐增浓,膀胱生理性显影,至24小时胆囊部位及肠道内均未见显像剂浓聚(图7-5)。

典型病例示教分析要点

淤胆型婴儿肝炎综合征和先天性胆道闭锁临床上均可出现婴儿期阻塞性黄疸,但治疗方法不同。先天性胆道闭锁如能早期诊断、手术治疗,可明显改善患者的预后,而淤胆型婴儿肝炎综合征则不需手术治疗,因此早期的鉴别诊断极为重要。^{99m}Tc-EHIDA 肝胆动态显像可以鉴别新生儿黄疸的类型,淤胆型婴儿肝炎综合征引起的黄疸是肝细胞性黄疸。本例患儿即刻影像显示肝影较淡,持续至15分钟时仍未见肝影增浓,说明肝细胞损伤程度较重,摄取显像剂功能明显降低,至1小时腹部及胆囊处未见显像剂分布,延迟显像至24小时上述部位仍未见显像剂出现。因此,可以根据肝脏持续显影较淡,轮廓模糊不清等特点诊断肝细胞性黄疸。另外,胆囊及腹部一直未见显像剂出现可能是由于肝功能严重受损致使胆汁淤积而导致的梗阻性黄疸。

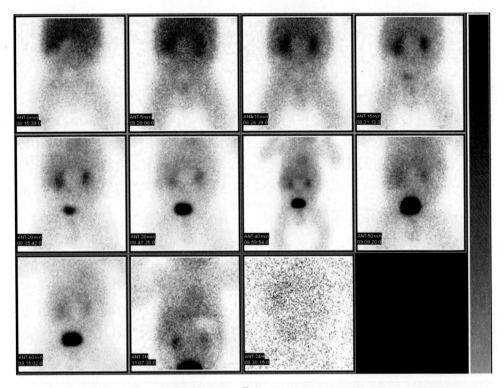

图 7-5 肝细胞性黄疸^{99m}Tc-EHIDA 肝胆动态显像

病例 3 肝外不全性梗阻性黄疸

男,60 天。发现皮肤、黏膜黄染 3 周。查体:腹软,腹部稍膨隆,肝右肋下触及约 1cm,脾脏未触及。实验室检查:WBC 11.4×10^9/L,RBC 2.41×10^{12}/L,HGB 85g/L,PLT 264.0×10^9/L,尿红色素(+),AST 90.8U/L,TBIL 125.7μmol/L,DBIL 106.6μmol/L,IBIL 148.7μmol/L。腹部 B 超示:胆囊显示不清,肝内

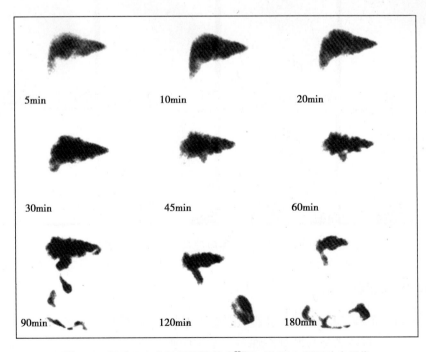

图 7-6 肝外不完全性梗阻性黄疸^{99m}Tc-EHIDA 肝胆动态显像

外胆管无扩张。

SPECT 所见：^{99m}Tc-EHIDA 肝胆动态显像示 1 小时见胆囊显影，肠道延缓至 90 分钟后出现，肝脏延迟到 2 小时仍未消退，提示肝外不完全性梗阻性黄疸（图 7-6）。

典型病例示教分析要点

黄疸可分为溶血性黄疸（cythemolytic icterus）、阻塞性黄疸（obstructive jaundice）和肝细胞性黄疸（hepatocellular jaundice）3 种类型，肝胆动态显像在后两者的鉴别中有一定价值。^{99m}Tc-EHIDA 肝胆动态显像特点为：肝脏显影正常，心、肾不显影，肠道延缓显影是此类黄疸的主要特点之一。B 超和 CT 影像对此类黄疸的诊断也有一定帮助，尤其 B 超对胆系结石所致黄疸的诊断优于 CT 检查。

病例 4　肝外完全性梗阻性黄疸

男，50 天。皮肤黏膜黄染 2 月余。查体：全身皮肤黏膜黄染，腹部稍膨隆，肝脏肋下 3cm，脾脏肋下约 3cm。实验室检查：ALT 131.0U/L（0～40U/L），AST 130.5U/L，TBIL 230.6μmol/L，DBIL 120.1μmol/L，IBIL 140.7μmol/L。腹部 B 超示：肝门部不规则囊性肿块。

SPECT 所见：^{99m}Tc-EHIDA 肝胆动态显像示：肝脏持续显影，30 分钟时胆囊轻度显影，6 小时内心、肾持续显影，24 小时未见肠道影，肝影仍显示清晰，双肾仍轻微显影，提示肝外完全性梗阻性黄疸可能性大（图 7-7）。

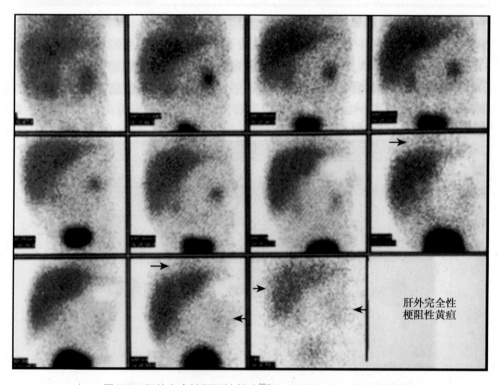

图 7-7　肝外完全性梗阻性黄疸^{99m}Tc-EHIDA 肝胆动态显像

典型病例示教分析要点

肝外完全性梗阻性黄疸^{99m}Tc-EHIDA 肝胆动态显像特点为：肝脏影清晰，心、肾持续显影，24 小时肠道不显影为其主要特点，该特点是与肝细胞性黄疸鉴别的重要特征。B 超和 CT 除了显示扩张的胆管外，还能够发现导致阻塞性黄疸的器质性病变。

三、先天性胆道发育异常

病例1　先天性胆道闭锁

男,45天。发现皮肤黏膜黄染1月余。查体:全身皮肤黏膜黄染,肝脾肋下未触及。实验室检查:ALT 231.0U/L,AST 330.8U/L,TBIL 280.6μmol/L,DBIL 185.1μmol/L,IBIL 148.7μmol/L,血清总蛋白46.23g/L(60~85g/L),白蛋白37.05g/L(35~55g/L),尿胆素(+),大便白色陶土样,小便颜色较黄。腹部B超:胆囊显示不清,肝内外胆管无扩张。

SPECT所见:^{99m}Tc-EHIDA肝胆动态显像示胆总管、胆囊显影不清,肠道始终不显影(图7-8),提示胆道闭锁。

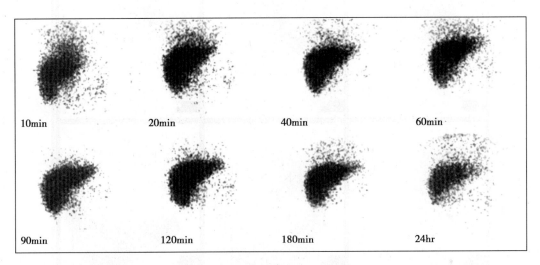

图7-8　胆道闭锁^{99m}Tc-EHIDA肝胆动态显像

典型病例示教分析要点

先天性胆道闭锁(congenital biliary atresia,CBA)所致的梗阻性黄疸与新生儿肝炎引起的肝细胞性黄疸的鉴别非常重要,早期诊断治疗是关键。CBA患者^{99m}Tc-EHIDA肝胆动态显像典型表现:胆总管、胆囊显影不清,肠道始终不显影,苯巴比妥介入试验后仍无肠道影像。影像分析时结合肝功能测定有助于肝胆动态显像的诊断,当直接胆红素与总胆红素的比值在20%~50%时多为肝细胞性黄疸,比值>50%常为胆汁淤积性黄疸。

病例2　先天性胆总管囊肿

女,9个月。皮肤黏膜黄染3周余,加重5天。查体:全身皮肤、黏膜黄染,腹稍膨隆。胰胆管MRI示:肝内胆管未见明显扩张;肝外胆管略扩张,胆总管明显扩张如囊状,病变在十二指肠壶腹部;胰管附近可见轻度扩张信号影;符合先天性胆总管扩张。

SPECT所见:^{99m}Tc-EHIDA肝胆动态显像示25分钟前肝脏显影正常,30分钟后胆囊显影,1小时后肝右叶下缘见椭圆形异常放射性药物浓聚影,其上见明显扩张的胆总管影;随时间延长,椭圆形浓聚影逐渐增浓,6小时后椭圆形浓聚影下端有显像剂排出,肠道显影;24小时后椭圆形浓聚影变淡,肠道显影明显(图7-9),提示胆总管囊肿可能性大。

典型病例示教分析要点

先天性胆总管囊肿(congenital choledochus cyst)是一种胆道发育异常性病变,常伴有不全性胆道阻

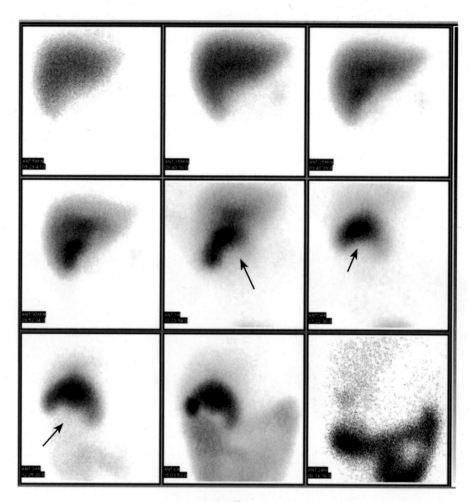

图 7-9　先天性胆总管囊肿 ^{99m}Tc-EHIDA 肝胆动态显像

塞,皮肤、黏膜黄疸。B 超、CT 和肝胆动态显像是常用的诊断方法。前两者可显示囊肿的大小、形态变化,但对胆道通常情况的了解不如后者。胆总管囊肿 ^{99m}Tc-EHIDA 肝胆动态显像的表现特征:①早期显像,囊肿部位常呈圆形或椭圆形显像剂分布缺损区;②延迟显像,上述缺损区有显像剂逐渐填充(呈显像剂浓集区);③显像剂浓集区的长轴向下,多数与胆总管走向基本一致;④胆总管囊肿可持续显影至3~6 小时,甚至 24 小时,脂肪餐后仍然存在。

病例 3　胆汁漏形成

女,1 岁。反复恶性呕吐、腹泻 2 周余,腹胀、发热 1 周余。查体:体温 39.1℃,全身皮肤、黏膜黄染,腹软,稍膨隆,肝脾未触及,移动性浊音(+),双下肢无明显浮肿。实验室检查:WBC 13.50×10^9/L,GR 9.8×10^9/L。腹部 B 超:腹部、盆腔探及游离液体。腹水穿刺结果:黄色微浊,细胞总数 860×10^9/L,白细胞 650×10^9/L,单核 90%,蛋白弱阳性。

SPECT 所见: ^{99m}Tc-EHIDA 肝胆动态显像示 20 分钟肝脏影清晰,10 分钟时胆总管提前显影,20~30 分钟胆总管下端(肝门处)显示一个圆形放射性浓聚影;1 小时后胆囊显影,其内下份原圆形放射性浓聚灶缩小,并见腹部大片弥漫性放射性药物分布区,其上缘与"圆形浓聚影"相连(图 7-10),提示胆总管囊肿并破裂,胆汁漏形成。

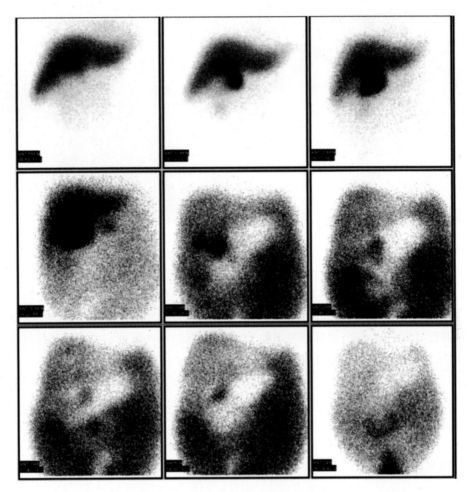

图 7-10 胆汁漏 ^{99m}Tc-EHIDA 肝胆动态显像

典型病例示教分析要点

^{99m}Tc-EHIDA 肝胆动态显像能够观察术后吻合口是否存在狭窄,了解胆道通畅情况。若术后胆道阻塞或吻合口狭窄,肝胆显像可呈肝外完全或不完全梗阻表现。肝脏外伤或胆总管囊肿破裂及胆道术后可出现胆汁漏,如有胆汁漏存在,肠道外可见片状异常显像剂浓聚影。

四、肝细胞癌定性及其转移灶定位

病例 肝细胞癌转移灶定位

男,53 岁。肝癌术后放化疗后 8 月余,左侧肩胛骨隐痛不适感 1 周余。查体:生命体征平稳,左侧肩胛骨压痛感,左上肢活度性欠佳,腹软。实验室检查:AFP 130ng/ml(0~20ng/ml),血常规、肝肾功均正常。左侧肩胛骨 X 线片未见明显异常。

SPECT 所见:^{99m}Tc-MDP 全身骨显像及 ^{99m}Tc-EHIDA 肝胆动态显像均提示左侧肩胛骨异常显像剂浓聚灶,结合病史,考虑肿瘤骨转移可能性大(图 7-11)。

典型病例示教分析要点

某些肝细胞癌有类似肝细胞的功能。基于此特点,可用 ^{99m}Tc 标记的 PMT 和 EHIDA 肝胆显像定性

163

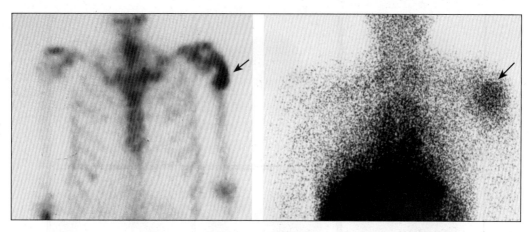

图 7-11　肝细胞癌骨转移

诊断原发性肝癌及其转移灶。其表现为早期显像病变部位呈显像剂分布缺损区,延迟显像 1～3 小时后原缺损区内有显像剂填充。但是需要与之鉴别的是一些肝脏良性肿瘤,如肝脏腺瘤、增生性结节等病变,也有可能摄取肝胆显像剂,产生假阳性结果。这些肝脏良性病变与肝细胞癌显像的区别在于良性病变早期显像时就有显像剂的填充,而肝细胞癌则无。研究发现,一些肝细胞癌的骨转移灶也能摄取肝胆显像剂,必要时可用此法对骨骼转移灶进行定位、定性诊断。

第三节　消化道出血显像

一、异位胃黏膜显像

病例 1　梅克尔憩室

男,3 岁。腹痛、不明原因便血 2 周余入院。查体:生命体征平稳,神清,贫血貌,脐周稍有压痛,无反跳痛,腹软。实验室检查:WBC $9.56×10^9$/L,RBC $2.79×10^{12}$/L,HGB 85g/L,PLT $235.0×10^9$/L,大便隐血(+)。临床诊断:消化道出血,梅克尔憩室待排。

SPECT 所见:静脉注射 $^{99m}TcO_4^-$ 后 5～30 分钟腹部连续显像,右下腹部近回肠部位可见类圆形放射性药物浓聚灶,随时间延长逐渐明显(图 7-12),提示梅克尔憩室可能性大。

手术后病理结果证实为梅克尔憩室。

典型病例示教分析要点

梅克尔(Meckel's)憩室是儿童消化道出血的常见原因,好发于小肠的回肠部位。$^{99m}TcO_4^-$ 显像对该病诊断有较高的灵敏性(最高报道 85%)和准确性(最高报道 90%),又具有无创、无痛苦,辐射剂量低、方法简便之优点。通常的钡剂造影和内镜对该病诊断意义不大。$^{99m}TcO_4^-$ 显像的不足之处在于有时可出现假阴性和假阳性,如憩室内炎症、水肿、坏死或异位胃黏膜数量较少等原因常出现假阴性。小肠的梗阻、动静脉畸形、溃疡、炎性病变、肠道肿瘤等因素均易产生假阳性结果。

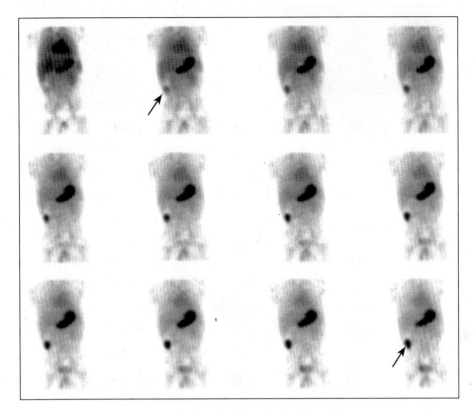

图 7-12 梅克尔憩室$^{99m}TcO_4^-$腹部动态显像

病例2 肠套叠

男,2 岁。阵发性哭闹 1 周余,恶性呕吐 1 天。查体:生命体征平稳,神清,双肺呼吸音清,心律齐,腹部稍膨隆,腹软。实验室检查:WBC $8.76 \times 10^9/L$,HGB 98g/L;C-反应蛋白 5.38mg/L,降钙素原 0.094ng/ml;大便常规示隐血(+)。腹部彩超提示:肠套叠伴肠系膜淋巴结增大。临床诊断:消化道出血,肠套叠? 梅克儿憩室?

SPECT 所见:静脉注射$^{99m}TcO_4^-$后即刻动态显像 1 分钟,并分别于 5~30 分钟进行静态显像,心脏、肝脏、肾脏影像清晰可见,逐渐减淡;胃内显像剂逐渐聚集,随着时间延长胃影像持续增浓;1 分钟时右侧中上腹(箭头所指)见团状显像剂异常浓聚,其后影像逐渐变淡,至 30 分钟异常显像剂浓聚灶影像消失;膀胱显影,逐渐聚集(图 7-13);考虑 Meckel´s 憩室可能。

X 线平片提示:结肠肝曲杯口状梗阻,空气灌肠复位成功(图 7-14)。

典型病例示教分析要点

该例患者系 Meckel's 憩室显像的假阳性结果。患者为 2 岁男性,临床表现阵发性哭闹不安、恶心呕吐、腹部稍膨隆,临床症状典型,大便常规示隐血(+),Meckel's 憩室显像提示右侧中上腹异常显像剂浓聚灶,支持 Meckel's 憩室的诊断。但腹部彩超提示肠套叠,X 线平片示结肠肝曲杯口状梗阻,且空气灌肠复位成功。鉴别诊断:Meckel's 憩室多在脐周围、右下腹显示位置固定的局限性异常显像剂浓集区,也可以出现在腹部的任何部位。多种原因可导致假阳性和假阴性。可见,Meckel's 憩室显像作为无创检查可为进一步治疗方案的制订提供客观依据,但应注意结合其他临床资料进行综合分析。

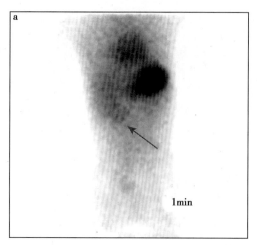
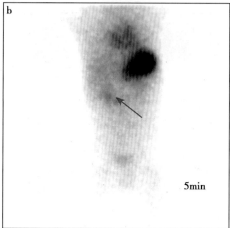
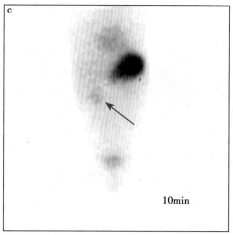

图 7-13 $^{99m}TcO_4^-$ 动态显像

a. 1 分钟显像；b. 5 分钟显像；c. 10 分钟显像

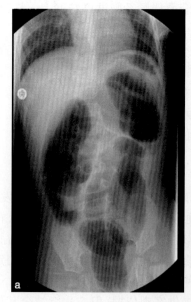
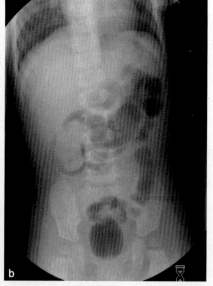

图 7-14   腹部 X 线平片

a. 结肠梗阻；b. 空气灌肠复位后

第四节 唾液腺显像

一、唾液腺显像

病例1 唾液腺放射性炎症

女,42 岁。鼻咽癌 4 次放疗后 1 年余,口舌干燥 4 月余入院。查体:生命体征平稳,神清,心律齐,舌面干燥,裂纹增多,颈部未见肿大淋巴结。实验室检查:WBC $5.69×10^9/L$,HGB 124g/L,肝肾功及肿瘤标记物未见明显异常。临床诊断:鼻咽癌放疗后,唾液腺放射性炎症。

SPECT 所见:静脉注射$^{99m}TcO_4^-$后唾液腺显像示双侧颌下腺及双侧腮腺轻微显影并逐渐清晰;15 分钟后予以维生素 C 酸性刺激后,双侧颌下腺及腮腺组织内显像剂未见明显消退,排泄功能差,呈"热区",口腔内未见显像剂聚集(图 7-15),提示鼻咽癌放疗后唾液腺放射性炎症可能。

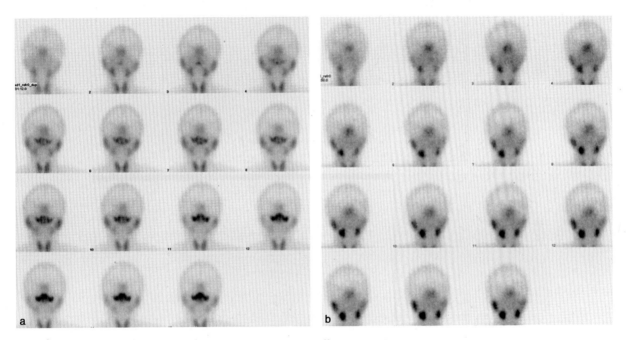

图 7-15 鼻咽癌放疗前后$^{99m}TcO_4^-$唾液腺动显像
a. 放疗前;b. 放疗后

典型病例示教分析要点

急性唾液腺炎表现为摄取显像剂的功能增强,双侧或一侧呈弥漫性显像剂聚集。慢性唾液腺炎,由于腺体内细胞萎缩,摄取显像剂的功能下降,表现为双侧或一侧弥漫性显像剂分布稀疏或不显影。鼻咽癌、口腔癌放射治疗和甲状腺癌^{131}碘治疗所致的唾液腺辐射损伤(炎症)的常见并发症之一就是口干、吞咽困难,患者主要表现为唾液腺的排泌功能障碍,唾液腺显像常表现为"热区"。

病例2 干燥综合征

女,44 岁。口渴、眼干不适 6 年余,伴多关节疼痛 3 年。查体:生命体征平稳,神清,心律齐,舌面干燥,裂纹增多,口腔可见溃疡,双侧面颊部干燥脱皮。实验室检查:抗核糖核酸蛋白(RNP)抗体阳性(++++),抗 SSA 抗体弱阳性(+),抗 SSB 抗体(-),抗 Sm 抗体(-),C 反应蛋白 7.5mg/L(0～5mg/L),

类风湿因子 42.6U/L(0～20U/L),免疫球蛋白 G 30.5g/L。血常规及肝肾功未见明显异常。临床诊断:干燥综合征。

SPECT 所见:$^{99m}TcO_4^-$唾液腺动态显像示双侧腮腺、颌下腺摄取和排泄显像剂功能差,口腔内无明显显像剂聚集(图 7-16a);动态曲线示双侧腮腺、颌下腺酸刺激后无明显变化(图 7-16b),提示干燥综合征。

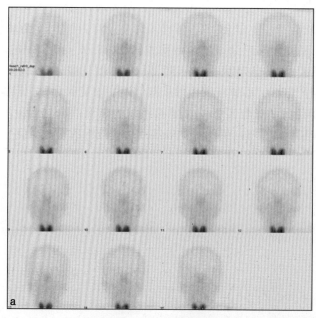

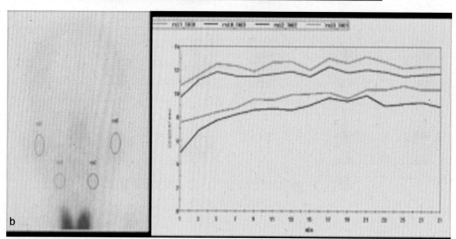

图 7-16 $^{99m}TcO_4^-$唾液腺动态显像

a. 动态显像图;b. 唾液腺时间-放射性曲线图,黄色-右侧颌下腺,紫色-左侧颌下腺,蓝色-右侧腮腺,粉红色-左侧腮腺

典型病例示教分析要点

干燥综合征又称舍格伦综合征(Sjögren syndrome,SS),是一种外分泌腺体及全身其他器官受影响的自身免疫性疾病,如风湿性关节炎、系统红斑狼疮、结缔组织病、淋巴瘤、结核等。Sjögren 综合征可使唾液腺的摄取和分泌功能逐渐丧失,口干是其最重要的症状。Sjögren 综合征患者唾液腺显像的主要表现:唾液腺显影欠清晰或不显影,对酸性刺激不敏感,口腔无或仅少量显像剂分布;在酸性刺激后时间-放射性曲线无下降,口腔曲线无升高。唾液腺显像是一种诊断 Sjögren 综合征简便而直观的检查方法,

其结果敏感、准确,患者无痛苦,易于接受。X线唾液腺造影、CT、MRI和B超单独应用对该病诊断意义不大。

病例3 淋巴乳头状囊腺瘤

男,58岁。左耳垂前下肿物1年余。查体:生命体征平稳,神清,耳垂前下可见大小约3.0cm大小肿块,无红肿、无触痛及压痛感,活动度可,颈部及颌下未触及肿大淋巴结。临床诊断:左腮腺肿块性质待查。

SPECT所见:静脉注射$^{99m}TcO_4^-$后显像示左侧腮腺肿块即时清晰显影,右侧腮腺轻微显影并逐渐清晰。15分钟后予以维生素C酸性刺激,右侧腮腺内显像剂迅速排泌、消退,左侧腮腺正常组织内显像剂排泌、消退,仅有肿块仍清晰显影,口腔内放射性增加明显。唾液腺时间-放射性曲线示右侧腮腺及双侧颌下腺曲线缓慢升高,酸性刺激后曲线骤降;左侧腮腺曲线显著增高,酸性刺激后也骤降,但仍明显高于对侧;口内放射性曲线迅速上升(图7-17)。提示:①右侧腮腺、颌下腺功能正常,左侧颌下腺功能正常,左侧腮腺摄取功能增高;②左侧腮腺肿块部分呈"热区",提示淋巴结乳头状囊腺瘤(Warthin's tumor)可能性大。

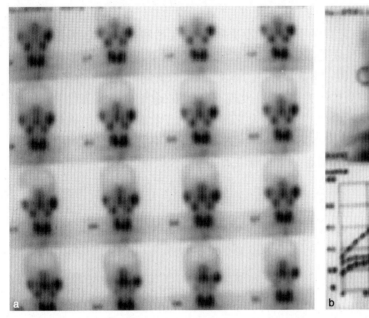
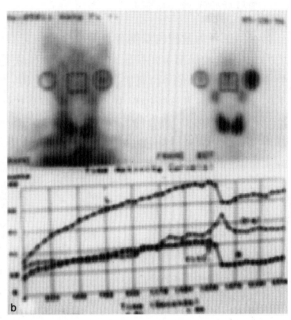

图7-17 Warthin's瘤
a. 动态显像图;b. 唾液腺时间-放射性曲线图

典型病例示教分析要点

唾液腺肿瘤通常禁忌做活检,$^{99m}TcO_4^-$显像对唾液腺肿块性质的筛选有一定价值。唾液腺的囊肿、脓肿等良性病变,显像时多表现为"冷区";若肿块边缘模糊不清或不规整有可能为恶性肿瘤,应进一步检查。唾液腺的混合瘤和腺瘤以"温区"较为多见。淋巴乳头状囊腺瘤(Warthin's瘤)多表现为"热区"。有报道$^{99m}TcO_4^-$显像对Warthin's瘤的定性诊断有较高的临床价值,准确性可达75%~100%。

(游金辉 石野宽)

第一节　肾动态显像和介入试验

病例1　盆腔内融合异位肾

男,17岁。主诉腹部不适,伴阵发性腹痛3日。腹部B超:双侧肾脏区域未探及肾脏超声,经腹部及背部广泛检查后于盆腔内有一囊性肿块,不随体位改变而变化。建议行腹盆腔CT和肾动态显像。

影像表现:^{99m}Tc-DTPA肾动态显像血流灌注相:腹主动脉显影后2~4秒,正常双肾区未见肾脏血流灌注影,但于腹主动脉分叉处可见一较大团块显像剂分布异常浓聚影(图8-1)。功能相:双肾位置不正常,位于盆腔内膀胱上方;双肾影融合,分界不清晰;与膀胱影少量重叠(图像采集前患者留置导尿管持续引流有助于异位肾与膀胱影的分开),功能大致正常(图8-2)。侧位相:融合肾位于膀胱上方近腹壁侧(图8-3)。腹盆腔CT:双肾区未见肾脏影像,于盆腔内膀胱后上方可见一较大团块状融合软组织影,其外周组织为双肾皮质,中央为两个囊性肾盂影(图8-4)。

典型病例示教分析要点

本例患者为盆腔内双侧肾脏融合性异位肾。早年无临床不适症状,随年龄和体格增长,异位肾逐渐增大,由于盆腔局部空间挤压和肾盂输尿管排尿受限等因素,患者出现不同的不适症状。盆腔异位肾较为少见,且多见单侧异位肾脏,在肾区常能见到一侧正常肾脏。本案例中,双肾同时异位于盆腔内,且处于融合状态。在其诊断过程中,腹盆部超声为首选方法,常可发现双肾缺失,盆腔内有一囊性肿物。腹盆腔CT可发现和明确盆腔异位肾的形态和大小结构。而肾动态显像有助于盆腔异位肾的确诊和功能评价,为其诊断、治疗和预后评价提供功能信息。本案例中,不足之处在于没有肾动态显像的前位异位肾影像,而前位异位肾的功能评价主要依赖于肾动态显像的前位采集和图像处理。

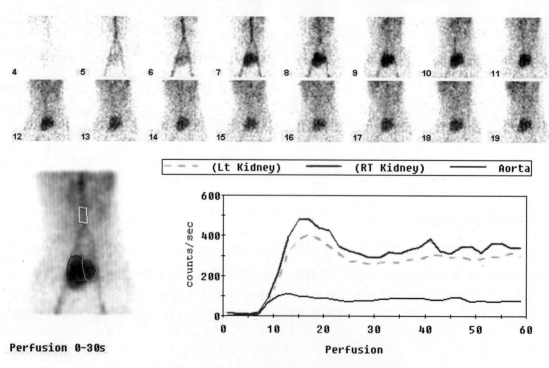

图8-1　^{99m}Tc-DTPA肾动态显像血流灌注相
正常肾区未见肾脏影像,于盆腔内近膀胱位置可见一较大团块状显像剂分布异常浓聚影

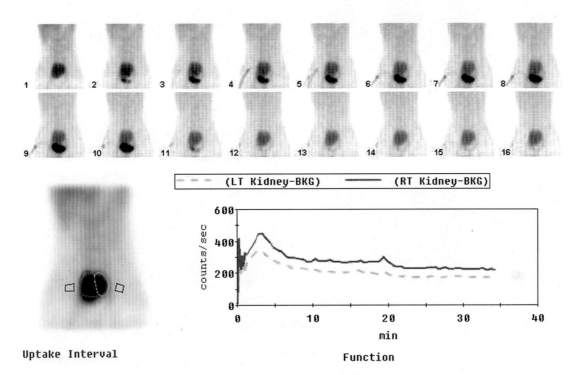

图 8-2 ^{99m}Tc-DTPA 肾动态显像功能相

肾脏位于膀胱上方,二者影像部分重叠;双肾影融合,分界不清

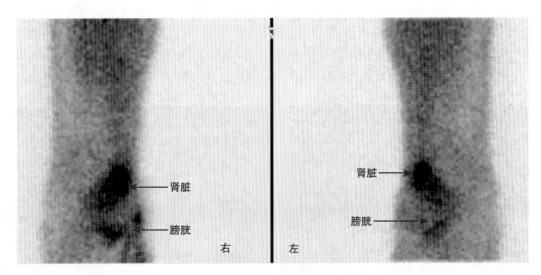

图 8-3 ^{99m}Tc-DTPA 肾动态显像结束后腹盆部平面左、右侧位像

盆腔内异位融合肾位于膀胱上方近腹壁侧

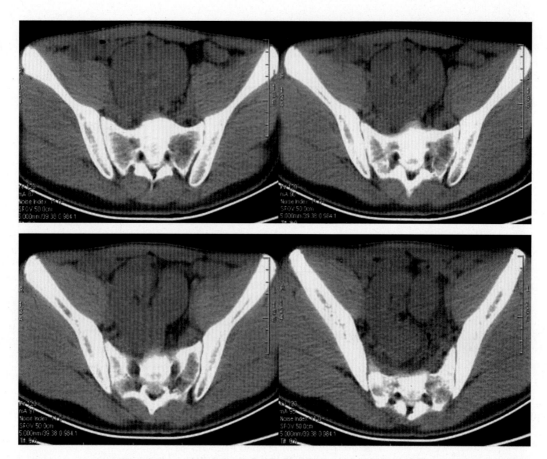

图 8-4　CT 显示盆腔内骶骨前、膀胱上后方双侧融合异位肾，右大左小，双侧正常肾区未见肾影

病例 2　双侧多囊肾

男，41 岁。体检超声发现双侧多囊肾 10 余年，1 周前劳累后出现左侧腰背部及腹部疼痛不适，无尿频、尿急、尿痛，无恶心呕吐等症状。查体：双肾区未触及包块状肿物，双肾叩击痛（-），沿双侧输尿管走行区无压痛，未触及肿物；膀胱区未见局限性隆起，压痛（-）。实验室检查：BUN 6.6mmol/L，Cr 140μmol/L。腹部 CT 示双肾多囊肾，左侧多囊肾囊内出血（图 8-5）。建议行肾动态显像评估双肾功能。

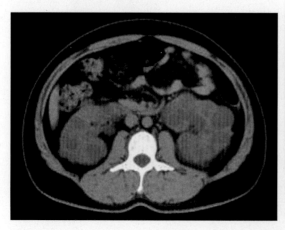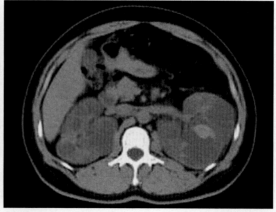

图 8-5　CT 示双肾多囊肾，左侧多囊肾囊内出血

影像表现: ^{99m}Tc-DTPA 肾动态显像血流灌注相:双肾显影明显迟缓,双肾影模糊,血流灌注明显减低 (图 8-6)。功能相:双肾显影不清晰,肾影增大,形态不规整,可见多处显像剂分布缺损区,双肾内仅见 多处少量肾皮质显影,功能明显下降。总 GFR:48ml/min,左肾 GFR:21ml/min,右肾 GFR:27ml/min(图 8-7)。显像诊断:双肾形态不规整,内有多处无功能区,功能中重度受损,符合多囊肾改变。

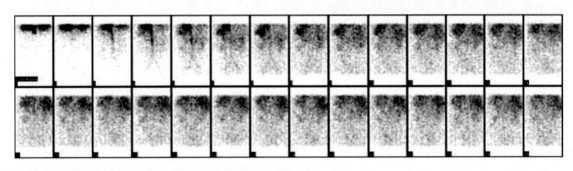

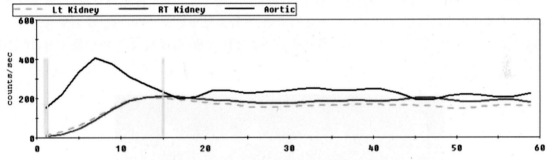

图 8-6 ^{99m}Tc-DTPA 肾动态显像血流灌注相

双肾显影明显迟缓,双肾影模糊,血流灌注明显减低

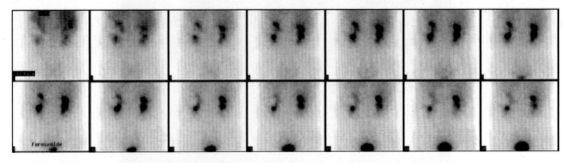

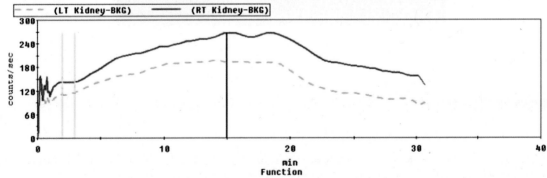

图 8-7 ^{99m}Tc-DTPA 肾动态显像功能相

双肾影不清晰,肾影增大,形态不规整,可见多处显像剂分布缺损区,双肾内仅见多处少量肾皮质显影, 功能明显下降

典型病例示教分析要点

本例为多囊肾患者,一般腹部超声和 CT 即可明确诊断。行肾动态显像可评价多囊肾患者的残留肾功能,以便临床预判患者的病情进展。需与之鉴别诊断的有:①肾癌:临床多见于男性,表现为无痛全程肉眼血尿,晚期伴有腹痛,腹部包块,低热。影像学检查:B 超多为低回声,不均质包块;CT 示:肾肿物,不均匀,可伴有坏死,钙化,增强扫描示不均匀强化。病理学可明确诊断。②肾积水:患者可表现为腰部疼痛不适,或无症状,可为体检超声发现。肾盂静脉造影显示肾盂肾盏扩大;超声与 CT 检查示肾中心液性暗区、肾实质变薄;利尿肾动态显像示尿路梗阻性改变。

病例3　右肾缺失

男,17 岁。体检超声发现右肾缺如,左肾肾盂轻度积水,无任何不适症状和体征。建议行肾动态显像评价左肾功能和明确是否右肾缺失。

影像表现:^{99m}Tc-DTPA 肾动态显像血流灌注相:腹主动脉显影后 2~4 秒左肾显影,血流灌注正常;右肾未见血流灌注显影。功能相(图 8-8):左肾显影清晰,右肾未见显影,左肾可见显像剂集聚高峰,显像剂通过及排泄正常,左侧肾盂内可见少量显像剂滞留影。显像诊断:右肾缺失;左肾功能正常,伴左肾盂轻度积水。

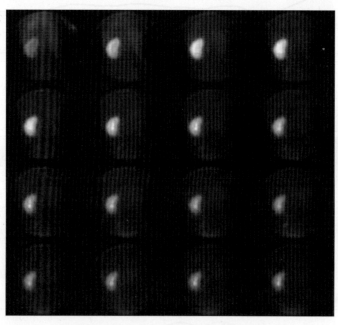

图 8-8　^{99m}Tc-DTPA 肾动态显像功能相
右肾缺失;左肾功能正常,伴左肾盂轻度积水

典型病例示教分析要点

当超声、CT 发现正常肾区未见肾影,而腹盆部其他位置也未见异常占位性肿物时,通常需要利用肾动态显像的肾功能评价优势来寻找和明确该缺失肾脏是否存在。本例中,患者体检超声发现右肾缺失,经肾动态显像在腹盆部也未发现有功能的右肾存在,基本可以确定该侧肾脏缺失。

病例4 双肾功能严重受损

女,30 岁。发现全程肉眼血尿,伴颜面部浮肿,不伴发热、腰痛 1 周。查体:肾区未见明显隆起及凹陷,双肾区未触及明显肿物,质韧,双肾区压痛及叩击痛(-),双侧输尿管走行区深压痛(-),膀胱区深压痛(-)。腹部 B 超:双肾积水(轻-中度)伴双侧输尿管全程扩张,膀胱后壁弥漫性增厚。腹部 CT:双肾肾盂、肾盏积水,左侧为著(图 8-9)。实验室检查:BUN:42.5mmol/L,肌酐:747 μmol/L。建议行利尿肾动态显像评估双肾功能和积水性质。

影像表现:^{99m}Tc-DTPA 利尿肾动态显像血流灌注相:双肾影模糊,血流灌注明显减低(图 8-10)。功能相:双肾显影模糊,左肾中央有一较大显像剂分布缺损区,仅见外周少量皮质显影;右肾缩小,未见显像剂集聚高峰,显像剂通过及排泄均明显延缓(图 8-11)。于注射显像剂后 15 分钟静脉注射呋塞

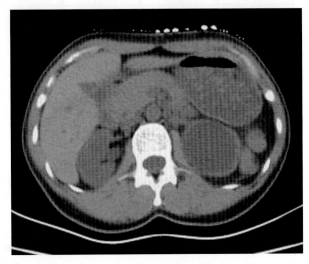

图 8-9 腹部 CT
双肾肾盂、肾盏积水,左侧为著

米 40mg,随后未见右侧肾盂、肾盏内显像剂加速排出,左肾显像剂缺损区未见显像剂充盈。显像诊断:右肾功能中重度受损,左肾几乎无功能,伴双侧肾盂积水,右侧考虑机械性不全梗阻可能,左侧考虑机械性梗阻可能。

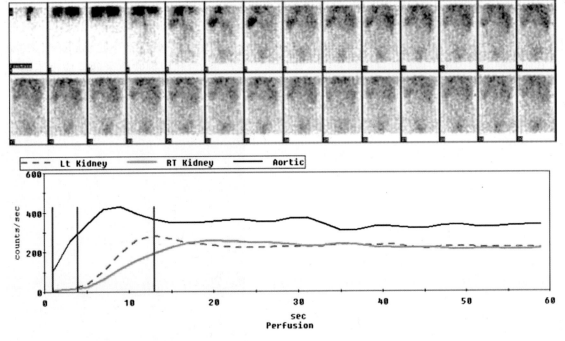

图 8-10 ^{99m}Tc-DTPA 利尿肾动态显像血流灌注相
双肾影模糊,血流灌注明显减低

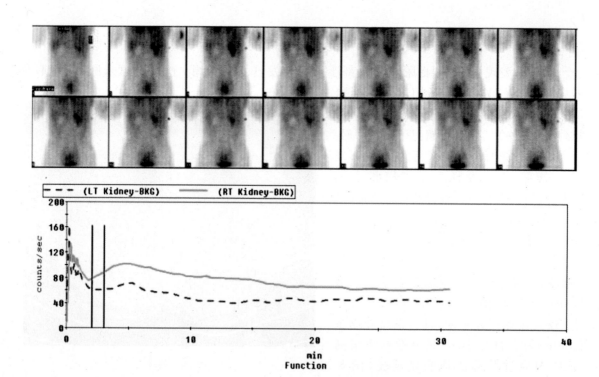

图 8-11　^{99m}Tc-DTPA 利尿肾动态显像功能相

双肾显影模糊,左肾中央较大缺损区,仅外周少量皮质显影;右肾缩小,功能中重度受损

典型病例示教分析要点

本例患者以不明原因全程血尿就诊,经检查发现双肾积水,左侧为著,肾功能不全。超声和 CT 仅能提供形态结构性信息,对双肾残留功能的评价不占优势。^{99m}Tc-DTPA 利尿肾动态显像不仅可发现双肾功能的受损情况,还能判断双肾积水的可能性质。由于左肾几乎无功能,没法产生足够的尿量来冲刷尿路,对其尿路梗阻原因难以做出明确的判断。右肾功能受损严重,对利尿剂呋塞米的反应也不够充分,表现出机械性不全梗阻的诊断特征。

病例5　单纯扩张性肾盂积水

女,60 岁。宫颈癌术后 3 月,拔除双侧输尿管支架管后复查超声发现双肾积水,不伴发热、腰痛、乏力、血尿、尿频、尿痛等不适症状。查体:双肾区压痛、叩击痛及双侧输尿管走行区和膀胱区压痛均阴性。腹部 B超:双肾积水,右侧为著。肾盂静脉造影:双侧肾盂、肾盏积水,右侧明显(图 8-12)。行^{99m}Tc-DTPA 利尿肾动态显像以判断双侧肾盂积水的性质。随后行尿动力学检查:膀胱感觉迟钝,排尿过程呈腹压协助,无明显自主排尿,膀胱逼尿肌收缩力非常弱,排空能力差,残余尿量580ml,考虑神经源性膀胱。

影像表现:^{99m}Tc-DTPA 利尿肾动态显像结果示双肾大小、位置、形态正常,早期功能像见双肾肾盂、肾盏处显像剂分布轻度增高,随时间推移,显像剂分布逐渐

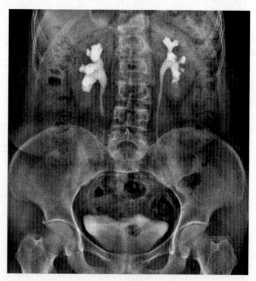

图 8-12　肾盂静脉造影

双侧肾盂、肾盏积水,右侧为著

增浓,肾盂、肾盏影有所扩大,右侧为著。于注射显像剂后15分钟静脉注射呋塞米40mg,随后见肾盂、肾盏内显像剂快速排出,膀胱影增大(图8-13)。肾图示注射速尿后c段呈快速下降型,提示示踪剂大部分排出(图8-14)。

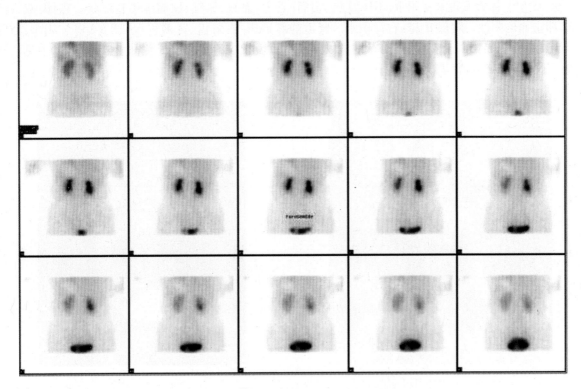

图8-13 ^{99m}Tc-DTPA肾动态显像功能相

双肾大小、位置正常,影像见双肾肾盂、肾盏处显像剂浓集,容积扩大,右侧为著;注射呋塞米40mg后,见肾盂、肾盏内显像剂快速排出,膀胱影增大

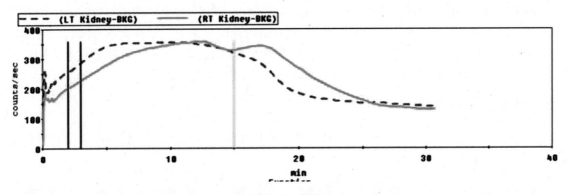

图8-14 肾图

b段上升持续、缓慢,注射呋塞米后c段呈快速下降型改变

典型病例示教分析要点

^{99m}Tc-DTPA利尿肾动态显像有助于对单纯扩张性肾盂积水与肾盂输尿管机械性梗阻病变的鉴别诊断。本例患者为宫颈癌术后继发"神经源性膀胱"所引发的双肾积水。^{99m}Tc-DTPA利尿肾动态显像显示双侧单纯扩张性肾盂积水,可排除因妇科手术导致输尿管粘连性狭窄出现的双侧肾盂输尿管机械性梗

阻病变,对明确诊断具有一定的帮助。

病例6 右肾机械性梗阻性积水

女,25岁。体检发现右肾积水,不伴发热、腰痛、乏力、血尿、尿频、尿痛等不适症状。查体:双肾区压痛、叩击痛均阴性。腹部B超:右肾积水。肾盂静脉造影:右肾盂、肾盏积水(图8-15)。MRU:右肾盂、肾盏积水(图8-16)。行利尿肾动态显像以判断右肾盂积水的性质。行右肾盂成形术,术中见右肾盂输尿管连接部狭窄,肾盂积水。

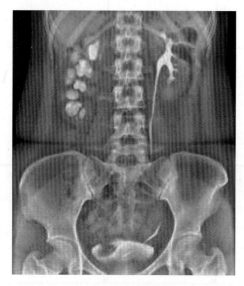

图8-15 肾盂静脉造影
右肾盂、肾盏积水

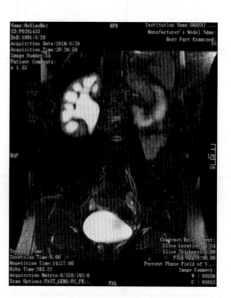

图8-16 MRU
右肾盂、肾盏积水

影像表现:^{99m}Tc-DTPA利尿肾动态显像示右肾明显增大,早期功能像见该肾肾盂、肾盏处显像剂分布稀疏,随时间推移,显像剂逐渐填充浓集,肾盂、肾盏影明显增大。于注射显像剂后15分钟静脉注射呋塞米40mg,随后见肾盂、肾盏内显像剂逐渐减少、部分排出,但肾盂肾盏影范围却较前有所扩大(图8-17)。肾图示注射呋塞米后c段呈高水平延长型,未见示踪剂明显排泄。左肾大小、肾影各阶段显像剂分布和排泄均正常(图8-18)。显像诊断:①右肾明显增大,功能正常,右肾盂中重度积水,考虑右侧肾盂输尿管不全机械性梗阻可能。②左肾大小、功能正常,上尿路排泄通畅。

典型病例示教分析要点

本例患者为肾盂输尿管机械性梗阻病例,无临床症状和体征,体检发现。腹部超声示右肾积水;肾

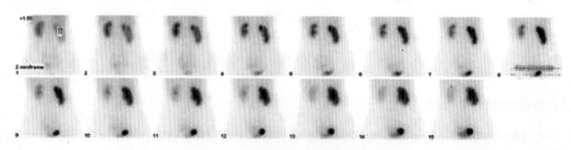

图8-17 ^{99m}Tc-DTPA肾功能图像
右肾盂输尿管连接部狭窄致上尿路不全梗阻

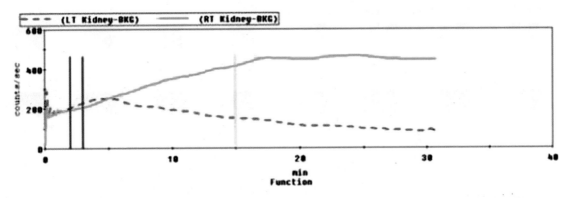

图 8-18 肾图

注射呋塞米后,右肾 c 段呈高水平延长型,未见示踪剂明显排泄

盂静脉造影示右肾盂、肾盏积水。利尿肾动态显像可见右肾盂、肾盏处显像剂明显浓集、增大,注射呋塞米后显像剂部分排出,但肾盂肾盏影范围却较前有所扩大,支持右肾盂输尿管不全机械性梗阻诊断。

病例 7 肾动脉狭窄支架再植入术后

男,52 岁。高血压 5 年,左肾动脉狭窄支架植入术后 3 个月,胸闷、憋气 20 余天,肾功能异常 10 天入院。查体:血压:160/120mmHg,剑突下可闻及血管杂音。实验室检查:BUN:16.0mmol/L,Cr:524μmol/L。腹部 B 超:右肾 7.6cm×3.8cm,左肾 10.0cm×4.4cm。腹部 CT:右肾萎缩,左肾饱满,双侧肾盂可见小结节状高密度影,肾盂无扩张,考虑双肾结石可能性大(图 8-19)。给予相关药物治疗效果不佳,血压持续上升到 220/110mmHg,因肾功能急剧下降,进行血液透析。病情稳定后行左肾动脉支架植入术,术后尿量 2000ml/d,血压回降至 140/90mmHg,复查 BUN:16.0mmol/L,Cr:212μmol/L,尿蛋白(+)。腹部 CTA:腹部多发血管动脉粥样硬化;右肾动脉闭塞,右肾萎缩、灌注不良;左肾动脉支架植入术后,动脉充盈尚好(图 8-20)。建议行肾动态显像评价双肾功能。

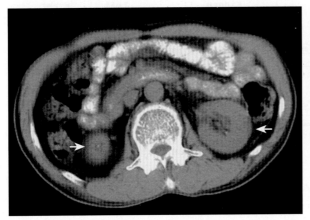

图 8-19 腹部 CT

右肾萎缩,左肾饱满,双侧肾盂可见小结节状高密度影,双肾结石可能性大

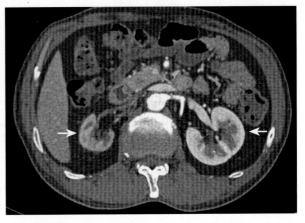

图 8-20 左肾动脉支架再植入术后腹部 CTA

右肾动脉闭塞,右肾萎缩、灌注不良;左肾动脉支架植入术后,动脉充盈尚好

影像表现:^{99m}Tc-DTPA 肾动态显像血流灌注相(图 8-21):腹主动脉显影后 2~4 秒左肾显影,肾影清楚,血流灌注正常;右肾未见血流灌注影。功能相(图 8-22):左肾大小、形态基本正常,肾影清楚,可见显像剂集聚高峰,显像剂通过和排泄大致正常,左侧输尿管全段显影;右肾明显缩小,仅见轻微显影。总 GFR:69ml/min,左肾 65ml/min,右肾 4ml/min。显像诊断:左肾大小、功能正常;右肾明显缩小,几乎

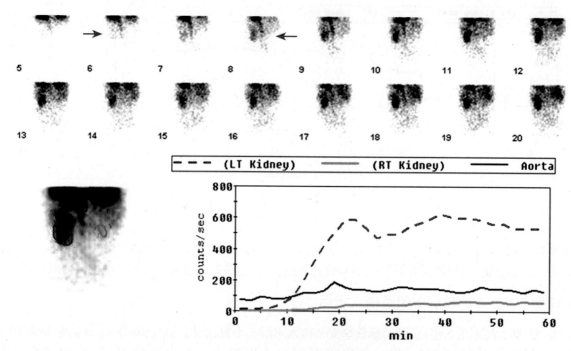

图 8-21　　^{99m}Tc-DTPA 肾动态显像血流灌注相

腹主动脉显影后 2～4 秒左肾显影, 肾影清楚, 血流灌注正常; 右肾未见显影

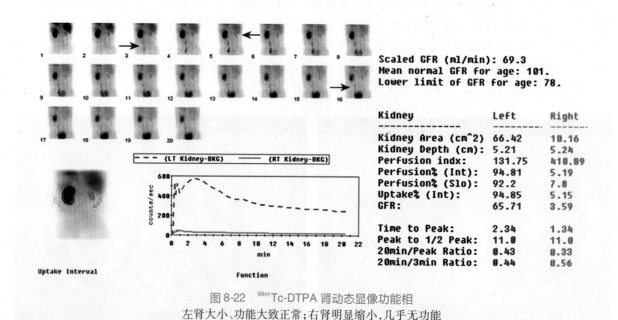

图 8-22　　^{99m}Tc-DTPA 肾动态显像功能相

左肾大小、功能大致正常; 右肾明显缩小, 几乎无功能

无功能。

典型病例示教分析要点

本案例为左肾动脉支架植入术后 3 月, 患者突发肾衰竭, 病情稳定后复行左肾动脉支架植入术后。行 CTA 和 ^{99m}Tc-DTPA 肾动态显像评价术后血管通畅情况和双肾功能改善状况。CTA 显示左肾动脉支架植入术后, 动脉充盈尚好, 右肾动脉闭塞, 右肾萎缩、灌注不良。肾动态显像示左肾血流灌注及功能正常; 右肾未见血流灌注影, 体积明显缩小, 几乎无功能。而左侧输尿管全段显影与膀胱内尿液过度充盈

导致尿液下排轻度受阻有关。在评价分肾功能方面,肾动态显像具有无可替代的优势。

病例8 移植肾慢性排异反应

女,34岁。肾移植术后3年,发现肾功能异常1年余,近日反复出现抽搐。实验室检查:BUN 27.77mmol/L,Cr 897μmol/L,白蛋白31.1g/L。建议行前位肾动态显像评估移植肾功能。

影像表现:前位^{99m}Tc-DTPA肾动态显像血流灌注相:右髂窝处移植肾显影迟缓,血流灌注不良(图8-23)。功能相:早期右髂窝处移植肾显影尚清晰,肾盂处显像剂分布明显稀疏,外周肾皮质对显像剂集聚减少,摄取高峰延后;随时间推移,移植肾影逐渐增浓增大,显像剂排泄明显延缓,至显像结束时仍未见明显排出。GFR:14ml/min(图8-24)。显像诊断:移植肾功能重度受损,考虑移植肾慢性排异反应。

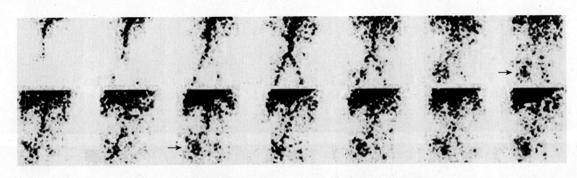

图8-23 前位^{99m}Tc-DTPA肾动态显像血流灌注相
右髂窝移植肾血流灌注减低

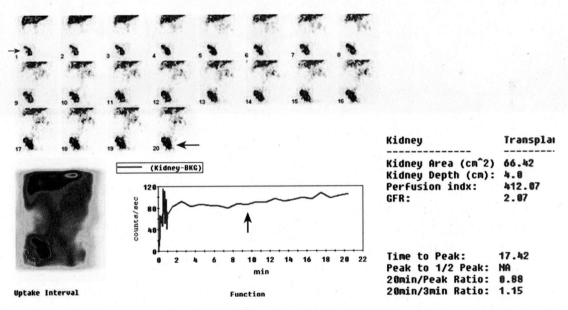

Kidney	Transpla
Kidney Area (cm^2)	66.42
Kidney Depth (cm)	4.8
Perfusion indx:	412.07
GFR:	2.07
Time to Peak:	17.42
Peak to 1/2 Peak:	NA
20min/Peak Ratio:	0.88
20min/3min Ratio:	1.15

Uptake Interval

(Kidney-BKG)

Function

图8-24 前位^{99m}Tc-DTPA肾动态显像功能相
右髂窝移植肾功能重度受损

典型病例示教分析要点

肾移植后会出现很多并发症,包括术中和术后并发症,如尿漏、梗阻、血管阻塞及急、慢性肾排异反应等。不同时期并发症有所不同。本例患者为肾移植术后3年出现肾功能不全,首先考虑移植肾慢性排异反应可能。肾动态显像常被用于移植肾的存活和功能监测,定期行肾动态显像有助于及时发现和排除各种因素引发的移植肾损伤,可为临床判断移植肾状况提供有价值的信息。

病例9 右肾癌

男,67岁。发现右肾占位1月,不伴肉眼血尿,无尿痛、尿急、尿不尽,无乳糜尿。查体:双肾区未见明显隆起及凹陷,右肾区双合诊未及肿物,双肾区压痛及叩击痛(-),双侧输尿管走行区深压痛(-),膀胱区深压痛(-)。腹部B超:右肾占位。腹部CT:右肾占位(图8-25)。建议行肾动态显像评估双肾功能。

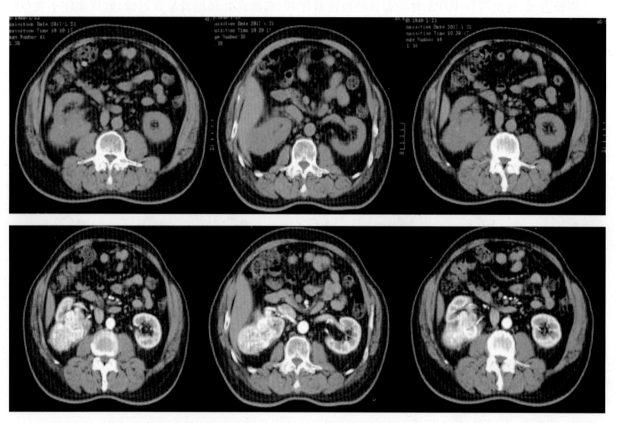

图8-25　CT显示右肾中上极可见一类圆形软组织密度影,大小约6cm×7cm,动脉期可见明显强化

影像表现:99mTc-DTPA肾动态显像血流灌注相:腹主动脉显影后2~4秒双肾显影,以右肾中上极为著,其形态不规则,显像剂充盈明显,血流灌注明显增高;左肾及右肾中下极血流灌注正常(图8-26)。功能相:双肾显影清晰,右肾形态不规则,左肾及右肾中下极可见显像剂集聚高峰,显像剂通过及排泄正常;右肾中上极显像剂分布明显减低(图8-27)。显像诊断:左肾功能正常;右肾中上极血流灌注增高,无功能,考虑右肾恶性肿瘤可能。

鉴别诊断

(1)肾盂肿瘤:间歇性全程肉眼血尿与肾癌相似,血尿发生更早、更常见、更严重。超声检查可见肾窦中央回声分离,肾盂内可出现实性不规则回声,但由于回声较低,常漏诊。肾盂静脉造影可以明确鉴别诊断。

(2)单纯性肾囊肿:多数患者无症状,尿液检查正常,无严重血尿,触之呈囊性肿块。超声和CT检查可以明确鉴别诊断。

(3)肾上腺肿瘤:主要表现为高血压和代谢亢进改变,可以出现发作性血压骤升,收缩压和舒张压均升高。可有发热、出汗、心悸、消瘦、四肢无力、多饮、多食等甲状腺功能亢进表现。

(4)肾周囊肿:表现腰痛、肿块及高血压。肾盂静脉造影显示肾影缩小,造影剂溢入囊肿内形成云雾状影像。通过肾盂静脉造影可鉴别诊断。

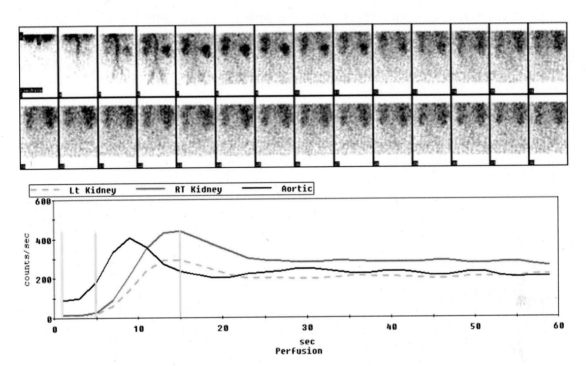

图 8-26 ^{99m}Tc-DTPA 肾动态显像血流灌注相

右肾中上极形态不规则,显像剂充盈明显,血流灌注明显增高

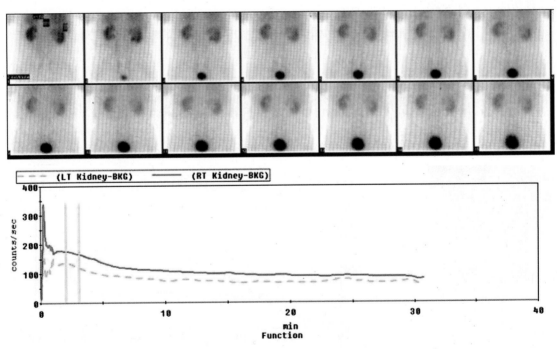

图 8-27 ^{99m}Tc-DTPA 肾动态显像功能相

右肾形态不规则,右肾中上极显像剂分布明显减低

典型病例示教分析要点

肾占位性病变相对常见,主要以恶性肾肿瘤和肾囊肿为主。肾动态显像可以观察肾内占位性病变的血流灌注和功能状况。肾恶性肿瘤表现为血流灌注明显增高,功能显像却无显像剂分布或分布明显减低;而肾囊肿表现为无血流灌注和无功能。本例患者的腹部超声及 CT 均显示右肾占位,肾动态显像显示该部位血流灌注异常增高却无肾功能,因此考虑恶性肾肿瘤可能。

病例10 急性肾功能不全

男,27 岁。少尿伴颜面部水肿、腹胀 2 天。血压:150/90mmHg,实验室检查:BUN 20.35mmol/L;Cr 390μmol/L,尿蛋白(++)。腹部 CT:双肾未见异常。建议行肾动态显像评估双肾功能。

影像表现:^{99m}Tc-DTPA 肾动态显像血流灌注相:双肾显影明显延迟,肾影模糊,以右肾为著,血流灌注明显减低(图 8-28)。功能相:双肾大小、形态、位置正常,双肾影尚清楚,未见显像剂集聚高峰,显像剂通过和排泄明显迟缓,随显像时间推移,双肾影未见消退。肾周软组织放射性本底异常增高,膀胱未见明显显影。总 GFR:19ml/min,左肾 10ml/min,右肾 9ml/min(图 8-29)。显像诊断:双肾功能严重受损,符合急性肾功能不全改变。

典型病例示教分析要点

男,27 岁。突发出现少尿伴颜面部水肿、腹胀 2 天,实验室化验结果证实为肾功能不全,而腹部 CT 显示双肾未见异常。肾动态显像可以用于评价双肾大小、形态和功能状态。而在急性肾功能不全与慢性肾功能不全的鉴别中,是以双肾的大小、形态变化以及肾影清晰度为诊断标准。本案例中,肾动态显像显示双肾对称性血流灌注明显减低,双肾对称性出现显像剂集聚和排泄异常明显延缓,肾皮质内显像剂分布较均匀,而双肾大小、形态均正常,肾影较清楚,说明该患者的肾脏处于一种非慢性改变过程,符合急性肾功能不全的改变。

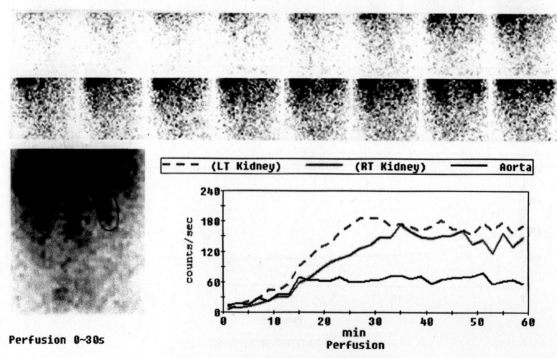

图 8-28　^{99m}Tc-DTPA 肾动态显像血流灌注相
双肾显影明显延迟,肾影模糊,血流灌注明显减低

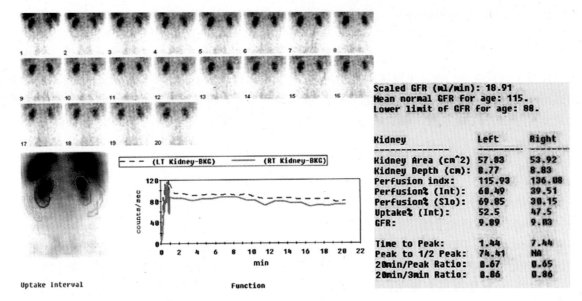

图 8-29 ^{99m}Tc-DTPA 肾动态显像功能相

双肾大小、形态正常,未见显像剂集聚高峰,显像剂通过和排泄明显迟缓,肾周软组织放射性本底异常增高,膀胱未见明显显影

病例 11 慢性肾功能不全

女,35 岁。全身乏力、少尿、颜面部水肿 3 年余。实验室检查:血 BUN 42.50mmol/L;Cr 747μmol/L,尿蛋白(+++)。腹部 B 超:双肾萎缩,慢性肾实质损害。腹部 CT:双肾明显萎缩。建议行肾动态显像评估双肾功能。

影像表现:^{99m}Tc-DTPA 肾动态显像血流灌注相:双肾显影明显延迟,肾影不清,血流灌注明显减低。功能相:双肾明显萎缩,位置尚正常,双肾影模糊,未见显像剂集聚高峰,显像剂通过和排泄均明显迟缓。肾周软组织放射性本底异常增高,膀胱未见明显显影。总 GFR:11ml/min,左肾 6ml/min,右肾 5ml/min。

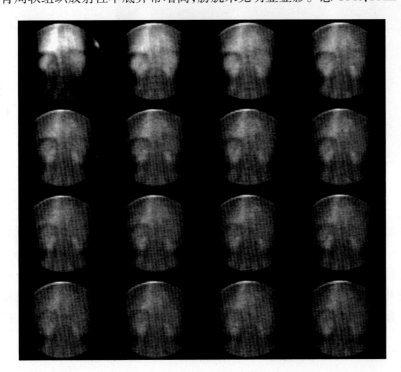

图 8-30 ^{99m}Tc-DTPA 肾动态显像功能相:双肾明显萎缩,肾影模糊,未见显像剂集聚高峰,显像剂通过和排泄均明显迟缓。肾周软组织放射性本底异常增高,膀胱未见明显显影

(图 8-30)显像诊断:双肾明显缩小,功能重度受损,符合慢性肾功能不全改变。

典型病例示教分析要点

慢性肾小球肾炎是一种常见肾实质病变,后期均发展为肾功能不全。本例中,患者多年乏力、少尿及颜面部水肿,实验室检查提示为肾功能不全。腹部超声和 CT 均显示双肾萎缩。肾动态显像可评估双肾及分肾功能,慢性肾功能不全表现为双肾严重萎缩,多为对称性明显缩小,肾影模糊,显像剂分布明显减少。

病例 12 左肾外伤

男,19 岁。因意外受伤急诊入院治疗。腹部超声示右肾大小、形态正常,左肾明显增大,中上极挫裂伤。行肾动态显像评价受损左肾功能状态。

影像表现:^{99m}Tc-DTPA 肾动态显像结果示右肾大小、形态、位置正常,左肾仅见下极少量肾组织显影。功能相示右肾清晰,形态完整,显像剂分布均匀,3~4 分钟时肾影最清晰,随后肾影逐渐减淡,影像缩小,显像剂逐渐排出。左肾明显缩小,显像全过程仅见左肾下极少量肾组织显影(图8-31)。

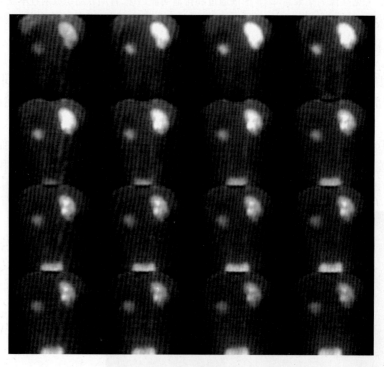

图 8-31 ^{99m}Tc-DTPA 肾动态显像
右肾大小、功能正常;左肾仅见下极少许肾组织显影,功能严重受损

典型病例示教分析要点

本例患者为年轻人,意外受伤,临床首选腹部超声或胸腹部 CT 检查,以明确受损组织器官。该患者超声发现左肾挫裂伤后急需评价其残留肾功能,而核素肾动态显像的影像优势就在于可以评价双肾及分肾功能。本例患者通过肾动态显像发现左肾功能严重受损,仅左肾下极留有少量功能肾组织,有利于临床治疗和评估左肾功能的预后。

第二节 肾静态显像

病例1 盆腔左侧异位肾

女,64岁。体检超声发现左肾缺失,伴盆腔占位性肿物。建议行肾静态显像以鉴别盆腔肿物性质。

影像表现:前后位肾静态显像结果示右肾大小、形态、位置正常;正常左肾区未见左肾影,于盆腔左侧近中线部位可见一类圆形显像剂异常浓聚影,体积较小,位于膀胱左上方,前位影像更清晰,考虑盆腔左侧异位肾(图8-32)。

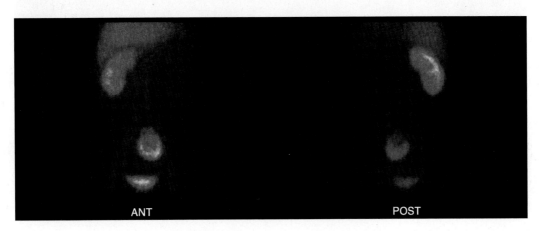

图8-32　^{99m}Tc-DMSA(Ⅲ)肾静态显像
右肾大小、形态、位置及功能正常;盆腔左侧近中线部位类圆形异位肾,体积约为右肾一半,有功能

典型病例示教分析要点

本例患者体检时B超发现左肾缺失,盆腔占位性肿物,此时临床多先考虑异位肾可能。随后将选做腹盆部CT以明确该占位性肿物的形态、大小和位置,以及可能的肿物性质。^{99m}Tc-DMSA(Ⅲ)肾静态显像优势在于能明确诊断盆腔异位肾,并判断其功能状况,为临床处置提供依据。

病例2 急性肾盂肾炎

女,8岁。反复尿频、尿急、尿痛3月余。腹部B超和肾盂静脉造影均显示双肾正常。放射性核素膀胱输尿管反流显像结果阴性。血BUN和肌酐结果正常。建议行肾静态显像以诊断急性肾盂肾炎。

影像表现:前位肾静态显像结果示左肾大小、形态、位置正常,其内显像剂分布均匀;右肾明显缩小,形态不规则,肾皮质内显像剂分布明显不均匀,可见多个显像剂分布减低和缺损区(图8-33)。

典型病例示教分析要点

本例患儿因反复尿频、尿急、尿痛3月余就诊。临床考虑为急性肾盂肾炎,但血BUN、肌酐、腹部B超、肾盂静脉造影以及放射性核素膀胱输尿管反流显像结果均正常。行^{99m}Tc-DMSA(Ⅲ)肾静态显像后,结果发现右肾内多个肾皮质显像剂分布明显减低和缺损区,符合急性肾盂肾炎的经典影像学改变,明确了诊断。

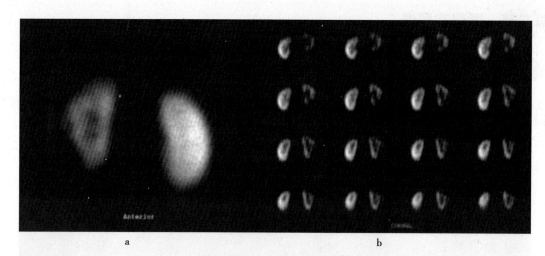

图 8-33　^{99m}Tc-DMSA（Ⅲ）肾静态显像

左肾正常，右肾明显缩小，形态不规则，可见肾皮质多个显像剂分布减低和缺损区

a. 平面像；b. 断层像

（赵德善　刘晋华）

第一节　骨髓显像

病例 1　重度再生障碍性贫血

男,44 岁。反复皮肤黏膜出血点 3 个月,突发头晕、发热 8 小时入院。体检:面色苍白,皮肤黏膜散在出血点,肝、脾未触及,浅表淋巴结无肿大。实验室检查:白细胞(WBC)1.8×10^9/L,中性粒细胞(N)占 4.42%,血红蛋白(Hb)44.2g/L,血小板(PLT)8.2×10^9/L。骨髓穿刺:骨髓增生低下,粒系增生低下,小于 5%,淋巴细胞相对增高占 88%,以成熟淋巴细胞为主,红系、巨系缺少,网织红细胞 4.3×10^9/L。骨髓显像(bone marrow imaging):中央骨髓与外周骨髓未显影(荒芜型),骨髓活性 0 级,符合重度再生障碍性贫血(图 9-1)。

典型病例示教分析要点

骨髓显像是了解全身功能性骨髓分布,观察造血骨髓变化较好的方法,通过该方法可以诊断一些血液方面的疾病及评价治疗效果。如再生障碍性贫血(aplastic anemia,AA)、白血病(leukemia)等。骨髓显像评价骨髓活性通常分为 0 ~ 4 级,0 级为造血骨髓不显影,显像剂分布与周围组织相近。本例再生障碍性贫血(简称"再障")骨髓显像呈"荒芜型"骨髓,表明造血功能处于严重抑制状态。

病例 2　再生障碍性贫血(灶 I 型)

女,11 岁。面黄、头晕乏力 2 个月余。查体:重度贫血貌,全身皮肤苍黄,双下肢散在出血点,右小腿前侧瘀斑,肝脾不大。血常规:WBC 5.5×10^9/L,N 0.42×10^9/L,Hb 30.0g/L,PLT 3.0×10^9/L。骨髓穿刺报告:骨髓增生减低,再生障碍性贫血骨髓象。

^{99m}Tc-SC 骨髓显像:中心骨髓显像模糊,肱骨、胫骨外 1/3 显影不清。双侧股骨中段可见"灶状"放射性增高影(图 9-2)。提示中心骨髓中度抑制,骨髓活性 1 级,骨盆及双侧股骨中段骨髓"灶状"造血(灶 I 型)。

典型病例示教分析要点

再生障碍性贫血^{99m}Tc-SC 骨髓显像可有多种表现,类型不同预示着骨髓受抑制或病情的轻重程度有差异,其治疗效果和预后也不一致。该再障患者^{99m}Tc-SC 骨髓显像表现为骨髓活性 1 级,骨髓受抑制程度中等,伴有骨盆及双股骨中段"灶状"造血(灶 I 型),文献报道此种类型预后一般较好。

ant　　　　　post

图 9-1　重度再生障碍性贫血^{99m}TcO$_4$-SC 骨髓显像示中央骨髓与外周骨髓未显影,呈"荒芜型"影像

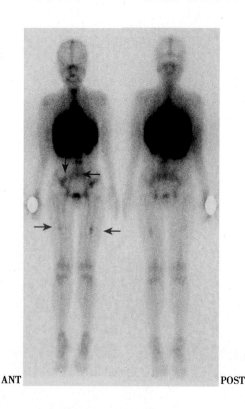

图 9-2　再障⁹⁹ᵐTc-SC 骨髓显像示骨盆及双股骨中段灶状增生骨髓影像（灶 I 型）

ANT　　　POST

病例 3　再生障碍性贫血（灶 II 型）

男,12 岁。面黄半个月。查体:重度贫血貌,皮肤散在瘀点,肝脾不大。血常规:WBC $2.9\times10^9/L$, N 24.9%,RBC $1.6\times10^{12}/L$,Hb 54.0g/L,PLT $22.0\times10^9/L$。

⁹⁹ᵐTc-SC 骨髓显像示:中心骨髓显影较淡,肱骨中下段、双侧胫骨中段对称性"灶状"放射性增高影(图 9-3),提示中心骨髓轻度抑制,外周骨髓"灶状"造血(灶 II 型)。骨髓穿刺:骨髓增生活跃,粒系增生减低,红系增生明显活跃,晚幼红细胞比例增高,形态大致正常,淋巴细胞增多,形态大致正常。巨核细胞 0 个,血小板少见,示血小板减少性骨髓象。临床诊断:再生障碍性贫血。

典型病例示教分析要点

⁹⁹ᵐTc-SC 骨髓显像"灶状"显影是诊断再生障碍性贫血独有的特征,这一特征可以作为再生障碍性贫血与其他疾病的鉴别。再生障碍性贫血患者骨髓显像有"灶状"显影也预示这类型较"荒芜型"和"抑制型"的预后要好。因此,⁹⁹ᵐTc-SC 骨髓显像在诊断和评价再生障碍性贫血的临床应用中有较高的价值。

病例 4　原发性骨髓纤维化

男,73 岁。左上腹隐痛 4 个月。查体:脾脏肋下约 10cm,无触痛。CT 检查发现脾脏明显肿大,腹主动脉旁淋巴结肿大,不除外血液性疾病(图 9-4)。B 超示脾大,

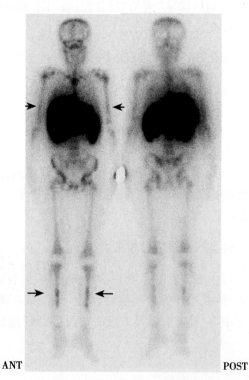

ANT　　　POST

图 9-3　再生障碍性贫血⁹⁹ᵐTc-SC 骨髓显像示双胫骨中段"灶状"放射性增高影(灶 II 型)

脾内多发实性占位性病变。实验室检查:RBC 3.24×10^{12}/L,Hb 91.0g/L,WBC 4.9×10^{9}/L,ESR 8mm/h,各种肿瘤标志物检查阴性。骨髓穿刺活检:骨髓纤维化(图9-5)。骨髓显像:中心骨髓和外周骨髓均显影不清,呈"荒芜型"影像,提示:外周与中心骨髓重度抑制,骨髓活性0级(图9-6)。

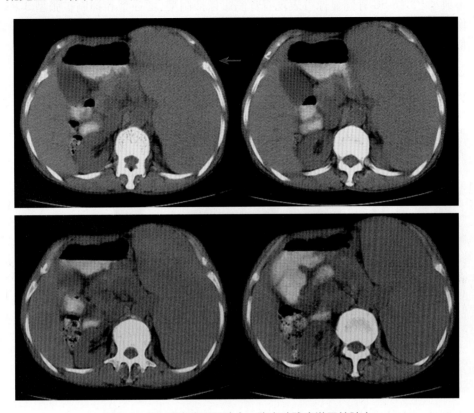

图9-4　CT示脾脏明显肿大,腹主动脉旁淋巴结肿大

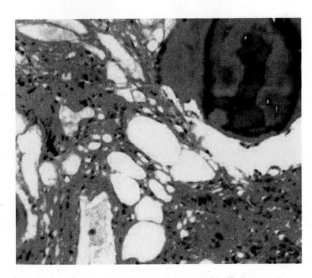

图9-5　骨髓穿刺活检示骨髓纤维化

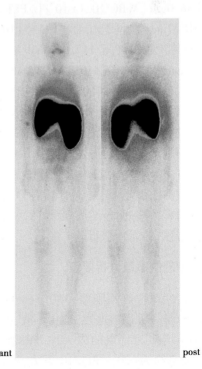

图9-6　PMF骨髓显像示全身骨髓重度抑制

典型病例示教分析要点

原发性骨髓纤维化（primary myelofibrosis,PMF）是一种原因不明的骨髓弥漫纤维组织增生性疾病,临床表现多不典型。⁹⁹ᵐTc-SC 骨髓显像可表现有骨髓影像抑制型、增强型和抑制扩张型 3 种类型。该例患者骨髓显像表现为中心骨髓和外周骨髓均显影不清,呈"荒芜型"影像,其他一些造血障碍性疾病也可表现出相似的"荒芜型"影像,应注意结合病史、体征和相关检查分析加以鉴别。

病例 5　遗传性球形红细胞增多症

女,37 岁。右膝关节疼痛半年,加重 2 个月。查体:全身皮肤及巩膜明显黄染,肝脏肋下 3cm,脾脏

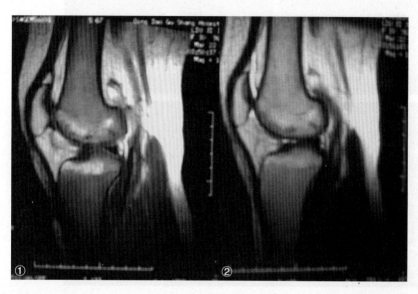

图 9-7　MRI 示右侧股骨骨髓内广泛异常信号
①T₁加权影像;②T₂加权影像

增大,质韧,无触痛。实验室检查:RBC 3.26×10¹²/L,Hb 88.0g/L,WBC 10.1×10⁹/L,PLT 261.0×10⁹/L。ESR 17mm/h;网织红细胞 0.145×10¹²/L;查球形 RBC 增多。总胆红素 117.81μmol/L,直接胆红素 45.71μmol/L。补体 C4 0.451g/L,ASO 19.22U/L,RF 10.6U/ml,APTT 44.08s。B 超:脾脏明显肿大。MIR:右侧股骨、胫腓骨骨髓内广泛异常信号(图 9-7)。骨髓穿刺:网织红细胞升高。临床诊断:遗传性球形红细胞增多症,溶血性贫血。

⁹⁹ᵐTc-SC 骨髓显像:中心骨髓显影清晰,颅骨及肱骨放射性明显增高,外周骨髓对称性增高影。肝脏轻度增大,脾脏明显增大(图 9-8)。提示:中心骨髓活性增强,外周骨髓明显扩张。

典型病例示教分析要点

遗传性球形红细胞增多症(hereditary spherocytosis,HS)是一种以溶血性贫血、黄疸、脾大及血中球形红细胞增多为特点的先天性红细胞膜缺陷性疾病,发病率约为(20～30)/10 万人。本例 HS⁹⁹ᵐTc-SC 骨髓显像表现以颅骨、肱骨上段为主的中心骨髓

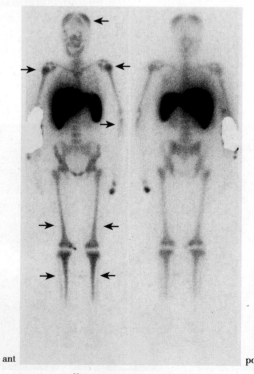

ant　　post
图 9-8　HS⁹⁹ᵐTc-SC 骨髓显像中心骨髓活性增强,外周骨髓明显扩张

活性增强,外周骨髓明显扩张的影像特征。

病例6. 急性淋巴细胞性白血病

男,3岁。进行性面黄,乏力20天。查体:贫血貌,全身皮肤黏膜可见少量出血点,双侧颌下、颈部、腹股沟区可及肿大淋巴结,腹部稍膨隆,腹部未触及肿块,肝右肋下2.5cm,剑突下4cm,脾左肋下4cm。血常规:WBC $11.0×10^9$/L,RBC $1.7×10^{12}$/L,Hb 55.0g/L,PLT $29.0×10^9$/L,N 1.21%,L 5.54%,肝功能:ALT 12.0U/L,AST 20.0U/L。骨髓穿刺:低增生性白血病。^{99m}Tc-SC骨髓显像示全身骨髓显影不清,呈"荒芜型"骨髓影像(图9-9)。肝、脾明显增大。提示中心骨髓和外周骨髓重度抑制,骨髓活性0级。临床诊断:急性淋巴细胞性白血病(ALL)。

典型病例示教分析要点

儿童白血病与成人白血病的骨髓显像表现不同,儿童白血病的骨髓显像特点为中心骨髓与外周骨髓的活性一致,一般不出现外周骨髓扩张。本例为急性淋巴细胞性白血病(acute lymphocytic leukemia,ALL),^{99m}Tc-SC骨髓显像特征应注意与再障的骨髓显像表现相鉴别。

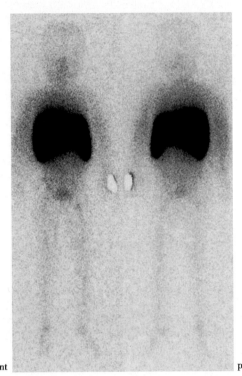

ant　　　　　post

图9-9 ALL ^{99m}Tc-SC骨髓显像示中心骨髓及外周骨髓显影不清,呈"荒芜型"影像

病例7 T幼淋巴细胞白血病

男,31岁。头晕、乏力1个月,无诱因发热1周入院。查体:全身皮肤黏膜苍白,偶可见散在发红皮疹,压之不褪色,胸骨压痛。实验室检查:WBC $5.35×10^9$/L,N 5.0%,L 93.4%,RBC $1.92×10^{12}$/L,Hb 69.0g/L,PLT $54.0×10^9$/L。腹部B超示肝脾大。入院后^{99m}Tc-SC骨髓显像:中央骨髓中度抑制,外周骨髓明显扩张;肝脾大(图9-10)。多次骨髓穿刺示骨髓有核细胞增生活跃,粒系、红系增生重度抑制,成熟红细胞大小不一,形态不规整,淋巴系明显增生,原幼淋巴细胞46%,全片裸核及退化细胞多见。外周血片:白细胞数减少,未见幼粒及有核红细胞,淋巴系比值增高,原幼淋巴细胞占31%,血小板少见。骨髓活检:骨髓增生极度活跃,部分区域组织挤压重,可见小淋巴样细胞散在分布,可识别粒红系细胞少见,未见巨核细胞,Fe(-),网状纤维(+)。骨髓病理免疫组化结果示CD7(+),CD3(-),CD5(-),CD20(-),CD235a(-),CD14(-),CD23(-),MPO(-),T淋巴细胞病变,外周血白血病免疫分型CD45、CD33占41%,提示髓系病变。临床诊断:T幼淋巴细胞白血病。

典型病例示教分析要点

白血病的缓解期和非缓解期在^{99m}Tc-SC骨髓显像中可有不同表现,成人非缓解期急性白血病的骨髓影像特点主要为抑制伴扩张型,外周骨髓扩张是白血病残存灶的主要特征。本例T幼淋巴细胞白血病(T-prolymphocytic leukemia,PLL)为初始发病的骨髓影像,符合上述特点,这一特点有助于骨髓穿刺或活检的定位。

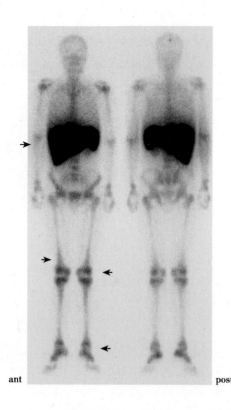

图 9-10　T 幼淋巴细胞白血病^{99m}Tc-SC 骨髓显像：中央骨髓中度抑制，外周骨髓明显扩张

病例 8　再生障碍性贫血-阵发性睡眠性血红蛋白尿症综合征

女，38 岁。乏力，皮肤紫癜 10 年，活动后心慌、胸闷，伴血细胞减少 1 个月，收入院。查体：T 37.0℃，贫血貌，全身皮肤黏膜苍白，见散在出血点及紫癜，浅表淋巴结无肿大。入院后查血常规 WBC 2.1×10^9/L，N 22.4.0%，L 64.6%，Hb 32.0g/L，PLT 22.0×10^9/L。血沉：140mm/h。尿蛋白（+），尿潜血（+++）。^{99m}Tc-SC 骨髓显像：中心骨髓见异常增高影，活性增强，外周骨髓显像较淡，外周及中心骨髓"灶状"显影，提示中心骨髓活性增强，外周骨髓轻度抑制（图 9-11）。

骨髓穿刺：骨髓有核细胞增生明显活跃，粒系增生尚可，以晚期粒细胞为主，部分粒细胞颗粒粗大；红系明显增生，红系中可见分裂相、花瓣红、或红细胞轻度大小不一；浆细胞较多见占 10%，可见双核浆细胞；全片共见巨核 11 个。提示增生明显活跃骨髓象，粒红比例倒置，浆细胞较多见，占 10%，巨核细胞多见，血小板少见。临床诊断：再障-PNH 综合征。

典型病例示教分析要点

再生障碍性贫血-阵发性睡眠性血红蛋白尿症（paroxysmal nocturnal hemoglobinuria，PNH）综合征是由再生障碍性贫血转化为 PNH 的病情演变过程，具有再生障碍性贫血伴 PNH 的表现。本例临床症状、实验室检查及骨髓象均有 PNH 的表

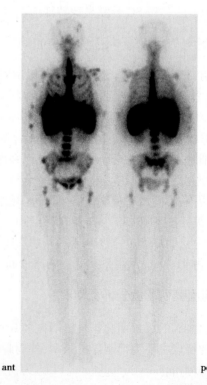

图 9-11　再障-PNH 综合征^{99m}Tc-SC 骨髓影像示中心骨髓活性增强，外周骨髓轻度抑制

现,骨髓显像的征象显示中心骨髓活性明显增强,同时见有中心和外周骨髓"灶状"增生,又有外周骨髓轻度抑制的特征。

第二节　淋巴系统显像

一、淋巴显像

病例1　淋巴水肿

女,16岁。出生后左侧上、下肢肿胀,随生长发育左侧肢体逐渐增粗。家族中无类似病者。^{99m}Tc-DX双侧上肢、下肢淋巴显像(图9-12):左侧上、下肢均无淋巴管、淋巴结显影,皮下亦未见放射性弥散分布。诊断为:原发性淋巴水肿,淋巴管不发育。

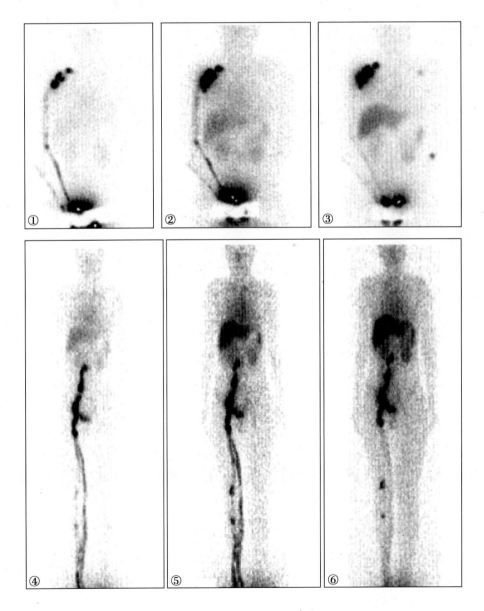

图9-12　双侧上肢、下肢淋巴显像

a. 双上肢淋巴显像示10分钟影像(①)、1小时影像(②)及3小时影像(③)左上肢(患侧)均未见淋巴回流;右上肢(健侧)淋巴回流正常;b. 双下肢淋巴显像示10分钟影像(④)见左下肢(患侧)淋巴管、淋巴结均未显影,1小时影像(⑤)及6小时影像(⑥)均未见显像剂皮下反流;右下肢(健侧)显示淋巴回流正常(首都医科大学世纪坛医院　童冠圣提供)

病例2 淋巴管发育不良

女,14岁。右下肢肿胀3年;家族中无类似病者。^{99m}Tc-DX淋巴显像(图9-13)示双下肢淋巴管纤细,右下肢可见少量显像剂皮下滞留。诊断为:淋巴管发育不良。

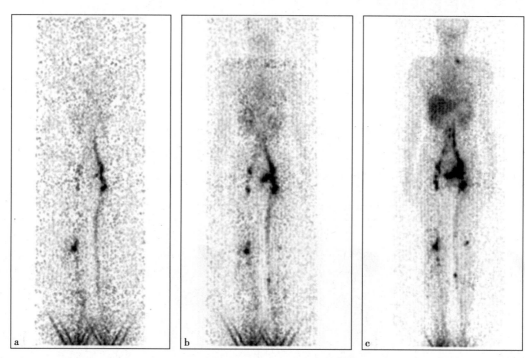

图9-13　双下肢淋巴显像示10分钟影像(a)、1小时影像(b)及3小时影像(c)
双下肢淋巴管纤细,回流缓慢,以右侧为著,右下肢有少量皮下放射性滞留(首都医科大学世纪坛医院,童冠圣提供)

典型病例示教分析要点

原发性淋巴水肿(primary lymphedema,PLE)可累及双侧肢体,呈对称性改变,也可能只累及单个肢体,甚至颜面和肩背部。淋巴显像可以表现为淋巴管不发育(aplasia)、发育不良(hypoplasia)或增生(hyperplasia)。有些PLE可能属于某些遗传性综合征诸多综合征的一个表现,患者多有家族遗传病史和遗传学证据,如Turner综合征、Noonan综合征、双行睫-淋巴水肿综合征、黄甲综合征等。

病例3 术后淋巴管梗阻

女,36岁。宫颈癌术后1年半,右下肢水肿10个月。查体:测量右大腿中部45cm,左大腿中部37cm,右下肢皮肤呈浅暗红色。为鉴别血管性或是淋巴性水肿分别行下肢静脉显像和^{99m}Tc-Dx淋巴显像。双下肢深静脉显像未见梗阻和血栓形成(图9-14)。2天后皮下注射^{99m}Tc-Dx后分别20分钟、2小时、4小时双下肢淋巴显像,早期显像见右侧下肢淋巴管回流至腹股沟处终止,延迟显像显示大腿部皮下组织显影。提示右下肢腹股沟处淋巴管完全性梗阻,淋巴液逐渐向大腿皮下反流导致右下肢淋巴水肿(图9-15)。左下肢淋巴回流正常。诊断:术后淋巴管梗阻。

典型病例示教分析要点

宫颈癌及下腹手术后可引起下肢静脉血栓和淋巴管的损伤导致下肢水肿,二者有时难以区分,淋巴显像和下肢深静脉显像能够进行鉴别。该例为宫颈癌术后发生右下肢水肿,由于临床难以鉴别发病原因,会诊后进行了上述检查。先行双下肢静脉显像正常,又做了下肢^{99m}Tc-Dx淋巴显像证实为淋巴管梗阻（lymphatic vessel obstruction）所致。究其原因，临床分析认为是由于术中使用"银夹"致使右髂部淋巴管梗阻，之后进行了手术松解治疗。

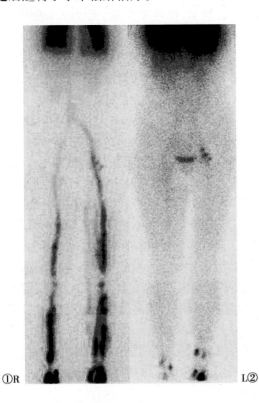

图9-14　双下肢静脉显像未见异常
①双下肢深静脉影像；②双下肢静脉延迟显像

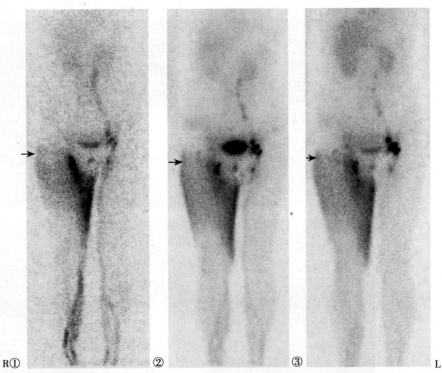

图9-15　^{99m}Tc-Dx淋巴显像示右下肢腹股沟处淋巴管完全性梗阻，淋巴液逐渐向右大腿皮下反流
①20分钟影像；②2小时延迟影像；③4小时延迟影像

病例4 恶性肿瘤淋巴结转移

男,33岁。四个月前发热伴恶心呕吐3天,排便次数增多,便色黑且稀,无腹痛,间断发热,最高达

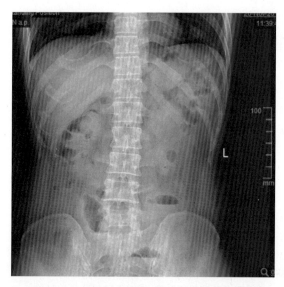

38℃。实验室检查:血常规:快速 C-反应蛋白248.54mg/L、白细胞2.54×10⁹/L、中性细胞百分比79.5%、血红蛋白含量118g/L;肿瘤标志物:癌胚抗原7.0ng/ml、糖蛋白抗原19-9>1000.0U/ml、骨胶素CYFRA21-1 3.47ng/ml。查体:右下腹可触及一包块,活动性差。立位腹平片(图9-16):小肠不全梗阻可能。CT检查(图9-17):盲肠-回盲部区占位病变,结肠癌可能,累及末端回肠,局部及下腔静脉周围淋巴结轻度增大,考虑小肠不全梗阻。肠镜:回盲部及回肠末端不规则隆起性肿物,乙状结肠肿胀、隆起,考虑肠壁外恶性占位侵及。肠镜病理:腺癌。行手术切除,术后病理:"右半结肠"溃疡型中-低分化腺癌,部分呈黏液腺癌表现,侵及肌壁全层达脂肪组织,肠周淋巴结可见癌转移(1/5)。"乙状结肠"见腺癌组织,多灶状分布;肿瘤侵及肌壁全层达脂肪组织;"腰大肌结节"、"生殖血管周围结节"

图9-16 立位腹平片:左中下腹可见多发小气液平面,未见明显肠管扩张征象,小肠不全梗阻不除外

见癌侵犯。术后3个月复查CA199>1000.0U/ml。¹⁸F-FDG PET/CT(图9-18):结肠癌术后,腹膜后肿大淋巴结,葡萄糖代谢增高,考虑淋巴转移。

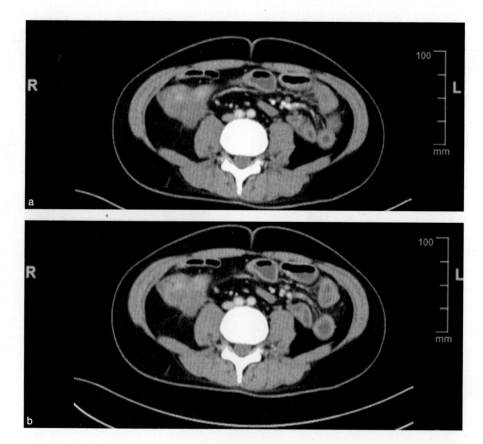

图9-17 腹部增强 CT 盲肠-回盲部区占位病变
a. 动脉期肿块呈不均匀强化;b. 静脉期肿块较正常组织亦强化明显

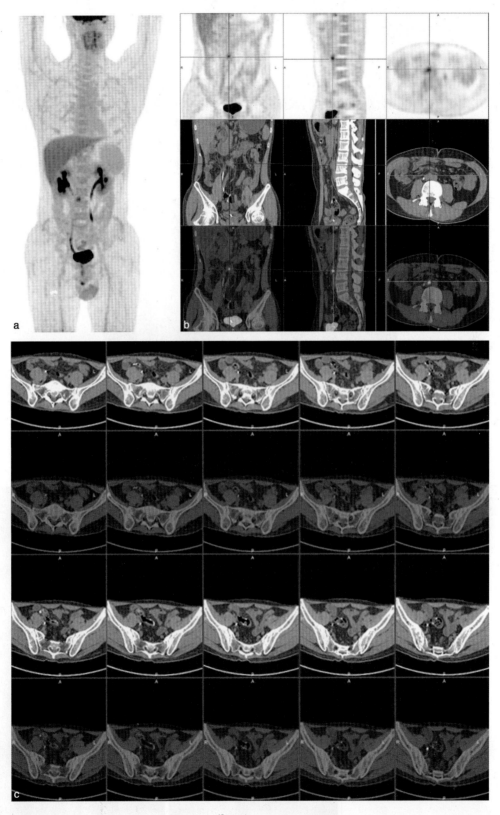

图 9-18 ^{18}F-FDG PET/CT 显像

a. L$_4$椎体上缘水平 FDG 摄取增高灶;b. 腹主动脉右侧(平第 4 腰椎上缘水平)可见一肿大淋巴结,FDG 摄取增高,SUVmax=6.4;c. 结肠癌术后,右下腹部结肠区可见缝线(右髂前上棘水平),吻合口可见高密度吻合线影,吻合口通畅,FDG 摄取未见明显增高,肠壁未见明显增厚

病例 5　滤泡性淋巴瘤

女,71 岁。脾、淋巴结肿大近 1 年,现全身多发淋巴结肿大,半年体重下降 10kg。实验室检查:RBC 3.23×10^{12}/L,Hb 79.0g/L,WBC 13.78×10^9/L。颈部淋巴结穿刺活检(图 9-19):可疑滤泡性淋巴瘤。^{18}F-FDG PET/CT 显像:双侧颈部、双侧腮腺区、双侧锁骨上区、纵隔、双侧肺门、双侧腋窝、左侧肋膈角旁、胸骨旁、肝门区、胃周、胰腺后方、肠系膜间、腹膜后腹主动脉旁、双侧髂血管旁、双侧腹股沟区多发葡萄糖代谢增高淋巴结,部分肿大融合;脾脏明显增大,葡萄糖代谢弥漫增高,相应实质密度未见明显异常;全身多发骨髓葡萄糖代谢增高,骨质结构未见明显破坏征象,综上考虑符合淋巴瘤累及表现(图 9-20)。

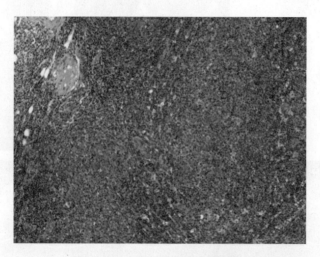

图 9-19　右颈部淋巴结活检病理

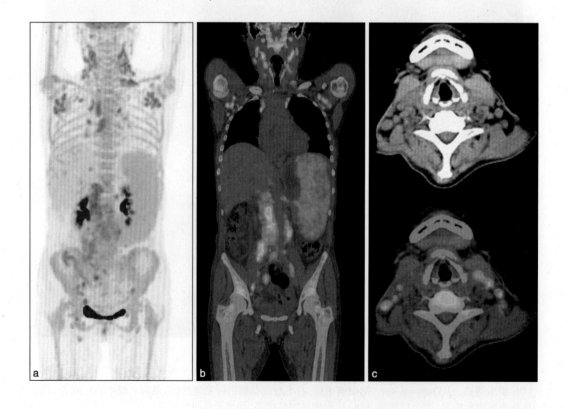

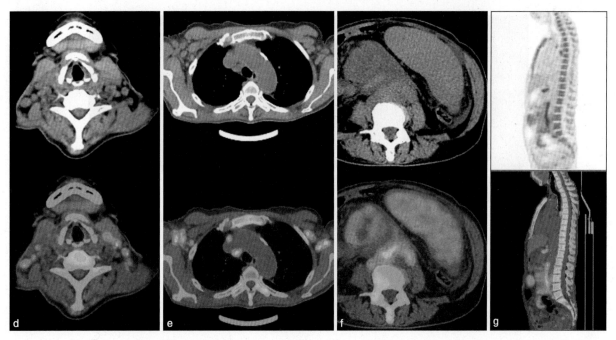

图 9-20 ^{18}F-FDG PET/CT 显像

a. PET/CT MIP 示全身多发对称性分布的 FDG 代谢增高灶；b. PET/CT 融合冠状断面示双侧颈部、双侧腋窝、腹主动脉多发 FDG 代谢增高淋巴结，脾脏增大并弥漫 FDG 代谢增高；c. 双侧颈部多发 FDG 代谢增高淋巴结；d. 双侧颈部多发FDG 代谢增高淋巴结；e. 纵隔及双侧腋窝多发 FDG 代谢增高淋巴结；f. 腹腔 FDG 代谢增高淋巴结，部分融合成团，巨脾；g. 骨髓弥漫 FDG 代谢增高

典型病例示教分析要点

滤泡性淋巴瘤(follicular lymphoma,FL)是滤泡中心 B 细胞发生的淋巴瘤，多数患者在诊断时肿瘤已有广泛扩散，如累及外周和中央(胸、腹)淋巴结及脾，也有 40% 累及到骨髓，虽然 FL 容易广泛扩散，但患者除有淋巴结肿大外常无其他症状。^{18}F-FDG PET/CT 显像可表现全身淋巴结对称性肿大，部分融合成团，FDG 代谢可表现轻度或明显增高，部分学者指出 FL 患者淋巴结 FDG 代谢的增高程度可能与患者预后有关。PET/CT 是淋巴瘤患者治疗前分期、疗效评估和随访的常用检查手段。对该例患者 PET/CT 显像表现全身多发对称性的淋巴结肿大，且 FDG 代谢明显增高，脾脏增大伴 FDG 代谢增高以及骨髓的弥漫 FDG 代谢增高，均符合 FL 的表现，但淋巴瘤的具体分型以及骨髓累及与否的明确诊断需依据病理及骨穿结果。

二、前哨淋巴结显像

病例 1 乳腺癌淋巴结转移

女,51 岁。无意中发现左乳肿物 1 周。查体:左乳外向上限肿物，大小约 2.0cm×1.5cm，质硬，固定，腋下未触及淋巴结，X 线钼靶检查示乳腺内分叶状肿块，边缘清楚不规整，可见毛刺状，其内见细小砂粒样钙化。临床诊断:乳腺癌。申请^{99m}Tc-硫胶体(^{99m}Tc-SC)前哨淋巴结(sentinel lymph node,SLN)显像，术前一天下午在肿块周围 3、6、9、12 点钟 2cm 处四点皮下注射(0.20μm 滤膜过滤)^{99m}Tc-SC 111 ~ 185MBq(体积 0.1 ~ 2ml),2 小时后显像 SLN 显影，术前最后显像 SLN 显示清晰(图 9-21)。术中用手持 γ 探测仪又进行 SLN 探测，淋巴结计数大于本底 10 倍以上，确定为 SLN 并切除。术后病理诊断:浸润性导管癌。

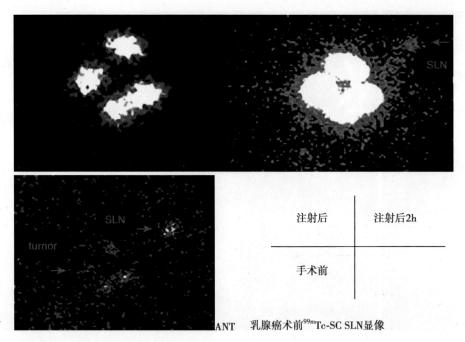

注射后 | 注射后2h

手术前

ANT　乳腺癌术前^{99m}Tc-SC SLN显像

图 9-21　^{99m}Tc-SC 前哨淋巴结显像 2 小时后 SLN 显影渐清晰

病例2　黑色素瘤淋巴结转移

男,79 岁。右足跟皮肤肿物 2 年,表面破溃半月。右足跟肿物周围注射^{99m}Tc 标记美罗华(Rituximab),40 分钟后行前哨淋巴结显像(图 9-22a)示右腹股沟区淋巴结显影。¹⁸F-FDG PET/CT 显像(图 9-22b,图 9-22c)示右腹股沟区淋巴结肿大伴葡萄糖代谢增高。病理诊断:右腹股沟区前哨淋巴结活检示黑色素瘤转移。

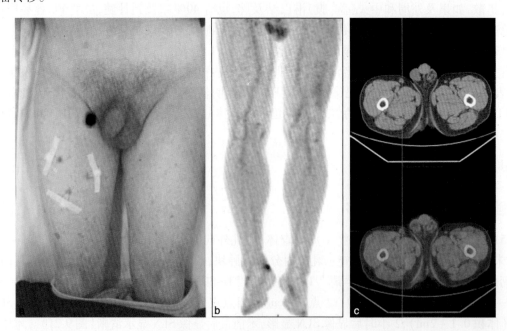

图 9-22　右下肢前哨淋巴结显像

a. 右腹股沟区前哨淋巴结显影;¹⁸F-FDG PET/CT 显像;b,c. 右腹股沟区淋巴结肿大伴葡萄糖代谢增高(右足跟部葡萄糖代谢增高灶为原发病灶)

典型病例示教分析要点

前哨淋巴结（sentinel lymph node,SLN）活检已经成为乳腺癌和黑色素瘤淋巴结分期的"金标准"。与传统的区域淋巴结清扫相比,SLN活检技术的应用,可以在保持同样疗效的情况下,大幅度减少手术相关并发症(如术后肢体淋巴水肿、功能障碍、麻木、沉重等)。目前用于SLN的探测方法主要有放射性核素前哨淋巴结显像与术中γ探测、蓝色染料法、荧光染料法。放射性核素前哨淋巴结显像,方法简便易行,结果直观可靠,可以明显提高SLN活检的手术成功率。近年来,随着SPECT/CT的广泛应用,使前哨淋巴结显像定位更加直观与准确。典型SLN显像(图9-23)可见乳腺肿物周围四个大的圆形放射性浓聚区,即为乳腺注射部位的放射性。在大的圆形放射性浓聚区上方,可见一个小的放射性浓聚点,即为前哨淋巴结(SLN)。前哨淋巴结显像的快慢与肿瘤是否侵犯淋巴管或淋巴结有关,乳腺癌局部切除术后前哨淋巴结显像快,常出现多个或成串的淋巴结,利用SPECT/CT做检查,可减少假阳性并提高淋巴显像定位的准确性。有些情况下也会有假阴性,如在肿瘤局部切除或放疗后。

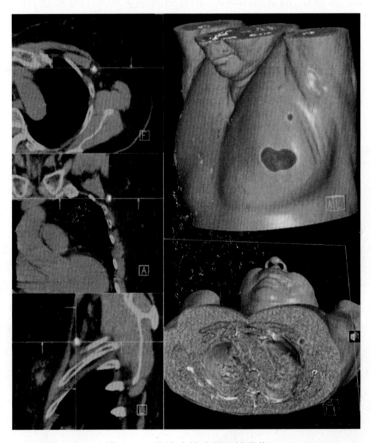

图9-23　乳腺癌前哨淋巴结显像

（李小东　付占力）

第一节　甲状腺疾病的治疗

一、^{131}I 治疗甲状腺功能亢进症

病例1　Graves 病

男,27 岁。甲亢 4 年余。查体:甲状腺Ⅲ°弥漫性肿大(图 10-1a),质地较韧。甲状腺摄碘率:3 小时 62.7%,24 小时 61.3%,摄碘率高峰前移。甲状腺显像:甲状腺呈弥漫性肿大,符合甲亢改变。甲状腺重量:73g。(图 10-1b)。实验室检查:TSH 0.023μIU/ml(0.27 ~ 4.2μIU/ml),FT$_4$ 19.98pmol/L(12.0 ~ 22.1μIU/ml),FT$_3$ 8.39pmol/L(2.8 ~ 7.1μIU/ml),TG-Ab 25.3IU/ml(0.0 ~ 115.0μIU/ml),TPO-Ab 215.2IU/ml(0.0 ~ 34.0μIU/ml)。经检查确定为甲亢后,首次^{131}I 治疗 12.0mCi,治疗后症状减轻,但病情未愈。10 个月后再次^{131}I 治疗,剂量:4.0mCi。治疗后分别 3、6、9 个月复查,甲亢症状逐渐改善,甲状腺缩小。9 个月后查体:颈部恢复正常,甲状腺未触及(图 10-1c)。重复甲状腺显像:甲状腺大小恢复正常(图 10-1d)。

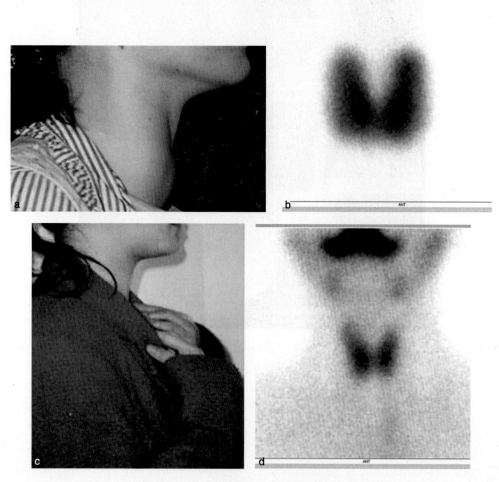

图 10-1　Graves 病^{131}I 治疗甲状腺恢复正常
a,b. 治疗前甲状腺外观和扫描图;c,d. 治疗后甲状腺外观和扫描图

典型病例示教分析要点

^{131}I 治疗 Graves 病（Graves disease，GD）的疗效已被临床其他学科所肯定，并且受到众多甲亢患者的关注，有较多患者接受了^{131}I 治疗。^{131}I 治疗 Graves 病，除了与抗甲状腺药物、手术治疗有相同的疗效外，其治疗优势：①能够缩短甲亢的病程时间，尤其对育龄期的女性为了生育的需求，尽快缩短甲亢治疗时间，本法较佳；②甲亢合并其他病症又不适于内科及手术治疗时，选择^{131}I 治疗同时有利并发症的治疗和恢复，如粒细胞减少，肝功损害或对抗甲亢药物过敏等；③除了有可能发生永久甲减之外，副反应较少；④对甲状腺弥漫性肿大伴甲亢患者，^{131}I 治疗后不仅甲亢可以治愈，而且甲状腺也可以恢复正常，素有"美容"治疗法之称，如本例 GD 患者。

病例 2　GD 伴心衰、白细胞减少和肝功损害

女，43 岁。甲亢 10 年余，伴有粒细胞减少 7 年，心衰、房颤和肝功损害 6 个月。10 年前因心慌、多汗、消瘦和大便次数增多，被临床诊断为 GD，口服甲巯咪唑治疗，期间病情经常反复。7 年前出现白细胞减少，颈部逐渐增粗。6 个月前因上呼吸道感染后症状加重，并发心衰、房颤和肝功损害。查体：甲状腺Ⅲ°弥漫性肿大，心率 120 次/分，房颤，肝大，肋下 1cm，剑突下 4cm，质韧，双下肢凹陷性水

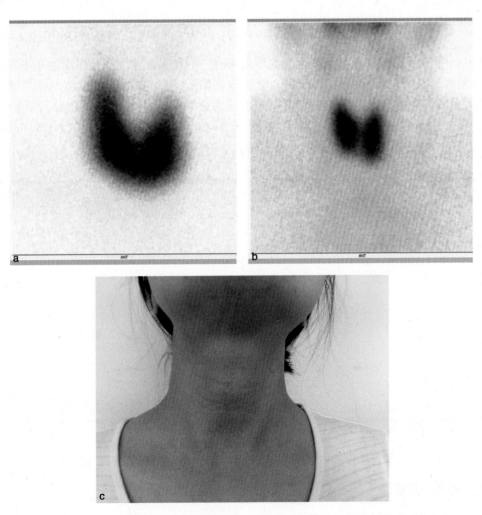

图 10-2　Gravers 病伴心衰、白细胞减少和肝功损害，^{131}I 治疗前后甲状腺显像变化
a. 治疗前甲状腺显像图；b，c. 治疗后甲状腺显像图和外观

肿。转至核医学科,拟行^{131}I治疗。治疗前实验室检查:TSH<0.005μIU/ml,FT$_4$>100pmol/L,FT$_3$>100pmol/L,TG-Ab<10.0IU/ml,TPO-Ab 27.840IU/ml。肝功:总胆红素35.51μmol/L,AKP180U/L,谷氨酰转肽酶88U/L。WBC:1.40×10^9/L,用升白细胞药物治疗后WBC上升至5.05×10^9/L。甲状腺摄^{131}I率测定:3小时59.3%,24小时68.0%。甲状腺显像:弥漫性甲状腺肿大(图10-2a),甲状腺重量65.5g。经纠正心衰、抗心律失常药物及保肝药物治疗后给予^{131}I治疗,剂量:14.0mCi。治疗后半年甲亢症状消失,体重增加,颈部缩小1cm(图10-2b,图10-2c)。血清甲状腺素水平恢复正常。

典型病例示教分析要点

甲亢治疗主要有^{131}I治疗、抗甲状腺药物治疗和手术治疗,较常用的是前两种方法。甲亢患者长期应用抗甲状腺药物治疗可引起白细胞减少、肝功能损害、皮肤瘙痒等不良反应。如果甲亢症状得不到较好控制,可能发生心衰等并发症或久治不愈,以至于影响患者生活和工作。对伴有并发症或抗甲状腺药物久治不愈的患者,首选^{131}I治疗较好。该患者发病后由于长期采用抗甲状腺药物治疗效果不佳,逐渐出现诸多并发症。选择^{131}I治疗后仅6个月的时间甲亢症状逐渐消失,体力恢复,且甲状腺恢复正常。^{131}I治疗甲亢的主要缺点有可能永久性甲状腺功能低下,但用甲状腺素替代治疗能够补偿这一不足。

病例3　结节性甲状腺肿大伴甲亢（nodular goiter with hyperthyroidism）

女,59岁。甲状腺Ⅱ°结节性肿大伴甲亢6年余,查体:甲状腺左叶可触及多个大小不等的结节,其下极触之最大约3.0cm×3.5cm的结节,质韧。甲状腺显像示:甲状腺结节性肿大,左叶下极"热结节"(图10-3a)。采用抗甲状腺药物治疗效果不佳,经会诊后采取^{131}I治疗。首次^{131}I治疗剂量为15.5mCi。治疗后1年9个月,病情未愈,再次^{131}I治疗,剂量13.5mCi。2次^{131}I治疗总剂量为:29.0mCi。第二次^{131}I治疗后结节功能消失(图10-3b),甲状腺功能及大小均恢复正常。

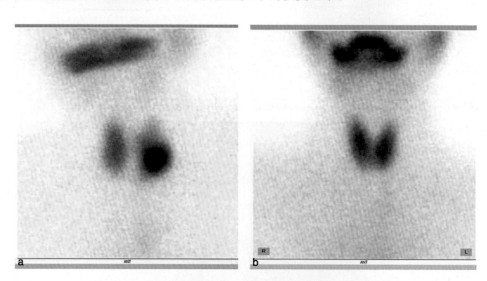

图10-3　结节性甲状腺肿大伴甲亢
a. 首次^{131}I治疗前甲状腺显像;b. 第2次^{131}I治疗后甲状腺显像恢复正常

典型病例示教分析要点

甲状腺结节性肿大伴甲亢,且结节为"热结节"的患者,抗甲状腺药物治疗多半效果不理想,^{131}I治疗该病症除了疗效快,副作用少外,还具有"一举多得"的优点;既能使摄取碘增高的结节失去功能;肿大的甲状腺缩小并恢复正常;同时又能治愈甲亢症状,恢复正常状态。除此之外,如果患者不愿接受^{131}I治疗,该情况还可以选择外科手术治疗方式。

二、^{131}I 治疗分化型甲状腺癌转移灶

病例1　甲状腺乳头状癌伴双肺及颈部淋巴结转移

女,13 岁。行右甲状腺乳头状癌切除术及颈部淋巴结清扫术,术后口服优甲乐 100μg/d 替代治疗。2 个月后随访,查胸部 CT:双肺见多发粟粒状、点状、结节状高密度影,最大者约 9mm×8mm×10mm,边界清,以双肺下野为著,纵隔内未见明显肿大的淋巴结。诊断为甲状腺癌术后双肺内转移瘤(图 10-4)。拟采用^{131}I 治疗,^{131}I 治疗前常规停用甲状腺素 4 周。首次口服 Na^{131}I 5550MBq(150mCi)清除颈部残余正常甲状腺及治疗颈部转移淋巴结。6 个月后第 2 次用^{131}I 4440MBq(120mCi)治疗,6 天后全身显像示:颈部残余甲状腺已清除,颈部转移淋巴结及双肺清晰显影,提示颈部转移淋巴结和双肺转移灶具有摄取^{131}I 的功能(图 10-5a)。每次^{131}I 治疗间隔 6 个月,至第 6 次^{131}I 治疗后显像示双肺 DTC 转移灶减少(图 10-5b)。共连续进行了 9 次大剂量^{131}I 治疗,总剂量:47730MBq(1290mCi)。第 9 次^{131}I 治疗后全身显像显示双肺内大部分转移灶显影不清,提示大多数转移灶失去摄取^{131}I 功能。同期胸部 CT 仍可见双肺散在微小结节影,较前病灶缩小和减少(图 10-5c)。

典型病例示教分析要点

分化型甲状腺癌(differentiated thyroid carcinoma,DTC)手术前后发生局部组织侵及或远处转移,手术切除原发灶及正常甲状腺组织后,^{131}I 治疗是首选的方法。DTC 及其转移灶通常对放化疗效果不佳,而^{131}I 治疗后多数患者可以收到较好的效果。^{131}I 治疗后能够使 DTC 转移灶失去功能,部分患者可达到治愈的目的。本例患者先后经过 9 次^{131}I 治疗,治疗后行全身显像,提示颈部及肺内 DTC 转移灶经^{131}I治疗后逐渐好转,表明^{131}I 治疗 DTC 转移灶的效果是肯定的。同时也可以看到在手术后或^{131}I 治疗后,^{131}I 全身显像判断 DTC 转移灶有无摄碘功能,寻找转移灶的位置和分布或评价^{131}I 治疗后的疗效是一种必不可缺的方法。

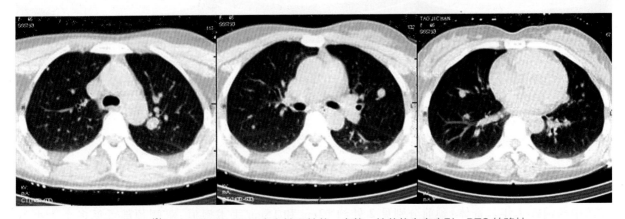

图 10-4　^{131}I 治疗前双肺 CT 示多发性粟粒状、点状、结节状高密度影,DTC 转移灶

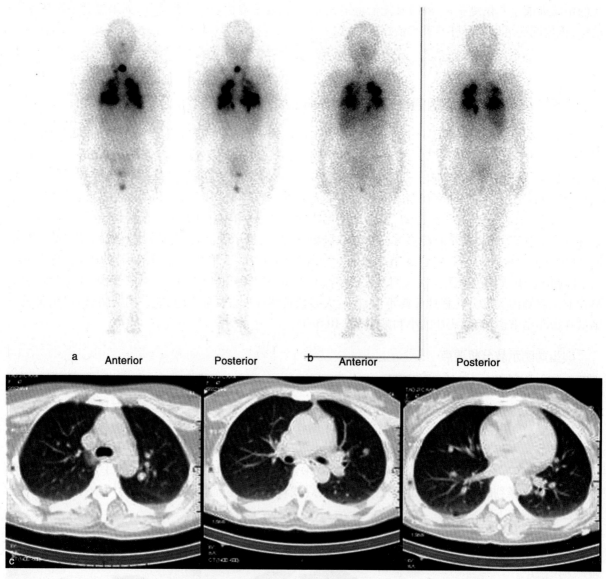

图 10-5　甲状腺乳头状癌伴双肺及颈部淋巴结转移多次 ^{131}I 治疗后疗效比较

a. 第 2 次 ^{131}I 治疗后全身显像示 DTC 颈部转移淋巴结和双肺内转移灶显像；b. 第 6 次 ^{131}I 治疗后全身显像示双肺内 DTC 转移灶减少；c. 第 9 次 ^{131}I 治疗后胸部 CT 示双肺内大部分 DTC 转移灶显影不清

病例 2　不能手术的颈部 DTC 转移灶 ^{131}I 治疗后再切除

女，27 岁。15 年前因左甲状腺乳头状腺癌伴淋巴结转移先后行 2 次手术，2 次术后 3 年再次发现颈部淋巴结肿大，且逐渐增大，同时 X 线片检查发现双肺甲状腺癌转移，仅用甲状腺素替代治疗和中药治疗 7 年。查体：颈前分别见 2 处约 12cm 和 15cm 手术瘢痕，双侧颈部可见多个大小不等肿块，其中 2 个较大的分别约 4.0cm×5.0cm，15.0cm×8.0cm，质地硬而固定。外科会诊意见：甲状腺癌并淋巴结及双肺转移，颈部转移灶暂无再手术切除可能性。转至核医学科行 ^{131}I 治疗。首次给予 ^{131}I 5550MBq（150mCi）（图 10-6），治疗后 28 天发现颈部肿物变软、缩小，且可以上下、左右活动。再次请外科会诊，行第 3 次手术将颈部 DTC 转移灶切除。之后连续 8 次应用大剂量 ^{131}I 治疗，每次 ^{131}I 剂量 3700~7400MBq（100~200mCi），^{131}I 总剂量：5550MBq（1200mCi）。第 7 次 ^{131}I 治疗后全身扫描仅见双肺残存少量功能性 DTC 转移灶（图 10-7），该患者时至年龄现已过

32 岁,并有生育子代要求。因此,暂停^{131}I 治疗 2 年,1 年后生育 1 个健康女婴,随访至 3 岁,其智力和发育同其他同龄儿童无异。又持续 1 年后进行第 8 次^{131}I 治疗,颈部及双肺转移灶基本消失。术后病理:甲状腺乳头状癌,颈淋巴结转移。

典型病例示教分析要点

本例特殊的甲状腺癌术后颈部较大淋巴结转移和肺转移的患者^{131}I 治疗的经验提示:①对于暂不能手术切除的巨大甲状腺癌转移灶,经^{131}I 治疗后可以使肿瘤组织缩小,进而与周围组织的粘连减轻,给再次手术切除创造了有利的条件。^{131}I 治疗甲状腺癌转移灶后,肿块多在 1 个月前后变软、粘连减轻。因此,选择手术的时机在该时间内较为适宜。②患者停止^{131}I 治疗后 1~2 年以上,可以生育正常子女,尤其对于经过多次大剂量^{131}I 治疗的育龄期女性患者,在^{131}I 治疗总剂量达到 5550MBq(1200mCi)后,可以生育正常的子女,并与未用^{131}I 治疗的同龄女性生育的子女无差异。

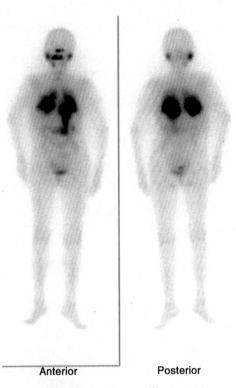

Anterior   Posterior

图 10-6 第三次手术后^{131}I 全身显像

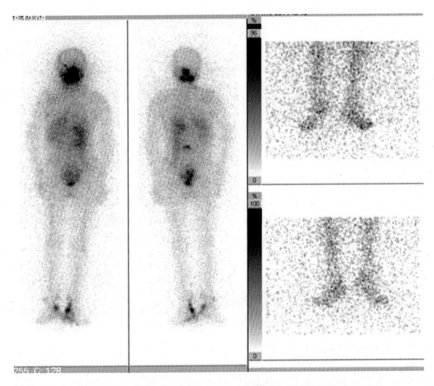

图 10-7 第三次手术后行第 7 次^{131}I 治疗后全身显像

三、^{131}I 治疗甲状腺自主高功能腺瘤

病例 1 甲状腺自主高功能腺瘤（plummer disease）

女,49 岁。"甲亢"13 年,甲巯咪唑治疗 4~5 年,常反复,近半年来出现白细胞减少后停药。查体:双眼外突,手颤抖,左叶甲状腺触及约 3.0cm×4.0cm 大小肿块,质韧,随吞咽上下移动。实验检查:血常规 WBC 4.68×10⁹/L。TSH 0.006μIU/ml,FT₄ 38.55pmol/L,FT₃ 14.1pmol/L,TG-Ab 5.0IU/ml,A-TPO<5.0IU/ml。甲状腺摄^{131}I 率:3 小时 34.14%;6 小时 52.61%;24 小时 59.87%。甲状腺显像:左叶"热结节",右叶甲状腺受到抑制,显影不清(图 10-8a)。给予^{131}I 30mCi 治疗。治疗后 3 个月后复查,"甲亢"症状消失,血清甲状腺素恢复正常水平。再次甲状腺显像:左叶甲状腺"热结节"失去自主功能,右叶甲状腺恢复功能,正常显影(图 10-8b)。

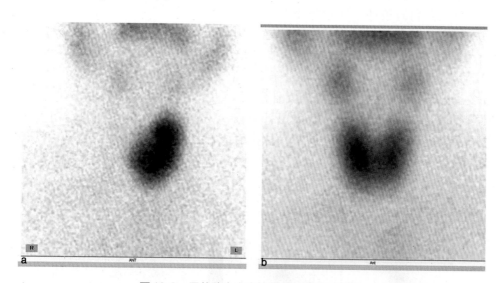

图 10-8 甲状腺自主高功能腺瘤甲状腺显像

a. ^{131}I 治疗前甲状腺显像示左叶"热结节",提示功能自主性腺瘤;b. ^{131}I 治疗后甲状腺显像示左叶"热结节"失去自主功能,右叶甲状腺恢复功能,正常显影

典型病例示教分析要点

甲状腺功能自主性腺瘤采用^{131}I 治疗具有较好的效果,其方法简单,患者安全、无痛苦,可以免于手术治疗的弊端等优点。该患者^{131}I 治疗前曾用抗甲亢药物治疗达 10 余年未愈,又出现白细胞减少。^{131}I 治疗后 3 个月病情缓解,甲状腺功能得到恢复。

第二节 ^{131}I-MIBG 治疗肾上腺素能肿瘤

病例 1 恶性嗜铬细胞瘤腹部多发性转移

男,37 岁。5 年前因患高血压,伴上腹部肿块,在当地医院行腹腔镜切除,术后病理:恶性嗜铬细胞瘤。术后血压恢复正常。3 年后又出现高血压,行腹部 CT 发现右下腹部肿物,再次手术切除,术后证实为"恶性嗜铬细胞瘤转移灶"。3 个月后在外地首次采用^{131}I-MIBG 3700MBq(100mCi)治疗,第 7 天全身显像腹部见多个大小不等的"放射性浓聚灶",提示术后残留恶性嗜铬细胞瘤转移灶可能性大(图 10-

9a)。之后每次间隔 3~4 个月应用[131]I-MIBG 3700~4440MBq(100~120mCi),连续治疗 6 次,[131]I-MIBG 总剂量:22 940MBq(620mCi)。第 6 次[131]I-MIBG 治疗后全身显像见右下腹部分嗜铬细胞瘤转移灶浓聚[131]I-MIBG 功能减弱,病灶范围及数量减少(图 10-9b)。

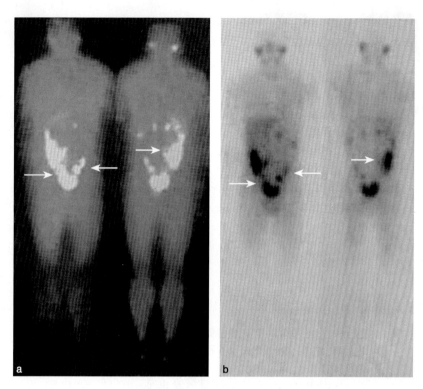

图 10-9 恶性嗜铬细胞瘤多次[131]I-MIBG 治疗后显像示病灶范围及数量减少
a. 第 1 次[131]I-MIBG 治疗后显像;b. 第 6 次[131]I-MIBG 治疗后显像

典型病例示教分析要点

恶性嗜铬细胞瘤转移的患者预后较差,一般对放疗、化疗不敏感,单一使用手术、化疗或[131]I-MIBG 治疗,其疗效有限。如手术结合[131]I-MIBG 治疗,约有 20% 的恶性嗜铬细胞瘤转移的患者能够存活 5 年以上。该患者为腹部多发性恶性嗜铬细胞瘤转移,且多次手术后复发,又不利于放疗、化疗。手术后用[131]I-MIBG治疗是唯一可取的方法。经多次[131]I-MIBG 治疗后显像观察部分转移灶的范围缩小及消失(图10-9 箭头指示处),且患者的血压下降至正常水平。

第三节 放射性核素治疗骨转移瘤

病例 1 [89]SrCl 治疗前列腺癌骨转移灶

男,65 岁。前列腺癌术后 3 个月出现明显腰、腿疼痛,影响饮食和睡眠,生活不能自理。全身骨显像诊断为前列腺癌术后全身多发性骨转移(图 10-10a)。随后选择[89]SrCl 内照射治疗,剂量:148MBq(4mCi)/次,连续治疗 4 疗程,每疗程间隔 3 个月,未附加其他药物治疗。首次治疗后 1 周骨痛明显减轻,[89]SrCl 治疗 3 个月后复查全身骨显像,发现全身骨转移瘤明显减少,脊柱、骨盆和肋骨仍见有部分骨转移灶存在。之后又行 3 个疗程[89]SrCl 治疗,每次治疗后血常规化验正常。[89]SrCl 治疗 2 年后复查全身

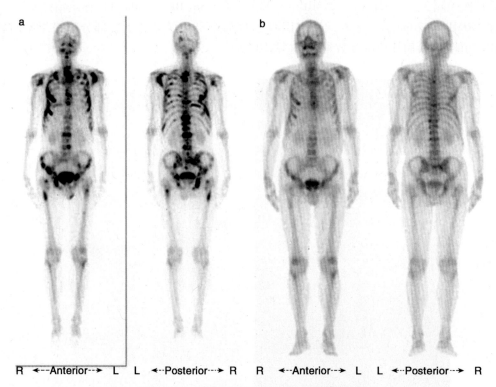

图 10-10　前列腺癌骨转移全身骨显像图

a. 内照射治疗前全身骨显像；b. 第 4 次 ^{89}SrCl 内照射治疗后骨显像

骨显像：骨转移瘤基本消除（图 10-10b），患者生活质量恢复正常。

典型病例示教分析要点

前列腺癌容易发生骨转移，其转移灶对常规的放化疗并不敏感，临床多用手术结合抗雄性激素药物治疗，但对骨转移瘤的治疗效果多不理想。放射性核素 ^{89}SrCl 具有一定的趋骨性，是目前治疗骨转移瘤较好的方法，尤其对前列腺癌骨转移瘤的疗效最佳。^{89}SrCl 除了对骨转移瘤具有治疗作用外，还有较好的止痛效果。该例患者术后全身骨显像发现广泛骨转移，骨痛明显，已严重影响患者的生活质量。采用 4 次 ^{89}SrCl 治疗后，骨痛从缓解到消失，全身骨显像提示 ^{89}SrCl 治疗后骨转移灶消除，患者生活恢复正常。

病例 2　^{153}Sm-EDTMP 治疗前列腺癌骨转移灶

男，68 岁。查体发现前列腺肿块，伴有全身骨痛。实验室检查：血清前列腺特异抗原（prostate specific antigen，PSA）60.42ng/ml（<5.00ng/ml），游离 PSA 11.9ng/ml。手术前全身骨显像：全身骨骼见多发性骨转移灶（图 10-11a）。前列腺肿块穿刺活检：低分化腺癌。随后行双侧睾丸切除术，并于术后 1 个月开始口服康士德及首次 ^{153}Sm-EDTMP 60mCi 治疗，1 周后骨痛减轻，以后每间隔 1 个月用 ^{153}Sm-EDTMP 60mCi 治疗 1 次，连续治疗 3 次，骨转移灶数量明显减少。之后持续治疗至 3 年，每次间隔 3~6 个月又用 ^{89}SrCl4mCi/次治疗共 5 次，最后一次全身骨显像见多发性骨转移灶基本消除（图 10-11b），期间应用升白细胞药物协同治疗，血常规均维持在正常水平，PSA 渐恢复正常。

典型病例示教分析要点

^{153}Sm-EDTMP 和 ^{89}SrCl 是常用治疗骨转移瘤的放射性核素，二者衰变时均可释放出治疗作用的 β^- 射线。核素 ^{153}Sm 的特点：物理半衰期较短，可以短时间内用量略大，一般按公斤体重 0.6~1.0mCi/kg

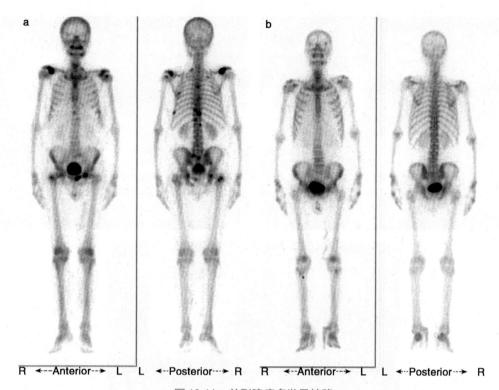

图 10-11 前列腺癌多发骨转移

a. 术前全身骨显像示多发前列腺癌骨转移;b. ^{153}Sm 和 ^{89}Sr 治疗后全身骨显像示多发性骨转移基本消除

给药。因为 ^{153}Sm 衰变时除了释放 β⁻ 射线外,还能释放 γ 射线,有利于治疗后进行骨显像观察病灶内核素的分布情况。^{89}Sr 的特点:物理半衰期较长,治疗作用持久,一般采用固定量 3.0~4.0mCi/次,间隔>3 个月以上给予治疗一次。^{89}Sr 释放单一的 β⁻ 射线,治疗过程辐射剂量低,无需特殊的辐射防护等优点。主要缺点可能引发外周粒细胞减少。该患者经 3 次 ^{153}Sm 及 5 次 ^{89}Sr 治疗后血常规仍维持在正常水平,可能与治疗过程中始终协同相关升白细胞等药物治疗有关。

第四节 放射性核素粒子植入治疗恶性肿瘤

病例1 胃癌淋巴结转移

男,73 岁。胃癌术后 10 年,发现肝门处淋巴结转移。治疗前 CT 示肝门区、小网膜囊内约 3cm 大小的软组织肿块影(图 10-12a),诊断为胃癌术后转移灶。临床诊断:胃癌术后局部淋巴结转移。转入核医学科采用 ^{125}I 粒子植入治疗。用 TPS 2.3 制定 ^{125}I 粒子植入治疗计划,处方剂量:肿瘤组织吸收剂量为 8000.0cGy。选用放射性 ^{125}I 粒子放射性活度为 0.70mCi/个,粒子总数:18 个。粒子植入术后多次复查 CT 示:肝门区、小网膜囊内软组织肿块较前逐渐缩小(图 10-12b,图 10-12c),未见新发转移灶。

典型病例示教分析要点

胃癌术后腹腔内淋巴结转移,如化疗和放疗效果不理想或患者不愿选择放化疗时,可以选择 CT 引

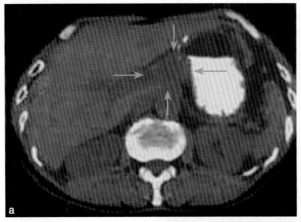
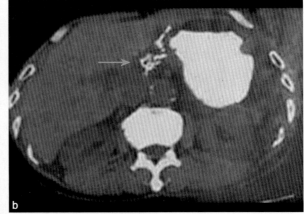
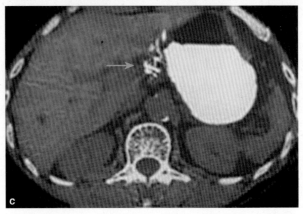

图 10-12　胃癌术后肝门处淋巴结转移¹²⁵I 粒子植入治疗后病灶消失

a. ¹²⁵I 粒子植入治疗前;b,c. 多次¹²⁵I 粒子植入治疗后

导下经皮穿刺肿瘤组织内¹²⁵I 粒子植入治疗,能收到较好的治疗效果。¹²⁵I 粒子植入治疗的优点:患者痛苦少,无明显副作用。疗效明显,大多数实体肿瘤治疗后可缩小或消失。该患者胃癌术后 10 年,又发现肝门处实性转移灶,经¹²⁵I 粒子植入治疗后病灶消失。目前患者无不适,已存活 4 年余。

第五节　β⁻粒子敷贴治疗

一、β⁻粒子敷贴治疗皮肤毛细血管瘤

病例 1　左足背毛细血管瘤

男,3 个月。自出生后见左足背处"豆粒"大小红色肿物,随婴儿生长,肿物逐渐增大,且生长较快。查体发现左足背处约 3.0cm×4.0cm 大小紫红色肿物,边界清,质地软。诊断为左足背皮肤毛细血管瘤(capillary hemangioma),采用⁹⁰Sr-⁹⁰Y 敷贴器 β⁻粒子敷贴治疗,进行 2 个疗程 β⁻粒子敷贴治疗后,血管瘤逐渐治愈(图 10-13)。治疗结束后观察 3 个月病灶未愈,按第一疗程吸收剂量,之后重复第二疗程 β⁻粒子敷贴治疗。

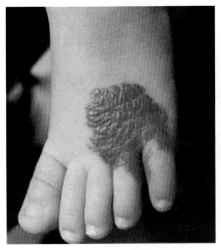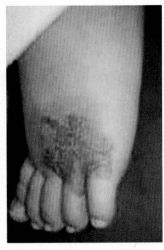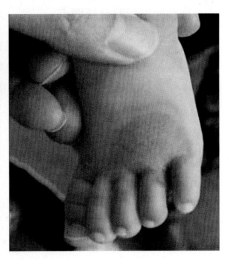

图 10-13 皮肤毛细血管瘤 β⁻粒子敷贴治疗病灶消失

典型病例示教分析要点

β⁻粒子敷贴是治疗婴幼儿皮肤毛细血管瘤的较好的方法,其优点:治疗期间对皮肤损伤较小,无痛苦,且疗效佳。该例婴儿血管瘤的特点是瘤体凸出皮肤表面,生长较快。经过第 1 疗程 β⁻粒子敷贴治疗后肿块明显变薄、缩小,颜色变淡,间隔 3 个月之后又重复了第二疗程 β⁻粒子敷贴治疗。先后 2 个疗程 β⁻粒子敷贴治疗结束后病灶痊愈。β⁻粒子敷贴治疗期间应该注意的是:设计病灶总吸收剂量不宜过大。每疗程分多次敷贴治疗,一般分 3～10 次/疗程较好,两次敷贴治疗需间隔 1～2 天时间。一般持续观察 2～3 个月以上,如病灶未愈,再重复第二疗程 β⁻粒子敷贴治疗。

二、β⁻粒子敷贴治疗瘢痕疙瘩

病例 1 瘢痕疙瘩

女,32 岁。胸前瘢痕疙瘩(keloid)10 年。曾在瘢痕部位用药物注射、激光等方法治疗,效果不佳,瘢痕组织增大,皮肤瘙痒(图 10-14a)。选择⁹⁰Sr-⁹⁰Y 敷贴器 β⁻粒子敷贴治疗,敷贴治疗 1 月后,局部瘢痕出现红肿(图 10-14b)。敷贴治疗后 3 个月复查,皮肤瘙痒明显减轻,瘢痕变薄,仍有部分高出皮面,又进行第 2 疗程 β⁻粒子敷贴治疗,治疗剂量和方法重复第 1 疗程。2 个疗程治疗后,瘢痕局部变平,皮肤变白,瘢痕完全消退,无皮肤瘙痒症状(图 10-14c)。

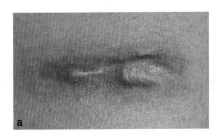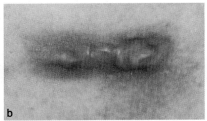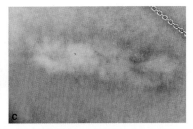

图 10-14 瘢痕疙瘩术后 β⁻粒子敷贴治疗后痊愈
a. β⁻粒子敷贴治疗前;b. β⁻粒敷贴治疗 1 月后;c. 2 疗程 β⁻粒子敷贴治疗后

典型病例示教分析要点

瘢痕疙瘩是一种难治性结缔组织增殖性疾病,单一手术切除后易复发,且术后再形成的瘢痕疙瘩较术前增大。局部注射药物治疗或瘢痕疙瘩直接 β^- 粒子敷贴治疗其疗效多不理想。近几年,采用瘢痕疙瘩手术切除后,结合 β^- 粒子敷贴治疗能收到较好的治疗效果,治愈率可达到 72.1%。

（陈　跃）